George E. Atwood

Der Abgrund des Wahnsinns

Das Anliegen der Buchreihe Bibliothek der Psychoanalyse besteht darin, ein Forum der Auseinandersetzung zu schaffen, das der Psychoanalyse als Grundlagenwissenschaft, als Human- und Kulturwissenschaft sowie als klinische Theorie und Praxis neue Impulse verleiht. Die verschiedenen Strömungen innerhalb der Psychoanalyse sollen zu Wort kommen, und der kritische Dialog mit den Nachbarwissenschaften soll intensiviert werden. Bislang haben sich folgende Themenschwerpunkte herauskristallisiert:

Die Wiederentdeckung lange vergriffener Klassiker der Psychoanalyse – beispielsweise der Werke von Otto Fenichel, Karl Abraham, Siegfried Bernfeld, W. R. D. Fairbairn, Sándor Ferenczi und Otto Rank – soll die gemeinsamen Wurzeln der von Zersplitterung bedrohten psychoanalytischen Bewegung stärken. Einen weiteren Baustein psychoanalytischer Identität bildet die Beschäftigung mit dem Werk und der Person Sigmund Freuds und den Diskussionen und Konflikten in der Frühgeschichte der psychoanalytischen Bewegung.

Im Zuge ihrer Etablierung als medizinisch-psychologisches Heilverfahren hat die Psychoanalyse ihre geisteswissenschaftlichen, kulturanalytischen und politischen Bezüge vernachlässigt. Indem der Dialog mit den Nachbarwissenschaften wieder aufgenommen wird, soll das kultur- und gesellschaftskritische Erbe der Psychoanalyse wiederbelebt und weiterentwickelt werden.

Die Psychoanalyse steht in Konkurrenz zu benachbarten Psychotherapieverfahren und der biologisch-naturwissenschaftlichen Psychiatrie. Als das ambitionierteste unter den psychotherapeutischen Verfahren sollte sich die Psychoanalyse der Überprüfung ihrer Verfahrensweisen und ihrer Therapieerfolge durch die empirischen Wissenschaften stellen, aber auch eigene Kriterien und Verfahren zur Erfolgskontrolle entwickeln. In diesen Zusammenhang gehört auch die Wiederaufnahme der Diskussion über den besonderen wissenschaftstheoretischen Status der Psychoanalyse.

Hundert Jahre nach ihrer Schöpfung durch Sigmund Freud sieht sich die Psychoanalyse vor neue Herausforderungen gestellt, die sie nur bewältigen kann, wenn sie sich auf ihr kritisches Potenzial besinnt.

Bibliothek der Psychoanalyse
Herausgegeben von Hans-Jürgen Wirth

George E. Atwood

Der Abgrund des Wahnsinns

Psychoanalytische Erkundungen von Erfahrungen seelischer Zerstörung

Aus dem Amerikanischen von Nicola Sahhar

Psychosozial-Verlag

Titel der englischen Erstausgabe: *The Abyss of Madness*

Published by arrangement with The Marsh Agency Ltd
and the Taylor & Francis Group LLC

Bibliografische Information der Deutschen Nationalbibliothek
Die Deutsche Nationalbibliothek verzeichnet diese Publikation
in der Deutschen Nationalbibliografie; detaillierte bibliografische Daten
sind im Internet über http://dnb.d-nb.de abrufbar.

Deutsche Erstausgabe

Gesetzlich vertreten durch die persönlich haftende Gesellschaft Wirth GmbH,
Geschäftsführer: Johann Wirth
Walltorstr. 10, 35390 Gießen, Deutschland
06 41 96 99 78 0
info@psychosozial-verlag.de
www.psychosozial-verlag.de

Umschlagabbildung: Paul Klee, *Lichtform (farbl. Versuch)*, 1910
Umschlaggestaltung und Innenlayout nach Entwürfen von Hanspeter Ludwig, Wetzlar
Satz: metiTec-Software, me-ti GmbH, Berlin
Druck und Bindung: Majuskel Medienproduktion GmbH
Elsa-Brandström-Str. 18, 35578 Wetzlar, Deutschland
Printed in Germany

ISBN 978-3-8379-2501-2 (Print)
ISBN 978-3-8379-7353-2 (E-Book-PDF)

Inhalt

Vorwort zur Entstehung der deutschen Ausgabe

Als ich *The Abyss of Madness* 2012 kurz nach dessen Veröffentlichung zu lesen bekam, war ich sofort sehr angetan von diesem Buch: Es enthielt klare, deutliche Stellungnahmen, kritisierte einen störungsorientierten Behandlungszugang, verdeutlichte die Entstehung seelischen Leidens und kreativer Potentiale vor dem Hintergrund menschlicher Bezogenheit und verbarg auch nicht eigene leidvolle Erfahrungen des Scheiterns und Neulernens. Kurz und gut: Ich persönlich fand, dass ich das beste psychoanalytische Buch der letzten 20 Jahre in der Hand hielt. George Atwood sprach mir aus der Seele und gebrauchte Worte für Gedanken meinerseits, die ich selbst noch nicht artikulieren konnte. Also dachte ich mir, dass es doch gut wäre, George Atwood persönlich kennenzulernen.

Meiner Verbundenheit mit Chris Jaenicke, einem der profiliertesten Vertreter der intersubjektiven Psychoanalyse im deutschsprachigen Raum, verdankte ich die Kontaktdaten von George Atwood. Von da an entstand eine zunächst berufliche Beziehung als ein von ihm Lernender, aus der sich mehr und mehr eine freundschaftliche Beziehung zu einem sehr klugen, humorvollen und mitfühlenden Mann entwickelte, dem ich viel Freude und neue Einsichten zu verdanken habe. Ich bedauere allerdings, dass ich nicht die Gelegenheit hatte, ihn bereits früher in meinem Leben kennengelernt zu haben.

Ich versuchte meine Begeisterung für dieses Buch weiterzugeben, stieß aber, wie so häufig, auf Zurückhaltung, da das Buch bis dahin nur in englischer Originalfassung verfügbar war. So war es irgendwann folgerichtig, über eine Übersetzung ins Deutsche nachzudenken, deren Ergebnis nun vorliegt.

Bei der deutschen Fassung war ich sehr darum bemüht, Atwood eine deutsche Stimme zu geben und dabei seinen persönlichen Stil zu wahren. Das gestaltete sich etwas schwieriger als gedacht, da im Amerikanischen viele Relativsätze verwendet werden, die für das deutsche Ohr unstimmig klingen. Bei der Umsetzung half mir, dass ich mich in allen Fragen direkt an George Atwood richten konnte, der ausreichend Deutsch lesen und verstehen kann, um inhaltliche Fragen präzise klären zu können. Bei der Feinjustierung und der Anpassung an deutschsprachige Gepflogenheiten stand mir Odo Schulte-Herbrüggen zur Seite, dessen Mehrsprachigkeit eine wertvolle Stütze darstellt und dem ich sehr zu Dank verpflichtet bin, dass er sich den Strapazen unterzog, meine Übersetzung geduldig gegenzulesen und zu verbessern. Nicht zuletzt möchte ich meiner Lektorin, Julia Seitz, danken, die mit viel Feingefühl und Genauigkeit meinem Text noch den letzten Schliff gab.

Ich hoffe nun, dass die Leser der deutschen Ausgabe dieses Werk eines so wichtigen psychoanalytischen Denkers und Therapeuten genauso anregend finden, wie ich es gefunden habe. Mögen allen Lesern die wirklichen Abgründe des Wahnsinns fernbleiben, und falls ihre menschlichen Erfahrungen sie aber dort bereits hineingeführt haben oder in Zukunft hineinstürzen lassen, wünsche ich Ihnen von ganzem Herzen, dass Sie einem solchen kontextuell-phänomenologisch denkenden und fühlendem Psychoanalytiker wie George Atwood begegnen.

März, 2017
Nicola Sahhar

Danksagung

Ich möchte zuallererst meiner Frau, Liz Atwood, danken, die mich viele Jahre ermutigt hat, ein Buch wie dieses zu schreiben, und die mir ihre Unterstützung und Liebe in jeder Phase der Erstellung dieses Buches zur Verfügung gestellt hat. Ich bin auch meiner Tochter, Rebecca Atwood, zu Dank verpflichtet, die nach dem Lesen früher Kapitel des Manuskripts eindringliche Kritik und wunderbare Ratschläge gab, welche in die finale Version eingeflossen sind. Zudem möchte den Beitrag meines Sohnes, Christopher Atwood, anerkennen, der mir als Erster mit großem Nachdruck sagte, dass ich einige informelle Essays, die ich für meine Studenten geschrieben hatte, in ein Buch für eine breitere Leserschaft umwandeln sollte.

Viele Studenten, Kollegen und Freunde haben ebenfalls auf vielfältige Weise dabei geholfen, diese Arbeit zu vervollständigen, und dabei großzügig ihre Zeit, Energie und wertvolle Vorschläge zur Verfügung gestellt. Ich danke ihnen allen von tiefstem Herzen.

Einige der Kapitel aus diesem Buch stellen Revisionen veröffentlichter Artikel aus verschiedenen Zeitschriften dar:

Kapitel 1 erschien in *Pragmatic Case Studies in Psychotherapy* (2011, 7).

Kapitel 2 und 3 sind Revisionen von Abhandlungen, welche im *International Journal of Psychoanalytic Self Psychology* veröffentlicht wurden (2010, 5(3), S. 334–356; 2011, 6(1), S. 99–112; 2011, 6(2), S. 1–6; 2011, 6(3), S. 1–9; 2011, 6(4).

Kapitel 4 ist eine umgeschriebene Version einer Veröffentlichung, die im *Annual of Psychoanalysis* (2010/2011, 37/38, S. 205–220) erschienen ist.

Kapitel 9 ist eine Revision einer Abhandlung, welche ursprünglich im *Psychoanalytic Review* veröffentlicht wurde (2011, 98(3), S. 263–285).

Ich danke den Herausgebern dieser Zeitschriften für die Erlaubnis, die verschiedenen Artikel neu abzudrucken. Ich danke ebenso den Nachlassverwaltern von Martín Ramírez für die Erlaubnis, ein Bild des Künstlers zu verwenden, für welches diese die Rechte besitzen.

Prolog

In meiner Arbeit als Psychotherapeut, welcher die Weiten des Wahnsinns erforscht, habe ich etwas vollständig Unerwartetes entdeckt: mich selbst. Inmitten der zersplitterten Herzen, der gebrochenen Seelen, der Vernichtungen – scheint es, als ob das Muster meines eigenen Lebens und meiner Welt irgendwie darin eingeschrieben worden wäre. Bedeutet das, dass ich diagnostiziert, medikamentös behandelt und vielleicht weggesperrt werden sollte? Ich hoffe natürlich nicht. Eine andere Möglichkeit besteht darin, dass die Individuen, die wir als verrückt betrachten, einfach menschlich sind, allzu menschlich, und dass die Pfade ihres Lebens auch die unseren sind. Was wenn das Gebiet der sogenannten Psychosen der Spiegel unserer Seelen ist, uns zur Verfügung gestellt mit einer außerordentlichen Klarheit und Dramatik? Was, wenn die Aufgabe, Wahnsinn zu studieren und zu verstehen, auch eine Gelegenheit für uns darstellt, zu entdecken, wer wir eigentlich sind?

Extreme seelische Beeinträchtigungen präsentieren sich selbst häufig in obskuren, unverständlichen Formen. Und dennoch, gleichgültig wie schwierig die Symptome zu verstehen sein könnten, diese Zustände bleiben in grundlegender Art menschliche Ereignisse, welche aus menschlichen Kontexten hervorgehen. Aber es ist nicht nur das. Wenn wir den menschlichen Geschichten zuhören, welche von unseren am schwersten beeinträchtigten Patienten erzählt werden, entdecken wir unvermeidlich uns selbst wieder. Ein zentrales Ziel dieses Buch ist es, die scharfe Grenze aufzulösen, die gezogen wurde, um Wahnsinn von Gesundheit zu trennen, um die Phänomene schwerer seelischer Störungen in den Kreislauf des menschlich Verstehbaren zurückzubringen.

Der Standpunkt, der diese Arbeit begleitet, ist der des *phänomenologischen Kontextualismus*, eine Perspektive, die im Verlaufe viele Jahrzehnte gemeinsamer

Studien allmählich zum Tragen kam, primär mit Robert Stolorow (Stolorow & Atwood, 1979; Atwood & Stolorow, 1984, 1993), aber genauso wichtig mit Bernard Brandchaft (Stolorow, Brandchaft & Atwood, 1987) und Donna Orange (Orange, Atwood & Stolorow, 1997, Stolorow, Atwood & Orange, 2002). Ursprünglich entstanden aus Studien der subjektiven Ursprünge psychoanalytischer Theorien, ist dieser Weg des Verstehens aus unseren Bemühungen in mehr als drei Jahrzehnten erwachsen, Psychoanalyse als eine Form phänomenologischer Erkundung neu zu denken und die Phänomenologie des psychoanalytischen Prozesses selbst zu erhellen. Unsere Hingabe zur phänomenologischen Erkundung brachte uns in der Folge zu einer kontextualisierenden Theorieperspektive, aus welcher persönliche Welten emotionaler Erfahrung als immer eingebettet in konstituierende Beziehungskontexte (relational contexts) betrachtet werden.

Diese Entwicklung hatte tiefgreifende Konsequenzen für unser Verständnis psychoanalytischer Theorie und der mannigfaltigen Phänomene, mit der sie sich befasst, einschließlich unserer Konzeptionen von seelischer Struktur, des Unbewussten, psychischer Entwicklung, der Träume, von Trauma, den Phänomenen der Psychopathologie in all ihren Variationen und Schweregraden und des psychotherapeutischen Prozesses. Phänomenologischer Kontextualismus ist ein postcartesianischer Gesichtspunkt, der darauf verzichtet, eine Person als einen isolierten Geist zu betrachten – ein denkendes Ding mit Inhalten, das auf eine Welt hinausschaut, von der es im Grunde genommen entfremdet ist. Stattdessen wird das Erbe der Philosophie von Descartes ersetzt durch eine breit angelegte Reihe von Annahmen, nach denen eine Person betrachtet wird als in einer Welt lebend, die den Kontext für ihre/seine Erfahrungen bereitstellt, eine Welt, die selbst durchdrungen von menschlichen Bedeutungen und Absichten ist.

Die traditionelle Freudianische Theorie und ihre Ableitungen sind durchzogen von dem cartesianischen Mythos des isolierten Geistes (Stolorow & Atwood, 1992), welcher die Erlebenswelt in innere und äußere Regionen zweiteilt, sowohl den Geist vom Körper als auch Kognition vom Affekt trennt, die resultierenden Aufteilungen vergegenständlicht und verabsolutiert und sich den Geist als eine objektive Entität ausmalt, welche ihren Platz unter anderen Objekten einnimmt. Freuds Psychoanalyse hat den cartesianischen Geist stark ausgeweitet, um ein riesiges unbewusstes Gebiet einzuschließen. Dennoch blieb die Freudianische Psyche ein cartesianischer Geist, ein in sich geschlossener mentaler Apparat, welcher mentale Inhalte beinhaltet und verarbeitet, ein denkendes *Ding*, das, genau weil es ein Ding ist, dekontextualisiert, grundlegend separiert von seiner Welt ist. Phänomenologischer Kontextualismus führt hingegen zu einer postcartesianischen Psychoanalyse, welche emotionale Erfahrung untersucht und erhellt, wie sie sich innerhalb von konstitutiven relationalen Kontexten formiert. Aus einer postcartesianischen Perspektive werden alle die Phänomene, die traditionellerweise den Fokus psychoanalytischer Untersuchungen ausgemacht haben, nicht als Produkte eines isolierten intrapsychischen Mechanismus begriffen, sondern als sich innerhalb von Systemen herausbildende Phänomene, die durch interagierende Welten emotionaler Erfahrung entstehen.

Die philosophischen Fundierungen des phänomenologischen Kontextualismus reichen bis zu den Überlegungen einer Anzahl postcartesianischer Philosophen zurück, vor allem Søren Kiergegaard, Friedrich Nietzsche, Ludwig Wittgenstein und insbesondere Martin Heidegger (Atwood, Stolorow & Orange, 2011; Stolorow, 2011).Wie auch immer, es ist nicht meine Absicht, in diesem Buch nur auf solche historischen Ursprünge abzuheben, sondern vielmehr eine eher rein klinische Darstellung zu versuchen, welche die radikalen Implikationen dieses Standpunkts für die Praxis der Psychotherapie erhellt.

Dieses Buch stellt eine Reihe besonderer klinischer Erzählungen vor, die detaillierte Darstellungen von Individuen in der Krise zum Inhalt haben, aber auch von Erfolg und Scheitern, welche sich im Rahmen dieser Behandlungen ereigneten. Dieses Material spiegelt die fast 50 Jahre wider, die ich als Psychotherapeut damit verbrachte, lehrend und schreibend über die Probleme des Wahnsinns in all seinen zahlreichen Aspekten nachzudenken. Die Themen umfassen einen weiten Bereich, in dem die extremsten emotionalen Situationen angesprochen werden, in welche ein menschliches Wesen geraten kann. Ich lege den Schwerpunkt auf verschiedene Formen von Psychose, schwere Depression und Selbstmord, auf den Einfluss von tiefgreifendem Kindheitstrauma auf Menschen, der Zersplitterung einer Persönlichkeit in Systeme alternativer Selbstorganisationen, die Psychotherapie extremer Zustände, die Beziehungen von Wahnsinn und Genie sowie die Bedeutung der philosophischen Voraussetzungen für Kliniker, die mit schweren seelischen Beeinträchtigungen umgehen. Das Schlusskapitel nähert sich den Philosophen an, deren Überlegungen den phänomenologischen Kontextualismus möglich machten. Durch die Betrachtung dieser bedeutenden Denker, angewandt auf klinische Fälle, habe ich versucht, in eine Zukunft zu weisen, in der sogar deren Ideen überholt sein werden. In all diesen Diskussionen liegt die Betonung immer darauf, die innere Wahrheit eines Lebens zu entdecken, und ich denke nicht, dass es möglich ist, die Berichte zu lesen, ohne den Wahrheiten nähergebracht worden zu sein, die einen im tiefsten Inneren der eigenen persönlichen Existenz betreffen.

1 Psychotherapie ist eine Humanwissenschaft

> Mancher Wahnsinn ist göttlichster Sinn –
> Fur den geschärften Blick
> Mancher Sinn – der nackte Wahnsinn.
>
> *Emily Dickinson*

Als ich als Student das erste Mal voller jugendlichem Enthusiasmus das College besuchte, hatte ich den Gedanken, dass die Psychotherapie von schweren Geisteskrankheiten eine Gelegenheit bereitstellte, um die Geheimnisse des menschlichen Geistes und die Tiefen menschlicher Natur zu entdecken. Ich hatte das besondere Glück, tatsächlich mein Leben dieser Suche zu widmen, und die Kapitel dieses Buches bringen einiges von diesen Dingen zusammen, die im Verlaufe von annähernd 50 Jahren Berufserfahrung in diesem Feld zum Vorschein gekommen sind.

Ich kann nicht behaupten, dass meine Reise die Mysterien der Psyche enthüllt hat, aber ich kann sagen, sie hat zu neuen Ideen und zu neuem Verständnis geführt, was von Interesse sein könnte – zumindest für mich. Das vorgestellte Material entfaltet sich in Form einer Serie von Gedankengängen, die wichtige klinische Erfahrungen und damit verbundene theoretische sowie philosophische Reflektionen über die Natur des psychotherapeutischen Prozesses umfassen.

Der Fall Grace

Jeder Psychotherapeut begegnet einem Fall, der sein oder ihr Schicksal als Kliniker(in) formt. Der folgende Bericht erzählt die Geschichte einer Frau, von welcher ich über Psychosen lernte, und darüber, was von einem psychotherapeutischen Prozess gefordert wird, um die Zerstörung eines Patienten angehen und heilen zu können. Diese Arbeit fand im Rahmen einer wissenschaftlichen Stelle in klinischer Psychologie am Western Missouri Health Center in Kansas City, Missouri im Anschluss an meine Promotion von 1969 bis 1972 statt. Was diese Institution für mich interessant machte, war der Umstand, dass Austin Des

Lauriers ihr Direktor für die klinische Ausbildung war, zudem ein berühmter Psychotherapeut und Autor von *The Experience of Reality in Childhood Schizophrenia* (1962). Des Lauriers war mein klinischer Fachberater in der Entfaltung der beschriebenen Erfahrungen.

Zuerst einige Worte über meine initiale Begegnung mit der Patientin, einer 28 Jahre alten Frau, die ich Grace nennen werde. Eines frühen Morgens – drei Uhr in der Frühe – kam sie in die Aufnahmestation des Krankenhauses, wo ich ausgebildet wurde, und schrie in einem fort. Ihre Haare waren zerzaust, ihre Augen in Erregung geweitet und Schweiß durchtränkte ihre Kleidung. Sie forderte, jemand Wichtigen zu sprechen. Ich präsentierte mich als diese Person und setzte mich zu ihr, um ihre Geschichte anzuhören. Einige Stunden zuvor hatte Grace eine Invasion ihres Schlafzimmers durch grelle Blitze aus goldenem Licht erlebt, und sie sagte, dass diese Blitze sogar irgendwie in ihren Körper gedrungen wären. Ich fragte sie, was sie über dieses Ereignis dächte. Sie antwortete in einer lauten Stimme: »Ich hatte Geschlechtsverkehr mit Jesus Christus! ... Ich bin gefüllt von Seiner Energie und ich stehe kurz vorm *Zerplatzen*!« Über viele Jahre hatte die Patientin die Diagnose einer Schizophrenie vom paranoiden Typ (DSM II: 295.3) getragen. Sie erfüllte alle Kriterien: klare Hinweise auf Gedankenstörungen, unangemessener Affekt, Halluzinationen, Größenwahn.

Unter Des Lauriers Leitung arrangierte ich tägliche Treffen mit der Patientin. Ich sah sie fünf Tage in der Woche. Sie wurde auf eine Phenothiazin-Therapie eingestellt, und während sie die Medikamente natürlich verlangsamten, schienen diese keinen Effekt auf die religiösen Wahnideen zu haben. Ihr wahnhaftes Leben war ziemlich verwickelt, und im Laufe der ersten Monate meiner Arbeit mit ihr hatte ich ziemlich viel Mühe, mich mit dessen vollem Ausmaß vertraut zu machen.

Sie war zutiefst verwoben mit Gott, der Katholischen Kirche und einem besonderen Schicksal, das sie sich für ihr Leben auf unserem Planeten ausmalte. Sie betrachtete sich selbst als die weltliche Inkarnation des Heiligen Geistes, Teil der Dreifaltigkeit, und sah ihre Rolle darin, eine friedenschaffende Kraft auszuüben als Auftakt für die Zweite Auferstehung Jesu Christi und das Ende der Welt.

Aus einer logischen Perspektive waren die Wahnideen der Patientin hinsichtlich einer Anzahl von Gesichtspunkten inkonsistent zueinander, aber wenn man sie symbolisch betrachtete, konnte man das Vorkommen sich wiederholender Themen erkennen. Sie sah sich selbst als Teil der Heiligen Dreifaltigkeit, inkarniert, um dabei zu helfen, das Erscheinen unseres Herrn und Retters voranzutreiben, und um die Weichen für ihren Aufstieg in das ewige Leben im Himmel sowie für die Wiederauferstehung und Erlösung der Menschheit zu stellen. Sie glaubte, dass Gottvater und Gottessohn ebenfalls eine weltliche Form angenommen hatten und in zwei Menschen ihrer Bekanntschaft anwesend waren. Gottvater, sagte sie, befand sich im Bischof ihrer Diözese, ein Mann, für den sie ehrenamtlich in früheren Jahren ihres Lebens gearbeitet hatte. Gottessohn, Jesus Christus selbst, war in einem anderen Mann präsent, der ihr als Berater während ihrer späten Jugend behilflich gewesen war. Diese Person, auch ein ergebener Katholik, hatte versucht, meiner Patientin bei einer sehr schweren Depression zu helfen, die sie als junge Frau überkommen hatte. Sie hatte eine tiefe Zuneigung zu ihrem Berater entwickelt, aber die Beziehung endete, als sie 19 war und plötzlich psychotisch wurde. Obwohl sie ihn schon fast ein Jahrzehnt nicht mehr gesehen hatte, sah sie einer freudigen Wiedervereinigung innerhalb der Heiligen Dreifaltigkeit am Jüngsten Tag entgegen.

Meine Patientin schien sich mit Fantasien zu tragen, dass sie schwanger wäre, und schrie häufig in den Morgenstunden: »Mir ist übel und ich habe Schmerzen!« Eines Tages antwortete ich, ohne nachzudenken, und sagte ihr, dass sie sich keine Sorgen machen brauche, da sie nicht schwanger sei. Sie reagierte mit einer Lachsalve. Obwohl sie niemals offen behauptete, die Mutter Christi zu sein, war es offensichtlich, dass sie sich mit der Heiligen Jungfrau identifizierte. Sie glaubte auch daran, eine persönliche Beziehung zum Heiligen Vater in Rom zu haben, wobei sie häufig lebhafte halluzinatorische Flüge durch den Himmel zum Vatikan erlebte, wo sie von oben herabsinken würde und sanft im Schoße des Papstes landen würde. Das Kolleg der Kardinäle war ihren Erklärungen nach dabei, darüber zu beraten, sie heilig zu sprechen, und sie wartete sehnsüchtig auf die Verkündung aus Rom, dass ihre Heiligsprechung bekannt gemacht wurde.

Lassen sie mich nun zu dem kommen, was ich als ausschlaggebende Tragödie, welche sich während ihrer Kindheit ereignete, ausmachte. Sie litt unter der Erfahrung dessen, was wahrscheinlich die größtmögliche Verletzung ist, die ein Elternteil einem Kind zufügen kann: der Suizid ihres zutiefst geliebten Vaters. Es passierte, als sie 10 Jahre alt war, erschütterte ihre Mutter und wahrhaftig ihre ganze Familie – es gab noch zwei Brüder – und ihr stand niemand zur Verfügung, um mit den grausamen Auswirkungen umzugehen. Eines Nachmittags, ganz ohne Vorwarnung, hatte ihr Vater sich die Handgelenke aufgeschlitzt und sich an einem Baum erhängt.

Solch ein Ereignis ist unbeschreiblich destruktiv. Zusätzlich zur Erzeugung eines traumatischen Verlustes stellt Selbstmord nachträglich die Gültigkeit der Beziehung in Frage, an die das Kind bis vor dem Tod geglaubt hatte. Weil es einen willentlichen Akt darstellt, etwas, was der Vater entschieden hat zu tun, wurde eine Aussage über die Bedeutsamkeit des Kindes zum Vater gemacht. So wurde die tatsächliche Realität der kindlichen Welt durch den Suizid des Vaters attackiert.

Alle Wahrheit, an die das Kind glaubte, wurde plötzlich bedeutungslos gemacht; das Vertrauen in die eigene Wahrnehmung und in das eigene Denken wurde deshalb angegriffen, und das Kind bleibt mit dem Wissen zurück, dass es nicht wertvoll genug war, um dafür zu leben – etwas, was zuvor niemals in Betracht gezogen wurde. Ein Kind, das solch eine Erfahrung durchlebt hat, braucht in besonderem Maße Unterstützung dabei, einen Weg zu finden, um das Geschehene zu überleben, damit sein Leben nicht zunehmend zerstört wird. Im Allgemeinen aber sind die anderen Familienmitglieder selber durch den Tod so traumatisiert, dass sie füreinander vollständig unverfügbar sind, was die Situation wesentlich verschlimmert und verkompliziert. Alles dieses zusammen ereignete sich in den frühen Lebensjahren meiner Patientin.

Wie war der Weg von der Tragödie des Todes ihres Vaters zu ihrer Mitgliedschaft in der Heiligen Dreifaltigkeit für Grace entstanden? Wie kommt jemand über einen verheerenden Verlust an eine messianische Vorsehung, um das Ende der Welt herbeizuführen (Atwood, 1978)? Damit war ich gedanklich beschäftigt, während ich der traurigen Geschichte meiner Patientin zuhörte. Man konnte sie jedoch keinesfalls so etwas fragen, weil sie innerhalb ihrer Wahnvorstellungen nicht in der Lage dazu war, irgendeine Form gewöhnlicher Gespräche zu führen. Sobald Themen dieser Ideen in unseren Treffen auftauchten, wurde sie schnell von ihrer Erregung mitgerissen und war erfüllt von Gefühlen gottgleicher Macht. Wenn ich dumm genug war, z. B. zu fragen, warum sie glaube, dass ihr Berater die Reinkarnation von Jesus Christus sei – und am Anfang stellte ich häufiger solche wenig durchdachten Fragen – beugte sie sich aus ihrem Stuhl und schrie: »Ich bin die Wahrheit, ich bin der Weg, ich bin das Licht oder das Leid, der Kummer, der *Schmerz*, es ist die *menschliche* Seite von Jesus Christus, nicht die *göttliche*!« Ich lernte, solche direkten Nachfragen über Details ihres religiösen Lebens zu vermeiden, und für kurze Perioden am Anfang unserer Begegnungen war es ihr möglich, sich auf ziemlich kohärente Diskussionen über ihre Kindheitserfahrungen einzulassen und über sehr konkrete Aspekte ihres Krankenhausprogramms zu sprechen.

Die Antwort auf die Frage, wie sie vom Tod des Vaters zu den Wahnvorstellungen und Halluzinationen gekommen ist, findet sich auf dem Pfad, den sie in den Folgejahren nach der Tragödie zu finden versucht hat. Es war ein Weg der Nach-innen-Gerichtetheit, von heimlichen Gebeten, von einem Versuch, sich Gott anzunähern, davon, Trost in den Armen Jesu zu suchen. Sie schloss einen Pakt mit dem Erlöser: Wenn Er sie in einen Zustand rettender Union mit Ihm akzeptieren würde, würde sie sich selbst verwandeln und ein pures, spirituelles Wesen werden. Ohne ihre heimliche Verpflichtung irgendeinem lebendigen Wesen mitzuteilen, versuchte Grace die geplante Union mit Gott durch den Eintritt in ein Konvent im Alter von 17 Jahren umsetzen, mit der Idee, eine Nonne und Missionarin zu werden und die verbleibende Zeit ihrer weltlichen Existenz der selbstaufopfernden Tätigkeit im Namen der Armen und Kranken zu widmen. Sie versuchte als einen Teil dieses Strebens nach Einheit mit ihrem Gott jede Spur von Eigennutz und persönlichen Bedürfnissen, einschließlich der Gesamtheit ihrer aufkeimenden Sexualität, mit aller Macht zu eliminieren. Sie schaffte es allerdings nicht, ihre Ausbildung im Konvent abzuschließen und stürzte nach einjährigem Ringen in eine tiefe Depression. Dies war eine Zeit, in der sie von einem Mann Beratung erhielt, der ein Mitglied ihrer Kirche war und mit vielen Priestern und Nonnen gearbeitet hatte.

Ich werde nicht in die Details ihrer gemeinsamen Sitzungen gehen, obwohl sie mir diese vollständig beschrieben hat. Es reicht aus zu erwähnen, dass sie sich an ihren Berater wie an ihren Erlöser klammerte, und ohne ihm mitzuteilen, was sie dachte, hegte sie die Vorstellung, dass sie zuletzt Jesus gefunden hatte – dass ein Wunder in ihrem Leben geschehen war und ihr Berater höchstpersönlich ihr Herrgott war. Aber die spirituelle Anziehungskraft und Freude, die sie spürte, weil sie doch in Seiner Nähe angekommen war, wurde durch andere Gefühle gestört: Eine verwirrende, bestürzende sexuelle Intensität begann ihr Band zu ihrem Berater zu färben, und sie war nicht in der Lage, ihr Verlangen nach körperlich erotischem Kontakt zu unterdrücken. Sie bemerkte ebenso, dass er ihr nicht zuhörte und trotz seines erhabenen Status als Quasi-Gottheit kein Interesse an ihrem Leiden hatte. Ohne diese Angelegenheiten jemals direkt anzusprechen, erschien sie eines Tages ohne Vorwarnung und Erklärung in seinem Büro und schrie folgende Worte: *»Jesus Christus hat mich im Stich gelassen!«*

Im Anschluss an diese Verkündung marschierte sie raus und ihre Sitzungen wurden unterbrochen. Einige Tage später wurde sie erstmalig stationär untergebracht, bereits zutiefst versunken in den wahnhaften Fantasien, die auch bei unserer ersten Begegnung präsent gewesen waren. Ihr Berater bemühte sich nicht um weiteren Kontakt zu ihr und sie bemühte sich nicht darum, ihn zu finden. Dennoch existierte wiederaufflammend die Idee in ihr weiter, dass sie in ihm Gott gefunden hatte.

Im Verlauf der nächsten sechs Jahre schwankte Grace zwischen relativer Stabilität und Zuständen tiefer, religiöser Vertiefung. In dieser Zeit ereigneten sich zumindest zehn unterschiedliche Einweisungen, von denen einige von mehreren Monaten Dauer waren. Am Ende, kurz nach ihrem 28. Geburtstag, inmitten ihrer kürzlich wiederaufgeflammten Halluzinationen und Wahnvorstellungen, fanden wir uns.

Ich verbrachte im Zeitraum der ersten sechs bis sieben Monate viel Zeit damit, sie fast täglich zu besuchen, manchmal bis zu zwei Stunden lang. Ich konnte im Verlauf dieser Treffen feststellen, dass sie anfing, an mir zu hängen – ich fand sie jeden Morgen immer sehnlich auf mich wartend, sobald ich in der Klinik ankam, und sie war die Letzte, die mich verabschiedetet, wenn ich am Abend die Klinik verließ. Dennoch war keine besondere Verbesserung sichtbar, zumal der Strom ihrer religiösen Fantasien anhielt, wobei diese manchmal so intensiv wurden, dass eine bedeutungsvolle Unterhaltung ausgeschlossen war. Häufig verhielt sie sich auf eine gebieterische Art, mich mit Anweisungen anfahrend, was ich für sie zu erledigen hatte, und mir versprechend, dass mein Gehorsam und meine Mühe dadurch belohnt werden würden, dass mein Bewusstsein erhöht und ich auf meine eigene Weise eine spirituell machtvolle Person werden würde. Einmal starrte sie mir tief in die Augen und schrie: »Doktor! Ich werde Sie erheben, von hier *[in Richtung ihrer Knie gestikulierend]* nach da *[schreiend ihre Hände hoch über ihren Kopf hebend]*!« Sie tolerierte keine meiner Antworten mehr, wenn diese in ihren Augen nicht mit ihren Mitteilungen verbunden schienen, und schrie manchmal wütend: »Hören Sie auf, mich zu unterbrechen, Sie unterbrechen mich, *hören Sie auf, mich zu unterbrechen*!«

Solche Momente waren, gelinde gesagt, extrem schwierig, insbesondere weil die ausgedrückten Ideen fast immer Angelegenheiten betrafen, die von kaum verstehbaren, häufig inkohärenten religiösen Offenbarungen bestimmt waren. Zusätzlich zu ihren Worten präsentierte sie eine Reihe von Malereien, die sie eine Weile zuvor angefertigt hatte. Diese beschäftigten sich hauptsächlich mit religiösen Themen (z. B. die Kreuzigung, die Wiederauferstehung, die Heilige Jungfrau, usw.), während andere Bilder Feuer und Zerstörung zeigten, verbunden mit den Worten »ICH BIN SCHMERZ,« »ICH BIN WUT«, oder einfach »ICH BIN«, die in Großbuchstaben über die Leinwand gekritzelt waren.

Viele Monate später informierte sie mich eines Tages, dass ein geheimes Projekt existiere, an dem sie schon mehr als zwei Jahre gearbeitet habe, welches nun kurz vor dem Abschluss stehe. Ich fragte, was ihr Projekt beinhaltete, und sie antwortete wieder schreiend: »Mein Plan, mein Gold [Engl. *gold*] zu erreichen!« Zunächst verstand ich ihre Worte nicht und fragte: »Ihr Ziel?« [Engl. *goal*] Sie brüllte dann: »Mein Goolllll...t!« [Engl. *goallllll...d*]

Anscheinend, die Worte *Ziel [goal]* und *Gott [god]* verdichtend, beinhaltete dieser Plan, den ich nur mit größter Mühe verstand, ein Programm heimlicher Meditationen und Gebete, die sie entwickelt hatte, um Kräfte der Heilung und Liebe über die ganze Welt fegen zu lassen. Durch die Meditationen kanalisiere sie Gottes Liebe, welche dann an die gesamte Menschheit weitergeleitet würde. Die

Absicht bestand darin, den Weltfrieden zu bringen, aber auch die Bedingungen für die Zweite Auferstehung Jesu Christi und das Ende der Welt zu schaffen. Um den Plan ausführen zu können, stellte sie sich vor, dass es für sie notwendig sei, sich mit ihrem früheren Berater zu vereinigen, dem Mann, den sie als Christus auf Erden identifiziert hatte. In der Folge ihrer Zusammenkunft würden sich beide mit dem Bischof vereinigen und in einer Explosion strahlender Pracht als Dreifaltigkeit in den Himmel aufsteigen. Das Ende der Welt würde beginnen, die Seelen der gesamten Menschheit würden dem Jüngsten Gericht entgegensehen und der Letzte Aufstieg aller in den Himmel könnte dann geschehen. »Mein Gold zu erreichen« bedeutete, die Vereinigung mit Gott erreicht zu haben, der Gottheit, die viele Monate zuvor in Form wunderbaren goldenen Lichts zu ihr gekommen war. Die Patientin gab dann Instruktionen: »Ich möchte, dass Sie, Dr. S., meinen früheren Berater anrufen und ein Treffen zwischen mir und ihm arrangieren. *Sie werden das machen!*«

Als ich angesichts dieser Forderungen zunächst zögerte und meine Zweifel hinsichtlich dessen Weisheit zum Ausdruck brachte, antwortete sie aufgebracht: »Hören Sie mir zu, Sie! Wenn Sie mich kennen wollen und mit mir verbunden sein möchten, werden Sie ein Teil meines Plans und machen, was ich Ihnen sage! *Jetzt!*«

Das war der Moment der Krise in unserer sich entwickelnden Beziehung: Mir wurde die Wahl gelassen zwischen der Beteiligung an ihrer Reise und damit ihren Forderungen zu folgen, oder mich zu weigern und deshalb aus ihrem Leben herauszufallen. Ich erlebte sie fast unwiderstehlich zwingend in der Darstellung dieser Forderung und war sehr unsicher, wie ich antworten sollte. Ich schaffte es, sie zu vertrösten, indem ich ihre meine Antwort für den nächsten Tag versprach.

Bis zu diesem Zeitpunkt hatten wir mehr als 120 Stunden miteinander verbracht, wobei es mir schien, dass wir zunehmend tiefer in ihre leidenschaftlich religiösen Äußerungen eingetaucht waren. Eines Tages, als ich Billard mit einem anderen Patienten spielte, platzte sie in den Spielraum, drängte uns aus dem Weg und hielt die weiße Spielkugel hoch in die Luft. Sie schrie: *»Das ist der Heilige Geist!«* Dann schmiss sie mit großer Wucht die Spielkugel und war hochzufrieden, als eine Reihe von Kugeln vom Billardtisch flog.

Bei einer anderen Gelegenheit, im Anschluss an eine sehr schwierige, zweistündige Konversation mit mir über verschiedene religiöse Themen, rannte sie in einen Raum, in dem andere Patienten eine Partie Bingo spielten. Vor ihnen stehend, verkündete sie mit lauter Stimme: *»Herr, ich bin geheilt! Herr, ich bin gerettet! Herr, ich bin Freude! Weißt Du, wer mich gerettet hat? Dieser wundervolle Mann, Dr. A. Whooopeeee!«*

In der Nacht nach ihren Instruktionen hinsichtlich ihrer geplanten Wiedervereinigung mit ihrem früheren Berater wurden ernsthafte Überlegungen angestellt. Diese schlossen eine kurze Beratung mit dem Gentleman in der Klinik ein, welcher meine Arbeit begleitete, Austin Des Lauriers, der daran glaubte, dass Psychotherapie die wichtigste Sache in der Behandlung von Schizophrenie war. Er empfahl, ihren Forderungen mit einer Entschlossenheit entgegenzutreten, die meine Präsenz innerhalb ihrer Welt in einem vollständigeren Maße festschreiben würde, um so als Boden für ihre letztendliche Heilung und Besserung zu fungieren. Er meinte, dass alle ihre extravaganten Befehle und Drohungen ein Werben um eine Stärke außerhalb ihrer selbst seien, auf die sie sich endlich verlassen könne, und dass es an mir war, ihr dabei zu helfen, diese Stärke in der Verbindung, die sie und ich über viele Monate aufgebaut hatten, zu finden. Des Lauriers sagte mir, es sei Zeit für mich, aufzusteigen und zu strahlen.

Am nächsten Tag traf ich sie spätnachmittags und dieses Mal stellte unser Treffen für uns beide eine vollständig neue Erfahrung dar. Als wir uns setzten und sie mit ihrem Plan und den damit verbundenen Anweisungen anfing, stoppte ich sie, indem ich sie bat zu schweigen und dem zuzuhören, was ich zu sagen hatte. Als sie schrie, dass ich sie »unterbrechen« würde, antwortete ich, dass ich das nicht machte und dass sie nun diejenige sei, die mich unterbreche, und dass es stattdessen für sie notwendig sei, aufzuhören und mir zuzuhören. Am Ende wurde sie still. Ich sprach folgende Worte, wobei ich versuchte, eine ruhige, aber bestimmte Stimme zu finden.

> Wir haben viel Zeit über Tage, Wochen und Monate miteinander verbracht und ich habe mir alles, was Sie mir gesagt haben, sehr aufmerksam angehört. Jetzt habe ich Ihnen etwas zu sagen und Sie müssen sich das genau anhören. Es gab einiges Gerede über einen Plan. Ich möchte Sie wissen lassen, dass ich jetzt einen neuen Plan habe, einen Plan für Sie, und entsprechend meines Planes wird es Ihnen bessergehen und Sie werden in der Lage sein, aus der Klinik zu denen zurückzukehren, die Sie lieben. Was irgendwelche Treffen angeht, so wird es keinerlei Treffen geben, außer denen zwischen Ihnen und mir, weil es an unserer gemeinsamen Arbeit liegt, dass der Plan, den ich Ihnen mitteile, aufgehen wird. Es gibt nur eine Person auf dieser Welt, die zu sehen Ihnen wichtig sein muss. Diese Person bin ich.

Während ich diese kurze Rede hielt, versuchte sie mich zu unterbrechen, aber bei jedem Versuch stoppte ich sie und bestand darauf, dass sie dem zuhören sollte, was ich zu sagen hatte. Dann wiederholte ich diese Darbietung mit unterschiedlichen Worten. Das musste vielleicht dreimal geschehen. Am Ende hatte sie keine Einwände mehr und nach einer kurzen Zeit des Schweigens fing sie an zu weinen. Ich hatte sie niemals zuvor weinen gesehen. Sie weinte und weinte und weinte noch mehr. Eine halbe Stunde verging und zum Schluss sagte sie: »Ich danke Ihnen. Ich gehe jetzt.«

Am nächsten Tag in der Klinik war ich neugierig und besorgt darüber, was als Ergebnis unserer Begegnung passiert war. Meine Patientin war nicht da; irgendwie hatte sie das Klinikpersonal überzeugt, sie für einen Tag nach Hause zu ihrer Mutter zu beurlauben. Ich rief sie zu Hause an, um zu erfahren, was geschehen war, und die Mutter, die ich bereits viele Male getroffen und gesprochen hatte, sagte mir:

> Doktor, was haben Sie gemacht? Meine Tochter ist wieder sie selbst! Sie kam heute Morgen nachhause, setzte sich zu mir, trank Tee auf der Veranda, und erkundigte sich nach dem neuesten Klatsch und Tratsch über unsere Nachbarn. Was ist passiert? Sie ist sie selbst! Sie ist das Mädchen, das ich kannte, das vor so langer Zeit verschwunden ist! Das ist ein Wunder!

Ich sah die Patientin nach diesen Entwicklungen bald wieder und war erstaunt darüber, jemanden vollständig Gesunden, sehr am Weltgeschehen Interessierten und ohne jegliche Spur religiöser Voreingenommenheit, die zuvor über viele Jahre ihr Leben und ihre Gedanken dominiert hatten, vorzufinden. Sie brachte ihr Interesse zum Ausdruck, die Klinik zu verlassen, eine Arbeit zu finden und ihrer Mutter dabei zu helfen, sich um das Haus zu kümmern, in dem sie wohnte. Es war schockierend, dieser Veränderung beizuwohnen. Über Nacht, offenbar als Effekt eines 30-minütigen Gesprächs, verschwand eine rasende Paranoia, ein Vulkan florierender Symptomatologie, und wurde stattdessen durch eine absolut normale Person ersetzt. Es war mir unmöglich geworden, die Phänomene der Psychose auf die alte Weise zu sehen. Es verhalf mir auch zu erkennen, dass diejenigen, die meinen, dass sogenannter Schizophrenie nicht durch Psychotherapie geholfen werden kann, nicht wissen, worüber sie reden. Man muss Erfahrungen wie diese gemacht haben, um zu lernen, was möglich und was nicht möglich ist.

Grace hatte mehrere, manchmal heftige Rückfälle, in denen sie wieder von den religiösen Vorstellungen und den Vereinigungserwartungen mit Gott im Himmel davongetragen wurde. Nichtsdestotrotz, nach jedem Mal wiederholte ich mein kleines Spiel mit anhaltend guter Wirkung auf sie. Einige Wochen später war es ihr möglich die Klinik zu verlassen, und sie blieb in den darauffolgenden Jahren gesund. Sie benötigte meine Unterstützung noch eine lange Zeit und reagierte in den ersten Jahren nach unserem Durchbruch auf mich, als ob ich selber eine Art Wunderkraft und enorme Bedeutung besaß. Ich kommentierte diese Zuschreibungen nicht, weil ich dachte, dass diese ihre Abhängigkeit von unserer Verbindung widerspiegelten, während ihr zersplittertes persönliches Universum im Prozess der Wiederzusammenfügung stand. Tatsächlich aber fragte sie nach nur wenig. Es war irgendwie eigentümlich, dass ich, nachdem ich einmal jenen omnipotenten Plan für sie eingeführt hatte, nicht mehr viel anderes zu tun hatte, als für sie emotional verfügbar zu sein. Ich beobachtete in den Folgejahren, wie gut sie sich machte, während ihre große Abhängigkeit von unseren häufigen Kontakten stückweise nachließ. Ich sah sie ringen mit der schrecklichen Altlast, der Entscheidung ihres Vaters, sein Leben zu beenden. Sie sprach sehr lang und häufig mit mir und ihren Familienmitgliedern über ihre Traurigkeit und ihre rasende Wut auf ihn und seine Wahl, sich selbst zu töten. Sie machte sich für die nächsten 30 Jahre gut, aber starb überraschend plötzlich nach einem Herzinfarkt im Alter von 58 Jahren.

Dieses Ende dieser Geschichte ist besonders traurig, weil Grace einer der besten Menschen war, die ich jemals gekannt habe. Ich hatte die verbleibenden Jahre ihres Lebens über, manchmal sporadisch, Kontakt zu ihr, und ich kann sagen, dass sie eine Freude für ihre Familie und Freunde war. Sie liebte Tiere und half bei der Rettung einer Vielzahl von Hunden und Katzen. Sie blieb eine zutiefst religiöse Katholikin und besuchte die Messe fast täglich. Diese Welt wäre ein besserer Ort, wenn mehr solcher Menschen existierten.

Reflektionen zu dem Fall Grace

Einfach gesagt, haben die Auswirkungen dieser klinischen Erfahrung mich gelehrt, Phänomene von sogenannter Psychose im Verhältnis zu bestimmten situationalen Kontexten zu sehen, anstatt diese lediglich aus einem pathologischen Prozess hervorkommend, irgendwie innerhalb des Patienten entstehend, zu betrachten. Mein Verständnis war, dass meine Patientin eine Antwort von ihrer Welt gesucht hatte, die ihr half, mit ihrer Zerstörung umzugehen, die primär vom Suizid ihres Vaters ausging. Obwohl ich diesen Teil der Geschichte zuvor nicht erwähnt habe, hatte sie in jungen Jahren versucht, Hilfe von ihrer Mutter, ihren Brüdern, ihren Lehrern und ihrem Priester zu finden. Ihre Familienmitglieder hatten sich infolge ihres eigenen, tiefgreifenden Traumas verschlossen, und niemand außerhalb ihrer Familie verstand ihre Hilferufe. Der Verlassenheitsraum, in den ihr Leben gefallen war, stellte den Rahmen bereit, innerhalb dessen sie sich dem Sohn Gottes zuwandte. Verlassen von ihrem Vater, ihrer Familie und, aus ihrer Sicht, von allen anderen, suchte sie außerhalb und jenseits ihrer Welt bei ihrem Vater im Himmel nach dem, was sie brauchte. Abermals und dennoch wurde ihre Reise durch ihre Adoleszenz von wiederholten Verlassenheitsschocks unterbrochen, sodass all ihre Bemühungen, Gott ins Zentrum ihres Seins zu bringen, scheiterten und stattdessen durch eine sich vertiefende Einsamkeit und Verzweiflung entlohnt wurden. Dies waren die Rahmenbedingungen, innerhalb derer sich eine spiralartig ansteigende, wahnhafte Rekonstruktion ihrer zerstörten persönlichen Welt ereignete.

Dann kommt der Teil der Geschichte, in den ich involviert war. Als ich endlich die Bedeutung davon verstand, mich ihrer gebieterischen Grandiosität entgegenzustellen, und einen Weg fand, der ihr helfen würde zu sehen, dass sie sich in der Gegenwart von jemandem befand, auf den sie sich verlassen konnte, begann sich die destruktive Serie ihres Lebens umzukehren. Mit der Entdeckung dessen, was sie innerhalb unserer sich entwickelnden Verbundenheit brauchte, traten die Wahnideen und Halluzinationen zurück. Ganz allmählich, im Schmelztiegel ihrer anfänglich extremen Abhängigkeit, erhielt der Heilungsprozess, der Jahre zuvor abgebrochen worden war, nun eine Chance zu einzutreten.

Graces »Symptome« waren deshalb nicht einfach nur äußerliche Zeichen einer innerlichen Krankheit; sie waren Reaktionen auf eine anhaltende Erfahrung fortwährenden Verlassen-Werdens und der Verwüstung durch die Hände einer nicht verstehenden Welt – sie waren verzweifelte Hilferufe. Es kam mir der Gedanke, dass vielleicht alle Symptome, die wir innerhalb der gravierendsten Formen sogenannter Geisteskrankheiten zu Gesicht bekommen in ähnlicher Weise in Kontexte gefühlter Nichtresponsivität, des Missverstehens und nie endender Traumatisierung eingebettet sind. Solch eine Idee führt zu einer sehr viel optimistischeren Sicht auf diese Zustände und eröffnet auch die Möglichkeit einer Art von Genesung. Vielleicht, dachte ich, könnte uns ein Verständnis hierüber dazu inspirieren, das Problem der Psychotherapie für unsere extremsten Fälle zu überdenken.

»Sogenannte« Schizophrenie: Der Fall Anna

Immer dann, wenn ich das Wort *Schizophrenie* benutze, ertappe ich mich dabei, diesem Begriff das Wort *sogenannt* voranzusetzen. Die Erfahrung mit Grace und zahlreiche ähnliche Erfahrungen mit nachfolgenden Patienten haben mich dazu gebracht, mich so auszudrücken. Der Begriff *Schizophrenie*, in seiner Bedeutung der »gespaltenen Seele«, wurde vor 100 Jahren von dem Schweizer Psychiater Eugen Bleuler (1950 [1911]) geprägt, welcher hoffte, auf diesem Wege die psychopathologischen Phänomene, die zuvor unter der Bezeichnung der *dementia praecox* gruppiert waren, neu zu interpretieren. In einer Hinsicht stellte diese neue diagnostische Bezeichnung einen Fortschritt gegenüber dem alten Sprachgebrauch dar: Es beleuchtete eine Erfahrung der Spaltung des eigenen, persönlichen Identitätsgefühls, einer subjektiven Katastrophe, die wir mehr als häufig in jenen Patienten vorfinden, bei denen diese Diagnose angewandt wird. Eine meiner Patientinnen schlug die originelle Übersetzung der »zerrissenen Seele« vor, welche ihr eigenes Gefühl innerer Fragmentierung wiederspiegelte. Also hatte sich das Diagnostiksystem in Richtung der Phänomenologie der Patienten bewegt, was als Fortschritt gewertet werden muss. Aber das Wort *Schizophrenie* ist ein so unheimlich klingender Begriff, und ohne Kenntnisse des Griechischen bleiben dessen Wurzeln verborgen. So wurde es verdinglicht zur Vorstellung einer inneren Krankheit in Geisteskranken, und das psychiatrische Denken geriet gefangen in seinem neuesten Geistesprodukt. Heutzutage, wenn wir jemanden als schizophren bezeichnen, wird diese unglückliche Seele als ein defektes, unzulängliches und durcheinander geratenes Wesen betrachtet, welches an einer grauenhaften, von innen aufsteigenden Erkrankung leidet. Ich verweigere mich solchen Zuschreibungen und deshalb spreche ich von »sogenannter« Schizophrenie. In meiner eigenen klinischen Praxis verwende ich diesen Begriff nie.

Meine Erfahrungen mit einer sehr beeinträchtigten jungen Frau, Anna, trugen zu meinen Gedanken in dieser Angelegenheit bei. Sie war eine 19-Jährige, die bereits für einige Jahre stationär untergebracht gewesen war, und meine Arbeit mit ihr umfasste letztendlich mehrere Jahrzehnte. In diesem Fall gab es einen zentralen Wahn, der eine bösartige Verfolgung enthielt, deren Ziel sie war. Sie glaubte, dass böse »Röntgenstrahlen« aus den Augen ihrer Feinde austräten, große Entfernungen überwänden und dann auf ihrem Gesicht aufschlügen. Dort verwandelten sie sich in kleine, kreiselnde Bohrer, welche sich durch ihre Haut und ihren Schädel bohrten, um letztlich die tiefliegende, weiche, neuronale Substanz zu erreichen. Die verfolgenden Strahlen/Maschinen bewirkten im Zentrum ihres Gehirns eine Verhärtung, fast wie eine Verkalkung, und das erstarrte Gewebe hinderten sie daran, Gedanken oder Gefühle zu haben, und bewirkten das Gefühl, dass sie im Sterben liege. Jedoch begegnete Anna den tödlichen Handlungen dieser Strahlen durch ein spezielles Meditationsprogramm, das sie selbst geschaffen hatte – ein intensives, mentales Fokussieren, das die inneren Erstarrungen »auflöste«, ihre Gedanken befreite und das Gefühl, lebendig zu sein, festigte. Sie erläuterte weiterhin, dass, sobald die letzten festen Partikel aus ihrem

Nervensystem vertrieben wären, sie einer atemraubenden Verwandlung unterworfen würde, welche sie als »Geboren«-Werden beschrieb. Die menschliche Welt war (entsprechend ihrer Vorstellungen) aufgeteilt in die Geborenen und die Ungeborenen, und sie hatte mit meiner Hilfe vor, eine von den »Geborenen« zu werden. Ich war – erklärte sie – selber natürlich einer der Geborenen und ich war derjenige, der durch das Schicksal dazu erwählt war, ihr größter »Geburtswächter« zu sein.

Es bedurfte mehrerer Wochen, um mit dem Verfolgungswahn und dessen Details vertraut zu werden; Anna war während dieser Periode unserer Arbeit meistens stumm, ging still ihren Meditationen nach und gab zu nichts und niemandem Erklärungen ab. Als die furchtbare Erfahrung, mit der sie rang, endlich zutage trat, hielten die Schwierigkeiten an und wuchsen immer noch weiter an. Ich konnte mit allen diesen Bezügen zu Geburt, Strahlen, Maschinen und Verfestigungen nicht verstehen, worüber sie sprach. Als Antwort auf mein Unverständnis erlebte sie, dass die tödlichen Strahlen sogar aus meinen Augen flossen. Wir hatten einige Sitzungen, in welchen sie ausschrie: »Bitte, stoppe sie *[die Strahlen]*! Sie töten mich! Ich sterbe! Oh Gott, George, Du tötest mich! Verschwinde, verschwinde, verschwinde … verschwunden!« In solchen Momenten erstarb die gesamte Kommunikation, während sie sich abwandte und sich weigerte, weiter mit mir zu sprechen. Dennoch, bei der nächsten Sitzung wurde mir eine neue Chance eingeräumt.

Weil ich den Symbolismus ihrer Wahnideen zunächst nicht verstanden hatte, bin ich überzeugt davon, dass ich ihr mein Unverständnis in meinen Blicken zeigte, während sie verzweifelt versucht, ihre anhaltende Lebenskrise zum Ausdruck zu bringen. Die Situation fing an, sie anzugreifen, und sie flehte mich immer wieder an, die Strahlen zu stoppen. Ich war in ihre Wahnideen hineingezogen worden, wie es so häufig mit solchen Patienten geschieht; das bedeutet aber nicht, dass die Möglichkeit einer therapeutischen Veränderung verloren ist. Der Therapeut, der zum Zerstörer der Seelen geworden ist, könnte sich als derjenige erweisen, der die Macht für deren Auferstehung besitzt.

Ein Traum, von dem Anna nach einem Besuch zu Hause bei ihrer Mutter berichtete, half uns aus der Sackgasse. Sie träumte davon, vor einem langen Spiegel zu stehen und dabei einen langen, tunnelähnlichen Gang entlangzuschauen. Am anderen Ende dieses Tunnels erschien ihre Mutter mit einem geladenen Revolver. Beide standen sich dort gegenüber, und ihre Mutter hob langsam den Revolver und zielte auf sie. Ein Schuss erklang: Der Spiegel hinter Anna zerbarst in eine Wolke winziger, herumschwirrender Teilchen – und Anna verschwand. Eine körperlose Stimme erklang dann mit folgenden Worten: »nur ein Schatten auf der

Wand, nur ein Schatten auf der Wand«, während flüchtig eine undeutliche Silhouette von etwas Unbestimmbarem erschien.

Der Traum und die Wahnidee ähneln sich, wenn man sie genauer betrachtet. In beiden ist eine von außen eindringende Tat vorhanden, deren Ergebnis die Tötung meiner Patientin ist, die Ermordung ihrer Seele. Der spezifische Kontext bestand aus einem kurzen Besuch auf dem Weg von der Klinik nach Hause, um ihre Mutter zu besuchen. Ein Großteil dieses Tages war von Spannungen bestimmt, während ihre Mutter ihr im ganzen Haus folgte und dabei solche Sachen fragte wie: »Hast Du heute schon Deine Medikamente genommen? Die Ärzte haben Dir die Medizin gegeben, um Dir zu helfen! Du weißt, dass Du ein krankes Mädchen bist, also vergiss Deine Pillen nicht!«

Diese Art der Ansprache, welche die medizinisch orientierte Behandlung wiedergab, die Anna in der Klinik erhielt, wurde als Infragestellung und Herabwürdigung erlebt. Anna glaubte nicht daran, geistig krank zu sein, und wenn man ihr das sagte, dann fühlte sie sich angegriffen. Sie war jemand von enormer Verletzlichkeit und Empfindlichkeit, die eine sehr konkrete Spiegelung und Bestätigung benötigte, alleine schon um sich als anwesend und existierend zu fühlen. Wurde sie auf Basis einer psychiatrischen Diagnose – in diesem Fall Schizophrenie – betrachtet und behandelt, erlebte sie dieses als Zerstörung und Auslöschung. Die Wahnidee symbolisierte diesen tödlichen Effekt in einer Vision von eindringenden Strahlen aus den Augen anderer, welche die Versteinerung ihres Gehirns sowie die Auslöschung ihrer Subjektivität verursachten. Der Traum drückte die Tötung ihrer Seele durch das Bild eines Pistolenschusses und im Verschwinden ihres Körpers aus, als sie eine verändernde Reduzierung in nicht mehr als einen flüchtigen Schatten erfuhr.

Ich antwortete auf Annas Traum, indem ich ihr in einfachen und konkreten Begriffen meine Gedanken über dessen Bedeutung mitteilte: »Was für ein schrecklicher Traum und was für ein schrecklicher Besuch das für Dich war. Alle diese Aufregung mit Deiner Mutter hat Dich vollständig umgehauen.« Sie freute sich über diese Worte und ließ den Traum als Thema fallen. Immer dann, wenn es mir gelang, so mit ihr zu sprechen, dass es sich mit dem, was sie fühlte, verband, lächelte sie mich kurz an und fuhr mit der nächsten Sache fort.

Als Anna mir von dem Pistolenschusstraum erzählte und ich so den Kontext seiner symbolischen Gewalt aus der Erfahrung verbaler, mütterlicher Überfälle auf ihre Geltung erkannte, half dieses mir auch, ihre Wahnideen zu verstehen. Ich dachte dann, dass sie mir diesen Traum als Geschenk präsentiert hatte, der mir dabei half, sie zu verstehen. Ich erkannte, dass, sobald sie meiner Verwirrung in meinen Augen begegnete, sie sich überschwemmt und zugrunde gerichtet fühlte. Wenn sie meine verständnislosen Blicke sah, wurde sie zum unverständlichen psychiatrischen Objekt und verlor gänzlich das Empfinden ihres Menschseins. Ich verstand jetzt ebenfalls, dass sie diese gefühlte Gewalt in den Bildwerken von Strahlen und tödlichen Verhärtungen symbolisierte. Sie benötigte von mir die Anerkennung der erlebten Gewalt auf einem direkten Wege, ansonsten würde diese weitergehen. Hier folgt, was ich sagte:

> Meine Liebe, ich habe Dir etwas Wichtiges zu sagen und ich möchte, dass Du sehr genau zuhörst. Ich weiß, dass ich Dich verletzt habe, und das war sehr, sehr schlecht. Ich sehe es ganz klar, aber erkannte es nicht zuvor. Bitte sei gewiss, dass ich niemals beabsichtigt habe, Dir Schaden zu zufügen; es war einfach so, dass ich es nicht verstand. Jetzt schon. Ich hoffe und bete, dass Du und Ich einen Weg finden werden, um den entstandenen Schaden zu beseitigen.

Die Strahlen hörten auf, aus meinen Augen zu treten. Tatsächlich begann der gesamte Wahn von diesem Moment an nachzulassen, weil sie mich jetzt ansehen konnte und wusste, dass ich begriffen hatte, was ihr geschehen war. Das war alles, was nötig war. Es ist wirklich unglaublich, wie weit etwas menschliches Verständnis reichen kann.

In dem Maß, wie man sagen könnte, dass Annas »Schizophrenie« aus ihren Wahngedanken bestand, verschwand ihre sogenannte Geisteskrankheit als Ergebnis einer Verlagerung innerhalb des intersubjektiven Feldes, das durch unsere Beziehung hergestellt war. Ähnlich wie im Falle von Grace wird eine Psychose als relativ zu einem situativen Kontext gesehen, in diesem Fall als ein Beispiel eindringender und vernichtender Nicht-Bestätigung.

Ein weiterer Gedanke über die Krise in Annas Leben tauchte dann auf, angeregt durch einen interessanten Vorschlag meines Freundes Michael Gara. Er unterbreitete die Idee, dass das Muster von Annas Wahn hinsichtlich der eindringen Strahlen und neuronalen Versteinerungen die Struktur der Zuschreibung widerspiegelt, die hergestellt wird, wenn eine Person jemand anderen als schizophren diagnostiziert, umso mehr, wenn davon ausgegangen wird, dass diese Geisteskrankheit eine darunterliegende neurobiologische Störung beinhaltet. Im Wahn treten Strahlen aus den Augen der Verfolger aus und treten in das Zentrum von Annas Gehirn ein, machen es träge, leblos und frei von Subjektivität. In der diagnostischen Zuweisung werden die Ausdrucksformen der Patientenerfahrung einem physikalischen Defekt zugeschrieben, der als innerer Zustand tief innerhalb ihres zentralen Nervensystems lokalisiert wird. Ich fragte mich, ob Annas

Wahn ursprünglich aus dem Erleben entstanden sein könnte, sich ständig darin wiederzufinden, unnachgiebig als chronisch schizophren betrachtet zu werden? Stellte ihre Vision der Verfolgung ein konkretistisches Symbol ihrer Erfahrung dar, als verrückt betrachtet zu werden? Ihr erstaunlich positives Echo auf meine Bestätigung meiner eigenen Destruktivität ihr gegenüber scheint stimmig mit dieser Interpretation zu sein. War ihre intersubjektive Situation beispielhaft für die sogenannte Schizophrenie in unserer Zeit?

Ich möchte nicht den Eindruck erwecken, dass Annas Kämpfe als Ergebnis dieser kleinen Intervention ein Ende fanden. Ihr ernsten Schwierigkeiten und Verletzlichkeiten hielten viele Jahre an. Dennoch verschwanden die Wahnideen über die Strahlen und Verhärtungen und traten nie mehr auf. Am Ende war sie in der Lage, die Klinik zu verlassen, in der sie eine sehr lange Zeit verbracht hatte, um bei ihrer Mutter und ihrem Vater zu leben.

Psychotherapie als Humanwissenschaft

Vor einigen Jahren sprach ich an meiner Universität mit einer Kollegin aus der klinischen Psychologie, einer Frau, die zu der Zeit den Vorsitz meiner Abteilung innehatte. Sie berichtete davon, dass das Feld der klinischen Psychologie sich entschieden in Richtung der »evidenzbasierten Behandlung« bewegte, womit psychotherapeutische Methoden gemeint sind, deren Effektivität empirisch belegt ist. Die ganze Welt der Psychoanalyse und ihrer Ableger seien ihrer Meinung nach in Frage gestellt worden, während alternative Zugänge – wie die kognitiv-behaviorale Therapie – sich zunehmend als effektiv herausstellten. Ich war unsicher, wie ich auf diese Behauptung antworten sollte, weil ich sehen konnte, dass meine Kollegin wenig Verständnis für meine Perspektive haben würde.

Es fällt mir schwer einzusehen, wie jemand, der ernst zu nehmen ist, solche Ideen ernst nehmen könnte. Kognitiv-behaviorale Therapie, so bezeichnet, hat zwei große Probleme, von dem jedes Einzelne sehr ernst ist. Eines besteht in der definierenden Begrifflichkeit an sich: *kognitiv-behaviorale Therapie*. Es konstituiert schon fast ein Oxymoron: *Kognitiv* bedeutet, dass es etwas mit Gedanken zu tun hat, während sich *behavioral* auf eine physische Aktivität bezieht, welche der subjektiven Bedeutung beraubt wurde. Beide Begriffe erzeugen ein konzeptionelles Durcheinander, aus dem kein Entrinnen zu finden ist. Das wäre der erste Grund, warum ich so etwas nicht ernst nehmen würde.

Zweitens gehen die Praktiker der kognitiv-behavioralen Therapie so vor, als ob es möglich wäre, Denkmuster zu verändern, ohne die komplexen, historischen

Ursprünge und Bedeutungen dieser Muster zu beachten. Sie versuchen die schwere Arbeit der Entdeckung von Ereignissen und Umständen zu umgehen, welche die Phänomene, denen wir als Kliniker begegnen, geformt haben, und solch eine Vermeidung ist offensichtlich problematisch. Um einer Person zu helfen, muss man wissen, was diese Person in die miserable Situation gebracht hat, in welcher sie oder er sich wiedergefunden hat. Kognitiv-behaviorale Therapie dreht, unerträglicherweise, solchen Überlegungen den Rücken zu.

Ein weiteres Problem entsteht bezüglich der »empirischen« Begründung der Effektivität von psychotherapeutischen »Methoden«. Ist so etwas möglich? Was bedeuten diese Worte eigentlich? Kann es irgendeine denkbare Studie geben, in der eine Methode gegen eine andere gestellt wird, welcher die entfernteste Chance innewohnt, irgendetwas von Relevanz zu beweisen? Wie will man Effektivität messen? Gibt es »Therapiemethoden« ähnlich wie Düngemittel auf einer Agrarforschungsstation, etwas, das wir anwenden, dann quantifizieren und die Effekte dieser Anwendung vergleichen können? Möglicherweise könnte jemand antworten, dass eine effektive Therapiemethode zumindest eine »Symptomerleichterung« ermöglichen sollte. Aber dann bringt die Nutzung des Begriffs *Symptom* ein medizinisch-diagnostisches Sprachspiel zur Anwendung, das unseren Bemühungen, psychische Beeinträchtigungen zu beschreiben und zu konzeptualisieren, erheblichen Schaden zufügt. Diesem Bereich der Diskussion fehlt es an intellektueller Kohärenz, und es stellt ein trauriges Zeugnis über unsere gegenwärtige klinische Psychologie aus, die sich darin verfangen hat.

Die Kliniker und Forscher, die sich gegenwärtig der Beliebtheit innerhalb akademischer Kreise erfreuen, sind moderne Positivisten, die darauf bestehen, dass Behauptungen über die Wirksamkeit von Psychotherapie notwendigerweise mit harten, externen Daten irgendeiner Art verknüpft werden müssen. Der Tag, an dem dieses möglich werden wird, wird niemals kommen. Psychotherapie ist eine Humanwissenschaft, und als Psychotherapeuten lernen wir aus den narrativen Berichten, die uns von den Wegen gegeben werden, die wir mit unseren Patienten beschreiten. Prinzipien von Interpretation und Intervention wohnen diesen Berichten inne, und wenn diese Prinzipien erfolgreich anderen Mitstreitern in unserem Feld mitgeteilt werden können, dann wird die Kenntnis hierdurch verbreitet und bestätigt. Wir machen unsere klinische Arbeit und erzählen uns gegenseitig Geschichten darüber. Die »Evidenz«, wenn man es so nennen möchte, dass etwas Positives geschehen ist, liegt innerhalb dieser Geschichten. Manchmal werden die Berichte von unseren Patienten selbst zur Verfügung gestellt. Lesen Sie zwei großartige Buchklassiker: *I Never Promised You a Rose Garden* (Greenberg, 1964; Dt.: *Ich hab dir nie einen Rosengarten versprochen: Bericht einer Heilung*

[2015]) und *Autobiography of a Schizophrenic Girl* (Sechehaye, 1951; Dt.: *Tagebuch einer Schizophrenen: Selbstbeobachtungen einer Schizophrenen während der psychotherapeutischen Behandlung* [1973]) Diese Arbeiten beschreiben zwei psychotherapeutische Reisen, die unzweifelhaft effektiv darin waren, den Patienten dabei zu helfen, neue Wege zu finden, um in dieser Welt zu leben.

Die Zukunft der Psychotherapie

Mit folgender Frage möchte ich die Diskussion eröffnen: Welche sind die großen Themen, die das Gebiet der Psychotherapie heutzutage herausfordern? Vielleicht kann man sich eine Zukunft vorstellen, in der Gelehrte und Kliniker auf unsere gegenwärtige Situation zurückschauen. Was werden sie darüber sagen, worin die bedeutendsten Fragen und Probleme unsere Gegenwart lagen?

Ich stelle mir zukünftige Gelehrte so vor, dass sie auf uns zurückblicken als diejenigen, welche die Basis für ein neues goldenes Zeitalter psychotherapeutischer Praxis gelegt haben, eine, die das latente Potential unseres Gebiets ausfüllen wird. Ich bin mir dessen bewusst, dass viele dazu sagen würden, diese Idee basiere auf blinder Hoffnung. Verschiedene Aspekte spielen hierbei eine Rolle. Ein aufkeimendes Thema innerhalb unseres Gebiets steht im Zusammenhang mit einer zunehmenden Aufmerksamkeit für die Phänomenologie und einem Rückgang externer Standards, an denen menschliches Leben gemessen wird. Ein zweiter Aspekt betrifft die Ausweitung der klinischen Praxis auf die schwierigsten Bereiche psychischer Beeinträchtigung. Ein Dritter bezieht sich auf das, was Analytiker mit philosophischer Neigung manchmal als »Subjektivität« oder »Intersubjektivität« unseres Verstehens und Handelns bezeichnen (Atwood & Stolorow, 1993; Stolorow et al., 2002).

Wir wollen uns als erstes der Phänomenologie zuwenden. Stellen sie sich eine Welt der Psychiatrie und Psychologie vor, die der Vorherrschaft des medizinischen Modells entfliehen konnte und stattdessen darauf gründet, das menschliche Leben, wie es gelebt und erlebt wird, zu untersuchen. Die uns bekannten diagnostischen Systeme basieren auf der Beurteilung sogenannter Symptome, die als Zustände einer Abweichung von einem vorgegebenen Standard von Normalität oder seelischer Gesundheit definiert werden. Stellen sie sich ein diagnostisches Bezugssystem vor, das stattdessen individuelle Erfahrungswelten hinsichtlich ihrer gezeigten Inhalte und Themen gruppiert.

Das Wort *Dia-gnose*, etymologisch verstanden, beinhaltet ein Unterscheiden und ein Erkennen. Ich spreche von Welten individueller Erfahrung, die erkannt und studiert werden können. Man erkennt bestimmte Ähnlichkeiten und bestimmte Unterschiede. Die Platzierung eines beschreibenden Wortes, um die Gemeinsamkeiten zu kennzeichnen, bewirkt nichts anderes, als deren Anwesenheit hervorzuheben. So kann man zum Beispiel erwähnen, dass einige Welten durch ein Thema der persönlichen Vernichtung gekennzeichnet sind, sich in wiederholenden Erfahrungen äußern, ausgelöscht und in ein Nichtsein verwandelt zu sein. Andere Welten weisen einen Hintergrund von Stabilität und Wirklichkeit auf, aber darin existiert eine objektlose Vorahnung, ein Gefühl, bedroht zu sein, aber ohne klares Bild darüber, was die Gefahr sein könnte. Eine dritte Gruppe von Welten, abweichend von den ersten beiden, könnten jene sein, in denen das persönliche Gespür von Echtheit abgetreten wurde an ein versklavendes Muster von Gefügigkeit, um ansonsten gefährdete Bindungen an emotional bedeutsame Andere zu sichern. Das Festhalten am Vorhandensein dieser vielen differenzierenden Themen sowie die Entwicklung eines beschreibenden Vokabulars dafür steckt niemanden in eine Schublade und geht nicht in einem System verdinglichter seelischer Krankheiten verloren. Stellen sie sich eine Zukunft vor, in der wir sowohl ein reichhaltig entwickeltes phänomenologisches Vokabular haben werden, als auch eine weite und tiefe Basis klinischen Wissens über die Lebenskontexte, innerhalb derer die vielen Arten von Erfahrungen, denen man begegnet, entstehen und verstärkt werden. Stellen sie sich auch das begleitende Feld der psychotherapeutischen Tätigkeit vor, in dem unsere Art, uns Menschen anzunähern, besonders auf den Inhalt der individuellen Welt der Person zugeschnitten wird, die sich Hilfe suchend an uns wendet.

In den Jahren und Jahrzehnten, die noch kommen werden, sehe ich unsere Nachfahren zurückblicken und das Beste fokussieren, das bereits existiert. Das führt zum zweiten Aspekt meiner hoffnungsvollen Vision: der Erweiterung der psychotherapeutischen Praxis auf die extremsten Ausprägungen psychischer Beeinträchtigungen, jener menschlichen Situationen, die gegenwärtig als sogenannte Psychosen eingruppiert werden.

In fünfzig und einhundert Jahren von heute an künden unsere zukünftigen Kollegen – so wie ich sie mir vorstelle – von den Leistungen, die gemacht werden, um psychotherapeutische Strategien für Patienten auszuarbeiten, die gegenwärtig als psychotisch abgestempelt werden. Es gab schon immer Menschen aus unserem Arbeitsgebiet, die sich an die schwierigsten Fälle gewagt haben – dabei denkt man unter anderem an Jung (1907), Federn (1953), Sechehaye (1951), Laing (1959), Binswanger (1963), Searles (1965), Des Lauriers (1962), Winnicott (1958), Sullivan (1953), Fromm-Reichmann (1954), Semrad (1980), Karon und VandBos (1994), Karon (2008). Aber in unserer gegenwärtigen Welt stellen solche Bemühungen immer noch Ausnahmen dar, und es herrscht Einvernehmen darüber, dass psychotherapeutische Interventionen bei Psychosen – im Besonderen bei dem, was als Schizophrenie und bipolare Störung bezeichnet wird – Unternehmungen darstellen, die zum Scheitern bestimmt sind. In dem erleuchteten Zeitalter, das noch kommen wird, wenn sich denn meine Hoffnungen erfüllen werden, werden solche Perspektiven weitgehend als unbegründet erachtet werden.

Wir werden so betrachtet werden, als hätten wir in einem dunklen Zeitalter gelebt, aber mit einigen hellen Lichtpunkten. Die gesamte Art, psychische Beeinträchtigungen zu konzeptualisieren, wird sich von den Ideen von Krankheiten und Störungen entfernen, hin zu spezifischen menschlichen Erfahrungen, die damit verbunden sind. Wir werden von Krisen, Katastrophen und chronischen Dilemmata sprechen und nicht von Dysfunktion oder Erkrankung. Solche Dinge, die derzeit als Symptome von Pathologie angesehen werden, werden neu interpretiert werden als Symbole emotionaler Desaster und als versuchte Reaktionen der Wiederherstellung angesichts extremer Traumatisierung. Anders gesagt, anstatt das festzustellen, was – im Vergleich zu einem imaginierten Ideal von Normalität – fehlt, werden wir in das eintauchen, was als gelebte Erfahrung vorhanden ist.

Erinnern Sie sich an die Geschichte der jungen Frau, Grace, mit der dieses Kapitel anfing. Ihre Einweisung in die Klinik, in der ich sie traf, war begleitet von einigen Visionen: Goldenes Licht war in ihr Schlafzimmer geflossen und in ihren Körper eingedrungen. Sie interpretierte diese Infusion als eine Erfahrung sexueller Vereinigung mit Jesus Christus. Innerhalb der in der Zukunft veralteten Denkmuster würden die berichteten Lichtblitze als visuelle Halluzinationen, als Symptome einer Psychose betrachtet werden. Unsere Nachfolger werden im Gegensatz dazu solche Erfahrungen als Wiederherstellungsbemühungen sehen, die mit den tragischen Bedingungen im Leben dieser jungen Frau verbunden sind.

Die Sexualität an sich stellte ein Symbol einer Zusammenkunft dar, einer Verschmelzung, in der die Patienten eins wurde mit ihrem Herzenswunsch. Sie sehnte sich nach dem Himmel, suchend nach der Stärke, die aller Schöpfung zugrunde liegt. Als das goldene Licht in ihren Körper und in ihre Seele floss, begann sie selbst die grenzenlose Macht auszustrahlen. Innerhalb der Phänomenologie der Trauer ist es allgemein bekannt, dass man sich mit der Person, nach der man sich sehnt, die man aber verloren hat, identifiziert. Eine Illusion von der Anwesenheit der Person wird hierdurch hergestellt, indem seine oder ihre Eigenschaften in einem selbst aufgenommen werden. Ich betrachte den Moment, in dem die göttliche Energie in meine Patientin einfloss, als Symbol einer solchen Identifikation. Es war ein Prozess, wodurch sie der Gott wurde, nach dem sie sich sehnte, ihre tragischen Verluste ungeschehen machte und ihre zerschmetterte Welt reparierte. Schaut man die Dinge auf diese Weise an, so liegt unser Fokus nicht auf der Abweichung ihrer Erfahrungen von allgemeinen Definitionen von dem, was real ist; stattdessen orientieren wir uns an den inneren Mustern von Graces Leben, so wie sie versuchte, dieses zu rekonstruieren.

Um diesen verändernden Fokus weiter zu beleuchten, lassen sie mich etwas über einige anhaltende auditorische Halluzinationen einer meiner anderen Patientinnen erzählen und außerdem einen ihrer Träume schildern, die mir dabei halfen, die Bedeutung ihrer Stimmen zu verstehen. Sie war eine junge Frau, die sich inmitten einer verbitterten Scheidung von einem sie emotional misshandelnden Ehemann befand. Es ging um Sorgerechtsfragen, verbitterte Auseinandersetzungen um finanzielle Vereinbarungen, verbunden mit unbarmherzigem gegenseitigem Hass und Anklagen. Im Verlaufe des Scheidungsprozesses, in dem sich die Zyklen von Angriff und Gegenangriff intensivierten, begann meine Patientin Stimmen zu hören, die sie beleidigten: »Sie ist eine Schlampe aus der Hölle! Sie ist eine dreckige Hure! Sie ist eine lügende Fotze!« Eine paranoide Fantasie entstand, in der Verschwörer sich gegen sie stellten und versuchten, ihre Gesundheit zu zerstören, indem sie diese schrecklichen Botschaften über das Radio verbreiteten.

Dann hatte sie einen Traum, der wesentlich dazu beitrug zu verstehen, wofür die kritisierenden Stimmen standen. In diesem Traum stand sie alleine in ihrer Wohnung mit Dutzenden von Vögeln, die irgendwie unter die Dachziegel gekommen waren und in die Wände und in den Raum oberhalb ihrer Decke eindrangen. Sie flogen herum und veranstalteten einen enormen Krach. Es war mir sofort ersichtlich, was diese furchterregenden Vögel symbolisierten: Die Feindseligkeit und hässlichen Anklagen aus ihrem Scheidungskrieg machten ihr nun doch zu schaffen, attackierten ihren Selbstwert und griffen über auf die Ganzheit ihres Erlebens dessen, wer sie war. Jeder Vogel entsprach einer herabsetzenden Zuschreibung ihres Ehemannes und der gefühlte Druck seines zunehmenden Hasses brachte meine Patientin endgültig in einen Zustand der Vernichtung. Der Angriff, symbolisiert durch das Eindringen der Vögel in die Kernstruktur ihrer Wohnung, wird in den auditorischen Halluzinationen durch eine Art von Re-Externalisierung der vereinnahmenden, anfeindenden Meinungen gehandhabt. Das Zurückdrängen der Eindringlinge in die Außenwelt drückt die Notwendigkeit aus, ihre eigenen Grenzen wiederzugewinnen und die Gesamtheit ihrer eigenen Selbsterfahrung wiederherzustellen. Die auditorischen Halluzinationen und die verknüpfte Paranoia waren dementsprechend nicht Symptome einer Krankheit; sie waren Ausdruck der Bemühungen meiner Patientin, psychisch zu überleben.

Das ist die Art des Denkens, die ich mir als akzeptierten Teil unseres Feldes in seiner zukünftigen Gestalt vorstelle. Menschen, die heute mit solchen Ideen arbeiten, werden die Lichtpunkte sein, die unsere Kollegen der Zukunft in der weiten Dunkelheit unserer heutigen Zeit wahrnehmen werden.

Wie antwortete ich auf das Gelernte aus den Stimmen meiner Patientin? Ich erzählte ihr, was ich dachte, was diese andeuteten: dass ihr der Scheidungskrieg unter die Haut ging. Ich sagte ihr auch, dass es nur eine Stimme gebe, auf die sie wirklich hören sollte, und diese über alle Maßen wichtige Stimme sei ihre eigene. Ich bemerkte, dass ihr das bei den Halluzinationen und der Paranoia half, welche nun begannen nachzulassen. Die Kraft meiner Worte beruhte natürlich auf der emotionalen Tiefe meiner Verbindung zu der Patientin, mit der ich bereits seit einigen Jahren eng zusammengearbeitet hatte.

Warum begann der Druck des Hasses des Ehemannes sie zu vereinnahmen und sie zu vernichten? Die gemeinen Attacken des Ehemannes wiederholten ähnlich gemeine emotionale Überfälle, wie sie die Patientin als kleines Kind durch ihre Mutter erlebt hatte. Sie war eine Überlebende extremer Kindesmisshandlung, und die emotionale Gewalt sowie die Infragestellung ihrer frühen Jahre wurden während ihrer sich auflösenden Ehe wiederbelebt. Wenn man solche Reaktionen zu Gesicht bekommt, findet man fast immer eine aktuelle Situation mit solchen Wirkungen, die eine frühere wiederholen und wiederbeleben.

»Sogenannte« bipolare Störung

Unter den Phänomenen, die wir herkömmlicherweise als »Symptome« schwerer psychischer Beeinträchtigungen betrachten, gehören wechselnde, zyklische Stimmungszustände. Können diese auch als wiederbelebend reinterpretiert werden, wie in dem Falle zahlreicher Halluzinationen und Wahnideen?

Die »sogenannte« bipolare Störung ist das krönende Beispiel für solche Wechsel und Zyklen. Dieses im wesentlichen psychologische Phänomen, so wie ich es verstehen würde, wurde zu unserer Zeit irrtümlich an die biologischen Psychiater abgetreten, jene Reduktionisten, die echte Gläubige der genetischen und biochemischen Ursprünge sind. Unsere Freunde in der Zukunft werden betroffen ihre Köpfe schütteln über die faktisch vollständige Trennung zwischen medizinischen Gewissheiten, an denen in dieser Sache festgehalten wird, und der Dürftigkeit wissenschaftlicher Belege. Es hat jedoch Lichtpunkte in der Geschichte unseres Gebiets gegeben, die sich um die phänomenologische Basis dieses Zustands sorgen.

Ein schwacher Schein fand sich in den frühen Beobachtungen und Interpretationen Melanie Kleins (1934), die über dieses Thema schrieb. Die Konflikte, die zu der, wie sie es bezeichnete, depressiven Position gehörten, waren für ihre Konzeptualisierung zentral, in welcher das Kind an einer Erfahrung seiner oder ihrer Aggression leidet, die gefährlich für das Überleben der Elternfigur ist. Unglücklicherweise war sie durch eine einengende Theorie angeborener Triebe begrenzt, welche die phänomenologische Einsicht in das verdunkelte, was Kinder inmitten tiefgreifender Verstrickungen über ihre eigenen aggressiven, selbstbehauptenden Impulse fühlen. Ich denke auch an Frieda Fromm-Reichmann (1954), die bipolare Patienten eingehend studierte. Sie schlussfolgerte, dass sie als Kinder niemals wie eigene Personen behandelt wurden, und stattdessen als Erweiterungen ihrer Eltern betrachtet wurden. Dann haben wir Donald Winnicott (1958), der die Idee einer manischen Abwehr ausgearbeitet hat – insbesondere machte er den interessanten Vorschlag, dass Manie ein Schutz nicht nur gegen Depression, sondern gegen einen zugrundeliegenden Zustand psychischen Todes ist. Schließlich kommen wir zu meinem teuren Freund Bernard Brandchaft (1993, 2010), der die erhellende Idee bezüglich manisch-depressiver Muster hatte, dass diese mit einem Kampf gegen das Erleben persönlicher Vernichtung zu tun haben. Möglichst einfach gesagt, liegt seiner Theorie zufolge die Bedeutung der Manie in der Verkörperung einer vorübergehenden Befreiung von einem versklavenden, vernichtenden Band mit emotional bedeutsamen Anderen, wohingegen die Depression, in welche der manische Patient stürzt, die Wiedereinsetzung dieses Bandes repräsentiert. Es mag sein, dass andere Pfade in die Bipolarität führen, aber ich habe Brandchafts Ideen bei vielen solcher Patienten, die ich beobachtet habe, reichlich veranschaulicht gefunden.

Ich erachte Psychotherapie für die sogenannten bipolaren Patienten als die möglicherweise wichtigste Frontlinie der klinisch-psychoanalytischen Forschung, aber ich kann nicht behaupten, dass unser Wissen in diesem Bereich besonders weit gediehen ist. Ich werde einige Überlegungen anbieten, die mir im Laufe der Jahre gekommen sind, während ich mich mit diesem Problem beschäftigt habe.

Der Fall Thomas

Eine erste Idee tauchte während einer Konsultation mit einer Kollegin vor einigen Jahren auf. Meine Partnerin, eine Psychologin, bat mich um Rat für etwas, was sie als plötzliche Verschlechterung bei einem bipolaren Patienten erachtete, den sie schon lange Zeit in Behandlung hatte. Dieser Patient, ein 45 Jahre alter

Mann, den ich Thomas nennen werde, hatte ein klassisches, manisch-depressives Muster gezeigt, das heftig zwischen den Extremen unkontrollierter Euphorie und suizidaler Depression oszillierte. Er wurde mehrere Male stationär untergebracht; es hatte ernst zu nehmende Versuche gegeben, sich selbst zu töten; und er hatte im Kaufrausch und mit haarsträubenden Investitionen das gesamte Familienvermögen verschwendet. Meine Kollegin hielt hartnäckig durch mit diesem Mann während einiger dieser Krisen, in denen sie im Wesentlichen versuchte zu helfen, indem sie einfach emotional verfügbar blieb und stets den Stundenplan psychoanalytischer Sitzungen dreimal wöchentlich aufrecht hielt.

Nun, wie auch immer, in der Folgezeit von Thomas' letztem Anfall zerstörender Stimmungsschwankungen geschah etwas anderes. Der Mann informierte seine Analytikerin, dass er, der Patient, plötzlich erkannt hatte, dass er die absolute Kontrolle über alle Gedanken der Analytikerin hatte. Als sie den Bericht mentaler Omnipotenz hörte, schlussfolgerte meine Kollegin, dass der Patient in einen wahnhaften Zustand gefallen war. Das war sehr deprimierend für sie, da sie lange Jahre, viel Zeit und Energie für diesen Mann verwendet hatte. Ich bat sie darum, mehr über ihren Patienten zu berichten, wie es für sie gewesen war, so lange mit ihm zu arbeiten. Etwas Interessantes wurde sichtbar.

Sie erzählte, dass das emotionale Leben des Patienten eigentümlich undurchsichtig sei, fast so, als hätte es nicht existiert. Bei der ersten Gelegenheit, in etwa zu Beginn ihrer Treffen, als er gefragt wurde, wie er sich fühle, reagiert der Patient verblüfft. Er sagte, dass ihm niemand jemals eine solche Frage gestellt habe und dass er keine Ahnung habe, was seine Gefühle seien. Er sagte, er wisse noch nicht einmal, was das Wort *Gefühle* bedeute. Er war vertraut mit dem überwältigenden Ansturm seiner manischen Zustände und er wusste von seinem Wunsch zu sterben. Aber er war ein Mann, der berichtete, dass es ansonsten kein emotionales Leben gebe, das er beschreiben könnte. Er konnte nicht in sich hineinhorchen und nicht über sich nachdenken, hatte keine Worte, um auszudrücken, was er erlebte, und wenn man darauf drängte, dann wurde er ganz aufgeregt.

Ich fragte mich laut, ob diese Abwesenheit eines inneren Lebens zu einem Entwicklungshintergrund gehören könnte, der ein emphatisches Vakuum darstellte, entleert von menschlichem Verstehen und ohne ein Hilfsangebot zur Entwicklung einer Sprache, die Emotionen zum Ausdruck bringt. Dieser Gedanke war meiner Kollegin neu, welche die Unklarheit ihres Patienten als eine Art erbliche Eigenart betrachtete, die keiner weiteren Erklärung bedurfte. Dennoch bestätigte sie die Idee, dass in der Familie des Patienten niemals über Emotionen gesprochen wurde, weil die Eltern sich ihrem Sohn wie einem rein äußerlichem Wesen gegenüber verhielten, fast als ob sie irgendwie eigentümliche Behavioristen wären. Sie beachteten nur sein Verhalten, und ihre Anerkennung war streng davon abhängig, ob er ihren sehr hohen Verhaltensstandards genügte. Nach Angaben der Psychologin gab es Hinweise, dass die elterliche Vermeidung des Innenlebens ihres eigenen Kindes mit dem Schrecken einer Psychose auf deren Seite verbunden sei.

Dann kamen mir weitere Fragen in den Sinn, insbesondere zu den sogenannten Wahnideen von Thomas, die absolute Kontrolle über die Gedanken seiner Analytikerin zu haben. Was, überlegte ich, wenn dieser scheinbare Wahn die Ankunft eines Wunders in der Welt des Patienten ausdrückte: einer Erfahrung, tatsächlich die Aufmerksamkeit eines anderen menschlichen Wesens zu beherrschen? Was wäre, wenn die Abwesenheit eines emotionalen Lebens den sekundären Effekt einer fehlenden Empathie, einer hochgradig fehlenden emotionalen Einstimmung innerhalb seiner Ursprungsfamilie darstellte? Vielleicht hat sich niemand jemals die Zeit genommen, sich zu ihm zu setzen und ihm zuzuhören? Ein Kind, dem niemals zugehörte wurde, ist der Vernichtung ausgesetzt.

Was, führte ich meine Fragen fort, wenn dieser Mann unter Menschen aufwuchs, die in ihm das normale, gewöhnliche Kind sahen, das sie benötigten, anstatt das Kind, das er eigentlich war, zu sehen? Was geschah dann mit der Person, die er anderweitig hätte werden können? Meine Antwort: Die Person könnte verschwunden sein, fast ohne eine Spur zu hinterlassen, während sich sein Leben innerhalb einer Struktur von Konformität und Folgsamkeit entfaltete, die eine geborgte Identität aus den Erwartungen seiner Eltern verkörperte.

Manchmal findet sich eine solche Situation innerhalb eines anorektischen Musters, in dem die Erfahrung des Mangels an emotionaler Aufmerksamkeit in den wiederholenden Handlungen des Selbst-Hungerns symbolisiert ist. Das Gespür eigener Wirksamkeit, das durch die Anpassung an den elterlichen Druck aufgegeben wird, wodurch man ein gewolltes und akzeptiertes Kind wird, taucht innerhalb der Anorexia als aktive Weigerung, Nährendes in sich aufzunehmen, wieder auf. Dort stellt die Ausübung absoluter Kontrolle darüber, welche Substanzen in den Körper gelassen werden, einen Kontrast zu passiven Fügsamkeit dar, in welchem das Kind sich einem Entwurf des äußeren menschlichen Umfelds überlässt. Hier sehen wir wiederholt etwas, das üblicherweise als Symptom einer Krankheit betrachtet wird, was besser als ein Wille zu existieren und zu überleben zu verstehen ist. Offensichtlich trifft man dort auch auf ein Paradox, weil die im anorektischen Hungerprojekt implizit wirksame Selbstbehauptung häufig auch den biologischen Tod zur Folge hat.

Unter anderen Umständen, wie im Falle des Patienten, bei dem ich zurate gezogen wurde, wird ein manisch-depressiver Kreislauf lebendig, in dem die Positionen der Auslieferung durch Anpassung sowie die der Rebellion und des

Protests miteinander wechseln. Mit diesen Überlegungen im Hinterkopf kann man die Idee des Patienten, dass er die absolute Kontrolle über die Gedanken seiner Analytikerin habe, als einen erstaunlichen Durchbruch betrachten, als eine erste Form der Erfahrung von Einstimmung, welche die mögliche Entstehung eines emotionalen Lebens ankündigt, das dem Patienten gehört und in einer Befreiung aus den tödlichen Zyklen der Bipolarität münden könnte.

Ich empfahl meiner Kollegin, dass sie Wege suchen sollte, um Thomas' erlebte Erfahrung, über ihre Gedanken bestimmen zu können, zu validieren, zu spiegeln und tatsächlich zu feiern. Ich sagte ihr, dass dieses so absolut neue Gefühl in gewisser Weise auch eine prekäre und unstabile Sache für ihn sein müsse, sodass das Bedürfnis, dieses aufkeimende Gespür zu bewahren, dazu führe, dieses zu konkretisieren und in einem scheinbaren Wahn auszuarbeiten. Unglücklicherweise war sie nicht in der Lage, meinem Rat zu folgen, und konzentrierte sich stattdessen auf das Missverhältnis zwischen den omnipotenten Behauptungen ihres Patienten und dem Inhalt der objektiven Realität, wie sie diese sah und definierte. Ein Kampf zwischen Beiden entstand und die Gelegenheit, die sichtbare Entwicklung des Patienten zu unterstützen, ging verloren. Mir wurde gesagt, dass mein Rat keinen Sinn mache, weil es nicht guter, klinischer Praxis entspräche, wahnhaftes Denken zu ermutigen. Sie entschied sich stattdessen, die eingebildete Kontrolle ihres Patienten als Wunscherfüllung zu deuten, um den Trennungen zwischen den Therapiestunden entgegen zu wirken. Thomas wies diese Idee zurück und hörte auf darüber zu sprechen, dass er Kontrolle über die Gedanken seiner Analytikerin ausübe.

Mir gelang es, dem Fall einige Jahre später nachzugehen, als ich Gelegenheit hatte, meine Kollegin wiederzutreffen. Ich fragte sie, was in der Folgezeit, nach der Zeit, in der ich sie beraten hatte, geschehen war. Sie sagte, dass ihr Patient in den Monaten nach der bemerkenswerten Behauptung geistiger Kontrolle sie wiederholt beschuldigt hatte, ihn dazu zu bewegen, sich irgendeinem Standardmodell geistiger Gesundheit zu fügen, genauso wie es seine Eltern versucht hatten, aus ihm ein ideales Kind zu formen. Ein Traum, den der Patient zu dieser Zeit präsentierte, schien dieses Ringen zu symbolisieren. In diesem Traum wurde er durch eine Gang schattenhafter, bedrohlicher Figuren verfolgt, während er die Praxistreppe zu seiner Psychologin hinaufging. Sie erschienen wie Vampire und versuchten ihn zu entführen und umzubringen. Ein Jahr später beendete Thomas plötzlich seine Therapie.

Meine Kollegin folgte mit der Interpretation des scheinbaren Wahns den Ideen Freuds (1924e), der psychotische Zustände als Abkehr von einer frustrierenden, externen Realität verstand, zugunsten einer Ersatzvorstellung, in welcher unwiderstehliche Sehnsüchte ihre Erfüllung finden. Die Unterbreitung einer solchen Idee erklärt aufkeimende Erfahrungen jener Art, die wegen ihrer Neuheit und Instabilität in eine Sprache konkretisierender Symbole gegossen wird, für ungültig. Häufig wird so die Möglichkeit, sich von dem Ort seiner Verletzung und seines Gefangenseins zu entfernen, durch die verblendeten Gewissheiten jener untergraben, denen man sich hilfesuchend zuwendet.

Dennoch denke ich, dass es Wert ist, der Besonderheit nachzugehen, die diesem Fall zu eigen ist. Folgte man anderen Patienten intensiv und lang genug, könnten diese sich vielleicht ähnlich entwickeln und man könnte herausfinden, ob ein unterbrochener Entwicklungsprozess eines Patienten durch die hilfreiche Erfahrung eines empathischen Therapeuten wiederbelebt werden kann. Das würde eine große Hingabe und viel Zeit erfordern. Man müsste darauf eingestellt sein, Krisen zu durchleben, alles in eigener Macht Liegende zu tun, um die totale Selbstzerstörung eines Patienten abzuwenden, und dann darauf hoffen, dass die notwendige, darunterliegende Verbindung von Empathie und Bestätigung sich herauskristallisieren kann. Leute in unserem Fachgebiet möchten schnelle Ergebnisse, deshalb wenden sie sich der Elektrokrampftherapie, Lithiumpräparaten und ähnlichem zu. Im noch kommenden goldenen Zeitalter der Psychotherapie wird man verstanden haben, dass wirkliche Heilung wahrscheinlich nicht schnell geschieht.

Der Fall Mary

Einige verwandte Überlegungen entstehen aus kürzlich gemachten Bemühungen, einer jungen Frau zu helfen, die ich Mary nennen werde, die ebenfalls eine bipolare Diagnose bekommen hatte. In ihrer späten Adoleszenz und ihren frühen Zwanzigern erlitt sie eine Anzahl manischer Episoden, welche eine stationäre Unterbringung notwendig machten und in einer hohen Anzahl Elektrokrampf-Therapien (EKT) mündeten. Sie kamen zu mir, als ihr und ihrer Familie klar wurde, dass die EKT eine verheerende Wirkung auf ihr Gedächtnis und die kognitiven Funktionen hatten.

Ich war an Marys Beschreibungen ihrer Erfahrungen aus ihrer letzten manischen Episode interessiert. Sie erklärte, dass das Chaos ihres Erwachsenenlebens sie niemals wirklich beschäftigte, weil sie sich stattdessen auf die Schätze ihrer Vorstellungen verlies, auf die faszinierende Komplexität ihrer reichen Imagination. Sie hatte es immer geschafft, ihrer bedrückenden Lebenssituationen zu entkommen – zum Beispiel als sie es nicht schaffte, als Collegestudentin ihre Studien zu beenden oder als junge Frau, die sich rasch zu einer fürchterlichen Enttäuschung für ihre Eltern entwickelte – indem sie sich der Fantasie zuwandte, zu aufregenden, berauschenden Vorstellungen von sich selbst und von ihrem Leben in einer Welt abseits von dieser einen. Das Problem bestand darin, dass sie sich in dem Moment, in dem sie sich dieser alternativen Realität überließ, die gesamte Kontrolle über ihre Gedanken und Gefühle verlor. Glorreiche Pläne und Träume von beispielloser Grandiosität materialisierten sich, und wenn sie dazu getrieben war, diesen nachzugehen, dann war Desaster die Folge, dem bald stationäre Unterbringen folgte. Während wir sprachen, erfuhr ich, dass sie in ihren jüngeren Jahren versucht hatte, mit aller Macht, immer nach Perfektion und Erfolg strebend, ihren Eltern sowie anderen Autoritäten zu gefallen. Sie war vielmehr eine Sklavin ihres Zieles geworden, ein perfektes, glänzendes Kind zu werden.

Als sie während ihrer späten Adoleszenz unter dieser Gefangenschaft im Zusammenhang mit einer Serie von desorientierenden Veränderungen und Verlusten in ihrer persönlichen Situation litt, öffnete sich plötzlich vor ihrem Geiste – wie auch immer – ein wunderbares Universum voller Freiheit, eines, in das sie mit freudigem Enthusiasmus eintauchte. Dies war ein Reich der Befreiung, die sie niemals gekannt hatte, und seine vergiftende Macht wurde unwiderstehlich.

Aber dann mündeten ihre neu herauskristallisierten Pläne und Träume in einer Katastrophe, und sie war der stationären Behandlung, antipsychotischer Medikation sowie Elektroschocktherapie ausgesetzt. Das Kind, das zuvor existiert und versucht hatte, ihrer Familie zu gefallen, tauchte wieder auf. Die nächsten Jahre schwankte sie hin und her zwischen manischen Hochs und konformistisch-depressiven Tiefs, während die Elektrokrampfbehandlungen und das Lithium letztlich diese Oszillationen nicht stoppen konnten, oder nur auf Kosten der Funktionen ihres eigenen Verstandes. Danach fanden sie und ihre Familie den Weg zu mir.

Ich fragte Mary, was sie sich wünsche. Sie antwortete, dass sie als sie selbst leben wolle. Das wurde zum Thema unserer Verbindung. Sie beklagte, dass verfolgende »Stimmen«, flüsternde Geister anwesend seien, die sie kritisierten und in jeder Situation herabsetzten. Ich sagte ihr, wie es meine Art in solchen Fällen ist, dass es nur eine Stimme gebe, die sie beachten solle: Diese sollte natürlich ihre eigene sein. Nach einer Weile sagte sie zu mir: »Sie sind ein Praktiker der ›Ich-Therapie‹, nicht wahr? Sie wirken so, als wären Sie ganz und gar für ›Ich‹. Ich antwortete, dass ich tatsächlich jemand sei, der an das ›Ich‹ glaube und dass das ›Ich‹ heilig sei und deshalb auf jede erdenkliche Art geschützt und verehrt werden sollte. Die junge Frau schien sich in diesem Moment in meiner Anwesenheit zu entspannen und erzählte mir viel mehr über die Stimmen, die sie hörte, und von den Bildern, die eine sirenengleiche Anziehungskraft hatten und Freiheit sowie Ruhm verkörperten.

Ein gemeinsames Verständnis schien während unserer langen Diskussionen über ihre zurückliegenden Abenteuer zum Vorschein zu kommen, eines, in welchem ihre extremen Stimmungsschwankungen als Wechsel zwischen dem Versuch, einerseits perfekt zu sein und anderen zu gefallen und andererseits nach grundsätzlicher Emanzipation von diesen Bemühungen angesehen wurde. Die Verlockung der manischen Zustände war sehr stark, stets voller Versprechen, wunderbare Geschenke bereitzustellen, und dennoch mündeten sie jedes Mal in ein Desaster. Die den Hochs folgenden Depressionen waren besonders schlimm, voller kritisierender Stimmen, und häufig erzeugten sie eine suizidale Verzweiflung. Wir sagten uns, dass der Schlüssel zur Genesung im Erreichen einer neuen Balance zwischen diesen polarisierten Alternativen gefunden werden würde – ein Gleichgewicht, das weder Perfektion noch unendliche Freiheit benötigen würde. Ich stimmte ihr darin zu, als sie sagte, dass nur sie diese Balance herstellen und erhalten könne. Sie schlug auch ein metaphorisches Bild für meine Rolle als ihr Psychotherapeut vor bei diesen Bemühungen auf der Suche nach einem neuen persönlichen Zentrum: Ich sollte ihr Leuchtturm werden, als Orientierungspunkt in der Nacht und in Fällen aufkommender Stürme, als einer, zu dem sie auf dem Weg nach mehr Stabilität ausschauen konnte.

Ich kannte Mary nur einige Jahre. Sie hatte während dieser Periode ihre Hochs und Tiefs gehabt, aber wir waren erfolgreich darin weitere EKT zu vermeiden. In der Zwischenzeit erlebt sie weiterhin ihre Therapie als Leuchtturm, welcher ihr »Ich« auf seinem Weg hält, und wir sind hoffnungsvoll, dass sie im Laufe der Zeit die Stabilität, die sie sucht, finden wird. Ich glaube, dass wir für diesen Prozess wenigstens ein Jahrzehnt benötigen werden; also wir werden sehen.

Mary hat meine Anwesenheit in ihrem Leben zunehmend als Verbündeten und Ressource aufgenommen, um ihr Gespür von »Ichheit« zu unterstützen, und ich meine, dass dieses eine unabdingbare Vorbedingung für eine erfolgreiche Behandlung von sogenannten bipolaren Patienten sein muss. Ohne eine Verbindung, die auf diese Art als tragend und unterstützend erlebt wird, kann ein Psychotherapeut nur als Agent einer Gesellschaft gesehen werden, als eine der Kräfte, die die Patienten in Richtung von Normalität und Gefügigkeit drücken. Das ist ein Rezept für den psychischen Tod im Leben solcher Menschen, die dann für ewig manisch-depressiven Zyklen verfallen sein werden.

Etwas ist in dem Leben bipolarer Patienten geschehen, was die Verbindung zwischen anpassenden und individualisierenden Bestrebungen innerhalb ihrer Persönlichkeit zerrissen hat. In der Manie beobachten wir ein Feuerwerk, aus dem die reine Freiheit und Einzigartigkeit hervorschießt. In der nachfolgenden Depression werden wir Zeugen, wie die Flammen der Freiheit ausgelöscht werden, sobald die Dunkelheit und Verzweiflung aus der Kapitulation an die Vorstellungen von Familie und Gesellschaft einstürzt. Etwas muss geschehen, um den Riss zu kitten, der sich im Zentrum des Selbstgefühls eines Patienten aufgetan hat, etwas, das die beiden krassen Alternativen überbrückt und eine Stabilität schafft, die frei von den bipolaren Schaukelbewegungen ist. Dieses Etwas besteht aus der therapeutischen Arbeit, und es kann nur als Ergebnis aus den eigenen Willensäußerungen des Patienten auftreten. Die Anstrengungen dieser Arbeit können wiederum nur in der förderlichen Anwesenheit eines anderen aufrechterhalten werden, der ein Leuchtturm für diese Reise sein kann. Dieses wäre ein Beispiel jenes Prinzips, dass das »Ich« nur in Beziehung eines antwortenden und orientierenden »Du« entstehen kann (Buber, 1923).

Der Weg auf dieser Reise wird häufig auf manche Art kreative Tätigkeiten einschließen. Der Akt der Schöpfung in allen Bereichen von Kunst, Literatur und Philosophie bietet unzählige Möglichkeiten, um konflikthafte Strömungen unserer Natur zu integrieren, um die Kluft zu überbrücken, die sich im Krieg der Bipolarität geöffnet hat. Meine Patientin Mary zum Beispiel machte große Fortschritte, indem sie sich für eine Karriere in Modernem Tanz ins Zeug legte. Andere, die ich gekannt oder untersucht habe, fanden in der Poesie, in der musikalischen Komposition oder in der Ausarbeitung interessanter und integrativer philosophischer Lehren ihren Weg in Richtung Vereinigung. Das ist ein Bereich, in dem eine anhaltende Forschung aller dieser Wege notwendig ist, welche Menschen gefunden haben, um ihre zerbrochenen Seelen zu heilen (Atwood et al., 2011). Umfangreiches Wissen über solche Sachen hilft wiederum Klinikern dabei, sich auf ihre heilige Rolle als Leuchtturm auf den stürmischen Reisen von Patienten, die sich hilfesuchend an diese wenden, vorzubereiten. Wir befinden uns immer noch am Anfang des langen Prozesses, dieses Wissen zu erarbeiten.

Der Platz des Therapeuten

Dieser dritte Aspekt, von dem ich hoffe, ihn in der gegenwärtigen Entwicklung unseres Berufsfeldes vorzufinden, hat mit dem radikalen Engagement der Person des Therapeuten darin zu tun, welcher psychotherapeutische Prozess auch immer entsteht. Was bedeutet der Begriff *radikales Engagement* in diesem Kontext? Es meint, dass der Therapeut als Person in allem, was innerhalb der psychotherapeutischen Dyade vor sich geht, impliziert ist. Es meint, dass es so etwas wie eine unbeteiligte Beobachtung nicht gibt. Es meint, dass Veränderungen, die entstehen, wenn überhaupt beide Beteiligten einschließen.

Meine Wahl des Begriffs *impliziert* mag so wirken, als hätte ein Verbrechen welcher Art auch immer stattgefunden. Die Sachen, die sich ereignen, in dem, was Psychotherapie oder Psychoanalyse genannt wird, sind häufig genug Verbrechen, emotionale Verbrechen, begangen gegen jene, die uns anvertraut wurden. Aber das ist nicht die Konnotation, die ich betonen möchte. Es ist eher die Idee, dass der Abdruck der Subjektivität des Therapeuten, seiner oder ihrer Persönlichkeit, überall innerhalb des psychotherapeutischen Prozesses enthalten ist. Psychotherapie, weit entfernt von irgendeiner Art von Prozedur, die von einem unbeteiligten Ort angewandt wird, ist immer ein Dialog zwischen zwei persönlichen Universen, einer, der beide verändert.

Bei mehr als einer Gelegenheit auf psychoanalytischen Konferenzen wurde ich gefragt, wie es denn dann möglich sei zu unterscheiden, wer der Patient ist. Ich werde bei solchen Fragen sehr ungeduldig und schlug einmal vor, dass man dadurch unterscheiden könne, wer wer ist, dass man feststellt, wer weint. Natürlich funktioniert das dann nicht, wenn ein Patient etwas so Unangenehmes macht, dass der Therapeut in Tränen ausbricht. Ein psychotherapeutischer Dialog, wenn anhand welchen Maßstabes auch immer erfolgreich, erhellt und verändert immer die Welten beider Beteiligten, und so wie ich das sehe, ist das eigentlich selbstverständlich.

Denken sie an meine frühe klinische Erfahrung mit Grace, meiner religiösen Patientin, welche sich selbst als Teil der Heiligen Dreifaltigkeit sah. Ihre Reise der Heilung hat mein Verständnis des ganzen Bereiches schwerer psychischer Beeinträchtigungen und der psychotherapeutischen Möglichkeiten, diese anzusprechen, völlig verändert. Erinnern sie ihr Versprechen, mich von jemandem Kleinen und Schwachen in eine Position von Stärke und Macht zu heben. Ihr ist es natürlich gelungen. Ich könnte auch über die Wirkung sprechen, die das Miterleben ihres Ringens mit dem Selbstmord ihres Vaters bewirkte, während sich ihr Trauerprozess entfaltete. Ich könnte diesen Entwicklungen nicht folgen, ohne eine entsprechende Öffnung für meine frühen Erfahrungen von Trauma und Verlust. Jemanden zu sehen, wie er sich der Wahrheit seines Lebens nähert, führt unweigerlich dazu, dass man seiner eigenen Wahrheit nähergebracht wird. In dem goldenen Zeitalter psychotherapeutischer Tätigkeit, das noch kommen wird, wird diese Idee axiomatisch sein. Alle Phänomene der Psychotherapie werden als innerhalb eines intersubjektiven Feldes stattfindend verstanden werden, das einen gestaltenden Kontext für die Erfahrungen und Handlungen von Analytiker als auch Patienten herstellt.

2 Erkundung des Abgrunds des Wahnsinns

Zerfall ringsum, das Zentrum hält nicht stand.
William Butler Yeats

Das Mädchen mit den vier imaginären Kindern in ihrem Schlafzimmer

Vor vielen Jahren traf ich eine 19 Jahre alte Frau. Sie war eingeliefert worden und weigerte sich zu sprechen, außer um zu sagen, dass da vier Kinder in ihrem Schlafzimmer seien. Ihren Eltern nach war sie bis vor einigen Wochen ganz normal gewesen, sogar ganz und gar entzückend, aber nun fand man sie langanhaltend schweigend. Der ihr zugewiesene Psychiater gab ihr die Diagnose einer Schizophrenie und sie wurde auf antipsychotische Medikation eingestellt. Ihr Verhalten blieb das gleiche: lange Strecken des Schweigens, mit sehr seltenen Unterbrechungen durch kurze Mitteilungen, dass vier Kinder in ihrem Raum seien. Sie beschrieb weder die Kinder oder erklärte ihre Herkunft, noch beteiligte sie sich an jeglicher weiterer Kommunikation in dieser Sache. Auf die Frage, ob sie glaube, dass diese Kinder real wären, echte menschliche Wesen, zog ein Ausdruck von Verwirrung und Bestürzung über ihr Gesicht. Nach einigen Wochen empfahl der Arzt Schocktherapie. Es fand eine Serie von 12 Elektrokrampftherapien (EKT) statt. In der Folge redete sie einmal, um zu sagen, dass keine Kinder in ihrem Schlafzimmer seien; ansonsten herrschte das Schweigen fort. Letztlich wurde sie entlassen und ihre Familie nahm sie mit nach Hause. Wir sahen sie nie wieder. Aber mich verfolgten die Geschehnisse und ich fragte mich immer, was dieser jungen Frau geschehen war und was ihr Verhalten hätte bedeuten können. Im Folgenden biete ich einige Hypothesen über diese Patientin an, und ihre Geschichte wird zum Ausgangspunkt einer Reise in die Natur des Wahnsinns.

Schaue ich zurück auf diese Erfahrung und berücksichtige alles, was ich bis heute gesehen habe, ragen fünf Dinge heraus: erstens, dass sie ihren Eltern nach vor der Veränderung ihres Verhaltens ein »absolut entzückendes« Kind war; zweitens, dass die hauptsächliche Veränderung daran lag, in Schweigen zu verfallen; drittens, die sporadischen Aussagen über die vier Kinder, die sich ihr Schlafzimmer teilen; viertens, ihre offensichtliche Verwirrung auf die Frage, ob sie daran glaube, dass die Kinder real seien; und fünftens, ihre Mitteilung im Anschluss an die EKT, dass die Kinder nicht mehr in ihrem Schlafzimmer anwesend seien.

Lassen sie uns annehmen, dass dieses absolut entzückende Mädchen, das ihre Eltern kannten, das Produkt einer Hingabe war, welche in einer sehr frühen Erfahrung großer Macht wurzelte. Es war eine tiefgreifende Anpassung, durch die sie sich den Vorstellungen, wie sie sein sollte und wer sie war, fügte, welche durch ihre Mutter und ihren Vater weitergegeben wurden. Die hieraus entwickelte Identität wäre dann eine von vorbestehenden Vorstellungen übernommene, von den Eltern bereitgestellte, anstelle einer sich aus spontaner Intentionalität und erwachender Wirksamkeit entwickelnden Identität. Das plötzliche Verschwinden dieses entzückenden Mädchens würde so verstehbar werden als ein Akt, das falsche Selbst zurückzuweisen, gegen das versklavende Band der mütterlichen und/oder väterlichen Vorstellungen anzukämpfen und deshalb ein Kraftakt, um Möglichkeiten ihres eigenen Seins vor der Vernichtung zu bewahren. Ich würde das Schweigen interpretieren als eine Verneinung ihrer Unterwerfung, worin der gesamte Bereich der Sprache durch die konformistische Tendenz ihrer Persönlichkeit vereinnahmt gewesen war. Der einzige Weg sich dem entgegenzustellen, liegt darin, nicht mehr zu sprechen. Sie hört auf zu sprechen, aber nicht gänzlich. Die eine kleine Aussage, die übrigbleibt, betrifft die vier Kinder, welche in ihrem Schlafzimmer leben. Lassen sie uns annehmen, dass dieses Schlafzimmer *ein Raum von ihr* ist, ein Platz, in dem alles von ihren authentischen Möglichkeiten Existierende und Verbleibende leben und überleben kann. Warum sind dort vier? Luft, Erde, Feuer und Wasser kommen in den Sinn – die fundamentalen Elemente des Universums. Ich habe in der Jungianischen Literatur gelesen, dass die Quaternität ein Symbol der Ganzheit darstellt. Hier aber sieht man nicht Ganzheit, sondern Fragmentierung, eine Ansammlung von Kindern anstelle einer zusammenhängenden Persönlichkeit. Authentizität im Kontext extremer pathologischer Anpassung (Brandchaft et al., 2010) ist im besten Falle eine fragmentarische, flüchtige Sache, kaum organisiert, mit fehlender Kapazität, auszuhalten oder zusammenzufügen. Und dennoch ist es das, was von der Seele der jungen Frau überbleibt: vier Kinder, die in ihrem (deren) eigenen Raum leben.

Aus einer Perspektive, die eine solche Authentizität hochschätzt, kann der Einbruch der jungen Frau in Schweigen und Wahnhaftigkeit besser betrachtet werden als ein versuchter *Durchbruch* – zu einem Leben, das vielleicht zum aller ersten Mal tatsächlich ihr gehören würde. Aber solch eine Möglichkeit kann nicht entstehen ohne einen Anwesenden, um dieses zu erkennen und ihm eine solche Bedeutung zu geben; nicht ohne ein Du, um wahrzunehmen, wie das Ich versucht, sich selbst aus seinen fragmentarischen Möglichkeiten zusammenzusetzen.

Dann schauen wir uns die sogenannte Behandlung dieser jungen Frau an: Medikamente, gefolgt von Elektrizität. Der Effekt dieser Interventionen spiegelte sich letztendlich in ihrer Aussage, dass keine Kinder in ihrem Schlafzimmer seien. Dieses Ergebnis könnte auch eine Tragödie darstellen, ein Zeichen großer und vielleicht anhaltender Schädigung ihrer Chance, sich irgendwie zusammenzunehmen und ein Leben zu erhalten, das zu ihr gehört.

Die offensichtliche Verwirrung, die sie zum Ausdruck brachte, als sie danach gefragt wurde, ob sie die Kinder als wirklich betrachte, ist auch von Bedeutung. Natürlich bezieht sich Ursache einer solchen Frage auf den Bereich der *Realitätsprüfung*, der Frage danach, ob sie mit all dem, was die Ärzte als wahr und real betrachteten, in Kontakt war. Aus ihrer Perspektive muss diese Frage äußerst verwirrend gewesen sein, weil es für sie von absoluter Notwendigkeit war, dass die Kinder real waren. Wenn meine Spekulationen richtig sind, dann liegt der Grund dafür, dass sie den fragmentarischen Zustand ihrer Seele in ein Bild tatsächlich lebender Kinder hinein konkretisierte, genau darin, dass sie im Innersten kein Gespür dafür aufrechterhalten konnte, eine tatsächlich existierende, lebendige, reale Person gewesen zu sein. Aber sie war klug genug, um zu sehen, dass ihr Psychiater jede Idee, dass die Kinder real wären, als Zeichen ihrer ernsten Geisteskrankheit betrachten würde, was ihn vielleicht zu weiteren drastischen medizinischen Interventionen veranlasst hätte. Also, zu sagen, die Kinder seien nicht real, käme gleich, sich der Vernichtung anheim zu geben; aber zu behaupten, dass sie real seien, würde bedeuten, eine pathologisierende Diagnose und schädigende, medizinische Zudringlichkeiten zu akzeptieren. Sie war aus dem einfachen Grund verwirrt, weil es keine realisierbare Reise zwischen dieser Scylla und jener Charybdis gab.

Dies ist eine sehr traurige Geschichte. Ich hoffe, dass sie eine etwas bessere Situation vorfand, nachdem ihre Eltern sie aus der Institution herausgenommen hatten. Ich würde mir gern vorstellen, dass sie einen Platz für sie fanden, an dem sie vielleicht einen künstlerischen Weg einschlagen konnte. Kreative Wege unterstützen sehr häufig eine Person in ihrem Gespür, real zu sein. Mir kommt sogar der Gedanke, dass man ihren Abstieg ins Schweigen – was ihr Psychiater als Wahn betrachtete – als ein Stück einer Kunstperformance betrachten könnte, mit der sie ihre Rebellion gegen ihren Familienrahmen bekräftigt und der Welt gegenüber ihren unbezähmbaren Lebenswillen zum Ausdruck bringt. Es wäre ziemlich interessant dem nachzugehen, was passiert wäre, wenn ihr Analytiker/Psychiater solch eine Haltung ihren Symptomen gegenüber eingenommen hätte. Ich vermute, sie hätte in ihm/ihr jemanden gefunden, mit dem/der sie hätten reden können.

Litt diese Frau unter Wahnsinn? Ich würde Ja sagen, insoweit Wahnsinn der Abgrund ist. Phänomenologisch ist Wahnsinnigwerden eine Sache der Fragmentierung der Seele, eines Sturzes ins Nichtsein, einem Erleben ausgesetzt zu sein, ausgelöscht und vernichtet zu werden. Wenn der Sturz in den Abgrund des Wahnsinns geschieht, wird das als etwas Unendliches und Ewiges gefühlt. Man stürzt hinfort, grenzenlos, vom Selbstsein in das absolute Nichtsein.

In den Abgrund

Meine Studenten fragen mich häufig nach meiner Meinung zum psychiatrischen Verständnis von Wahnsinn, zu den gegenwärtigen Diagnostiksystemen mit ihren Differenzierungen und Klassifikationen, mit einer Sicht auf die vielfältigen Formen von Wahnsinn als Störungen oder Krankheiten. Ich antworte Folgendes: Die ständig wachsenden Nomenklaturen in der Psychiatrie gehören zu den größten Peinlichkeiten unseres Faches und sind nirgends so verstörend wie in den Bemühungen, Wahnsinn zu untersuchen. Die Vorstellung eines Ordnungssystems ist absurd, das diese und jene Form von unendlichem Fällen arrangiert und unterscheidet, von feinen kleinen Kategorien für ein Chaos, das sich jenseits von Vorstellung und Beschreibbarkeit befindet. Es ist menschlich zu versuchen, Ordnung in Unordnung zu bringen, es ist aber auch menschlich, sich absurd zu verhalten. Allen Diagnostiksystemen, die bisher und weiterhin hervorgebracht werden, fehlt die wissenschaftliche Grundlage. Sie sind eigentlich lachhaft. Ich schäme mich, einem Fach anzugehören, das zu solchen Sachen in der Lage ist.

Wahnsinn ist weder eine Krankheit noch eine Störung. Wahnsinn ist der Abgrund. Es ist die Erfahrung absoluter Vernichtung. Es eine Krankheit zu nennen und deren Formen zu unterscheiden, ihre Erscheinungsformen in sorgfältig zusammengesetzte Listen und Rangfolgen zu arrangieren, wissenschaftlich klingende Pseudoerklärungen hierfür zu schaffen – alles das ist intellektuell unhaltbar. Ich denke, dass dies wegen des Terrors geschieht. Von welchem Terror spreche ich? Es ist der Terror des Wahnsinns selbst, welcher die Angst ist, dass man ins Nichtsein stürzt.

Der Abgrund liegt auf oder knapp hinter dem Horizont jedermanns Welt, und es gibt nichts Schreckenerregenderes. Selbst der Tod wirkt im Vergleich mit dem Abgrund weniger erschreckend. Unsere Vorstellung kann Bedeutungen und Bilder für unseren Tod erzeugen: Wir können uns die uns überlebende Welt ausmalen und wir können uns mit denen identifizieren, die nach uns kommen werden, oder uns andererseits durch unsere Arbeit unsterblich machen. Wir können gegen das Erlöschen des Lichts wüten, und wir können die Wiedervereinigung mit den einst Geliebten herbeisehnen. Wir können über die Bedeutungslosigkeit der menschlichen Existenz und deren Endlichkeit nachdenken. Wir können erleichtert sein, dass all unsere Sorgen bald vorbei sein werden. Wir können uns sogar selbst dafür bewundern, soweit wir wissen, die einzigen existierenden Wesen zu sein, die das Erlöschen ihres erbärmlichen Schicksals mitbekommen werden. Der Abgrund des Wahnsinns bietet uns keine dieser Möglichkeiten: Er ist das Ende aller möglichen Antworten und Bedeutungen, die Auslöschung einer Welt, in der es nichts mehr Zusammenhängendes gibt, auf das man sich einstellen kann. Es ist sehr viel furchterregender als der Tod, was durch die Tatsache bewiesen ist, dass Menschen in Angst vor Vernichtung, dem Schrecken des Wahnsinns, so häufig eher Selbstmord begehen als damit weiterzuleben. Im Vergleich zum Abgrund ist der Tod ein Klacks.

Ich denke, der Grund, dass so viele in unserer Gesellschaft Wahnsinn lieber als Krankheit betrachten, vielleicht lokalisiert in unserem Gehirn und aus körperlicher Veranlagung erwachsend, liegt darin, dass solche Ideen das Grauen vor dem Abgrund mildern. Man muss Erklärungen für die extremen Behauptungen finden, die in den höchsten Rängen der Psychiatrie in diesem Zusammenhang gemacht werden, weil die stützenden wissenschaftlichen Behauptungen nicht überzeugend sind und niemals sein werden. Der Abgrund ist eine Möglichkeit, die jedem menschlichen Leben innewohnt. Der Traum der gegenwärtigen Psychiatrie ist es, eine greifbare Quelle oder Ursache für diese Möglichkeit zu bestimmen. Endlich erfolgreich, so wird gedacht, werden einige Eingriffe möglich werden, um sie zu eliminieren. Es ist ein Traum, der niemals Erfüllung finden wird. Wir können dem Abgrund als unveränderliche Möglichkeit unseres Lebens nicht entkommen. Wir wären besser dran, dies zu verstehen. Psychiatrie in dieser Form erinnert mich an die Person, die tatsächlich in den Abgrund gefallen ist und sich dann daran machte, eine Idee von »Beeinflussungsapparaten« (Tausk, 1919) zu entwickeln, welche verfolgende Strahlen in seinen oder ihren Körper und Verstand sendet. Sehen Sie, wenn es irgendwo eine solche Maschine gibt, gesteuert von seinen Feinden, wird eine Hoffnung aufrechterhalten, dass man diese Maschine finden, ausschalten und letztlich zerstören kann. Unsere heimtückischen Gegner können dann der Gerechtigkeit zugeführt werden und wir können uns ihrer entledigen. Die biologischen Quellen sogenannter Psychosen sind Miniaturen solcher Beeinflussungsapparate, verortet in den molekularen Strukturen dessen, der wir sind. Sobald diese winzigen Maschinen entdeckt sind, können wir sie ausschalten oder verändern oder gar aus der menschlichen Rasse wegzüchten. Wir als Ärzte können uns selbst zusichern, dass unsere eigenen körperlichen Konstitutionen diese Anlagen, die kleinen, in unsere DNA verflochtenen, molekularen Maschinen nicht enthalten, und dass wir deshalb vor dem Abgrund geschützt sind. Das ist alles Illusion. Der Abgrund liegt für immer und ewig als menschliche Möglichkeit in allen von uns und deshalb werden wir niemals davor sicher sein.

Meine ich damit, dass jeder, wir alle, für immer an der Schwelle des Wahnsinns stehen? Nein. Ich sage, dass der Abgrund eine universelle Möglichkeit ist, was nicht dasselbe ist, wie zu behaupten, dass wir alle immer an der Schwelle stehen. Die meisten von uns verbringen ihr Leben innerhalb einer stabilen und gesunden Weltsicht, die uns, subjektiv gesprochen, nicht an die Eingangstür zum Wahnsinn bringt. Unser Gespür für unsere eigene Existenz und Sicherheit ist stabil; tatsächlich ist es ein so gewisser Grundstein unseres Lebens, dass wir niemals wirklich darüber nachdenken. Das bedeutet jedenfalls nicht, dass uns die Gesundheit, die wir in unserer gemütlichen kleinen Welt genießen, nicht genommen werden kann. Sie kann, weil wir alle dazu fähig sind, in den Abgrund zu fallen. Etwas könnte passieren, und dann kann das Zentrum nicht mehr standhalten.

Manchmal passiert es, dass die tragenden Ereignisse unseres Lebens ausbleiben und wir in den Abgrund stürzen. Menschen fallen häufig nicht, weil etwas Schlechtes passiert, sondern weil das Gute aufhört in Erscheinung zu treten. Geistige Gesundheit wird durch das in dem Leben eines Menschen existierende Netzwerk validierender, bekräftigender Verbindungen aufrechterhalten: Verbindungen zu anderen Wesen. Wenn diese Bindeglieder ausfallen, dann fällt man. Die Wesen, auf die man sich verlässt, schließen – offensichtlich – andere Menschen, manchmal Tiere, häufig Wesen, nur bekannt durch Erinnerungen und kreative Vorstellung, mit ein. In manchen Fällen ist es die Verbindung zu Gott, die eine Person gegen Wahnsinn schützt. Nimm irgendeiner Person seine oder ihre tragenden Verbindungen zu anderen; dann fällt diese Person. Niemand ist immun, weil Wahnsinn eine Möglichkeit in jedem menschlichen Leben darstellt.

Man könnte fragen: Wenn eine Verbindung zu Gott einen Menschen vor dem Abgrund schützt, warum kreisen dann die Symptome des Wahnsinns so häufig um spezielle Beziehungen zu Gott, manchmal mit Wahnideen, sogar Gott zu sein? Eines der Probleme mit solch einer Frage liegt in der Verwendung von *Symptomen*, welche uns zurückwerfen auf einen medizinischen und diagnostischen Standpunkt, der bei unserer Aufgabe, die menschliche Bedeutung in dem zu entdecken, was uns mitgeteilt wird, nicht hilfreich sein kann. Generell beleben Menschen, die behaupten, Gott zu sein oder eine besondere Verbindung zum Allmächtigen zu haben, ein tragendes Band wieder, das zuvor zerschlagen worden ist. Dieses wurde auf dramatische Weise im Fall von Grace veranschaulicht, der in Kapitel 1 dargestellt wurde. Die sogenannten Wahnideen erschaffen eine verlorene Verbindung zu jemanden neu, der Leben gibt, und werden so als Versuch verstehbar, aus dem Abgrund herauszuklettern. Die Signale und Symptome, welche die Psychiatrie so gern in ordentlichen Diagnostiksystemen arrangiert, sind hauptsächlich Anstrengungen, um vom Wahnsinn zur geistigen Gesundheit zurückzukehren.

Zum Beispiel arbeitete ich mit einem sieben Jahre alten Mädchen, die Gottes Stimme hörte, wie sie zu ihr sprach. Sie war so sehr mit ihren Gesprächen mit dem Schöpfer beschäftigt, dass sie ihre Schularbeiten vernachlässigte und aufhörte, in Kontakt mit ihren Familienmitgliedern zu treten. Ich fand heraus, was passiert war. Sie war in jungen Jahren in einem extremen Ausmaß mit ihrer Mutter verstrickt gewesen, wobei sie eine tröstende und beruhigende Rolle einnahm, was ihrer Mutter dabei half, ihr emotionales Gleichgewicht innerhalb ihrer Ehe aufrecht zu erhalten, welche voller Unfrieden war. Aber dann wurde die Mutter schwanger, was in einen langen Klinikaufenthalt wegen extremer Komplikationen bei Schwangerschaft und Geburt mündete. Das Mädchen war allein mit seinem Vater, dem sie sich zuwandte, um die fehlende Nähe zu ihrer geliebten Mutter zu ersetzen. In den ersten Wochen lief alles gut, obwohl eine große Angst davor herrschte, ob die Mutter das überleben und sich erholen würde. Aber dann fühlte sich ihr Vater offenbar durch die Abwesenheit seiner Ehefrau sexuell benachteiligt und eine Periode der Belästigung folgte, welche am Ende im Geschlechtsverkehr mit seiner Tochter gipfelte. Der Vater, der anfänglich die vermisste Mutter ersetzte, zerstörte durch den sexuellen Akt schließlich sich selbst als jemanden, auf den sich das Kind verlassen konnte. Irgendwann war sie durch ihr Puppenspiel in der Lage, mir mitzuteilen, wie nach dem Eindringen des Vaters die ganze Welt »wackelig« wurde. Auf ihre Art sagte sie, dass sie anfing, in den Abgrund zu fallen. Aber die Krise der Wackligkeit konnte durch die Erscheinung einer neuen aktiven Beziehung in den Gedanken des Kindes zurückweichen: eine Beziehung zu Gott im Himmel. Der himmlische Vater ersetzte ihren irdischen und die Stabilität ihrer Welt wurde wiederhergestellt. Ihr sichtbares Verhalten wurde sonderbar unverständlich für die um sie herum, aber innerlich fand sie ihren Weg. Ich arbeitete mit diesem Kind für zwei oder drei Jahre. Sie wurde weniger abhängig von Gott und schien sich gut zu entwickeln. Zwanzig Jahre später erwarb sie einen Doktortitel in Theologie, was ich interessant fand. Warum sollte sie nicht ihr Leben dem widmen, der ihre geistige Gesundheit rettete?

Der Wahnsinn lag in diesem Falle nicht in den gezeigten Symptomen. Die sogenannten Symptome waren tatsächlich die geistige Gesundheit, die zu ihrer Welt zurückkehrte bzw. es versuchte. Menschen, die in den Abgrund gestolpert sind, versuchen alles Mögliche, um Stabilität und Wirklichkeit zurück in ihr Leben zu bringen. Die Tragödie unseres Fachs liegt darin, dass diese Bemühungen verwechselt und verschmolzen werden mit Wahnsinn an sich. Das ist auch sichtbar in dem Fall der jungen Frau, die sagte, dass Kinder in ihrem Schlafzimmer lebten. Diese Kinder, schlug ich vor, könnten gut das symbolisiert haben, was von ihrer seelischen Gesundheit übriggeblieben war.

Eine der größten Herausforderungen für jene, die in den Abgrund gefallen sind, ist die allgegenwärtige Sicht der Psychiatrie, dass da ein Krankheitsprozess in ihrem Inneren stattfindet. Was eine Person im Griff der Vernichtung vor allen Dingen benötigt, ist jemandes Verständnis für den Horror. Das würde eine menschliche Antwort auf der Reise zurück zu einer Art von seelischem Überleben einschließen. Eine Person, die die Erfahrung eines totalen Kollapses des Universums durchlebt, wird sich im Allgemeinen verwirrt, nicht ernst genommen und geschwächt fühlen, wenn man ihr mitteilt, dass ihr oder sein Leiden von einer seelischen Erkrankung stammt. Weil es keine Ressourcen gibt, um gegen solch eine Sicht zu kämpfen, wird deren Macht einen versteinernden Effekt auf die Subjektivität haben und den Fall in den Abgrund noch tiefer werden lassen.

Eine verdinglichende psychiatrische Diagnose ist das Gegenteil einer benötigten Bestätigung und Spiegelung. Sie lässt einen mit einer Zuschreibung zurück, welche von einer mit enormer Autorität ausgestatteten Person vorgeschlagen wird, welche in das Erleben einer Person, ein Individuum zu sein, eindringen, sich dessen bemächtigen und wie ein Torpedo mit Nuklearsprengkopf wirken kann, der im eigenen Gehirn explodiert. Man stelle sich die Situation eines jungen Mannes vor, welcher sich inmitten eines Falles in den Abgrund befindet und das Pech hat, in eine für die heutige Zeit in Amerika typische Institution eingesperrt zu werden. Vielleicht wird der Arzt des Patienten direkt oder indirekt die Perspektive vermitteln, dass er an einer *Erkrankung* des Gehirns leidet, welche als Schizophrenie bekannt ist. Die auslöschende Wirkung einer solchen Sichtweise wird dann in einer sich entfaltenden Erfahrung symbolisiert, dass bösartige, destruktive Stimmen zu ihm via unsichtbarer Kabelverbindungen sprechen und ihm wiederholt sagen, dass er sterben soll. Auf diese Weise entsteht eine Spirale, in der die Arbeitsabläufe des medizinischen Modells den bereits schon zugrunde gerichteten Patienten noch mehr verletzen, dessen Reaktionen auf die neuen

Verletzungen wiederum die Richtigkeit der Diagnose rückbestätigen. So geht es immer wie im Kreis herum, und das ist die allgemeine Situation von Wahnsinn in Amerika.

Ist es denn keine Diagnose festzustellen, dass jemand in den Abgrund gestürzt ist, was, wie ich sagte, Wahnsinn ist? Die Worte unterscheiden sich, aber haben wir nicht auch hier eine Klassifikation und eine Lokalisierung des Patienten als Mitglied dieser besonderen Klasse? Festzustellen, dass das besondere Erleben einer Person einen Fall ins Nichtsein beinhaltet, schließt eine Unterscheidung und ein Wissen ein, und insoweit kann man etymologisch gesprochen sagen, dass es eine Diagnose ist. Aber das Wort *Diagnose* wurde von einer vergegenständlichenden, medizinischen Sprachweise vereinnahmt, verzahnt mit jeglichen Arten von Terminologien und Konzepten von Krankheitsprozessen, biologischen Ursachen und Behandlungsmöglichkeiten. Begreift man das, dann würde ich diese Terminologie nicht benutzen wollen, um zu beschreiben, dass jemand aus der Welt gefallen ist. Auf dem Hintergrund dieses Verstehens wird meine Reaktion sich sehr unterscheiden – natürlich werde ich dem Patienten nicht sagen, dass er schizophren ist. Auch werde ich ihr nicht sagen, dass sie wahnsinnig ist.

Der Grund dafür hat damit zu tun, wie so etwas wahrscheinlich aufgenommen wird – was Terminologien wie *Schizophrenie* oder gar *Wahnsinn* für jemanden in einem Zustand der Auflösung bedeuten. Was ich machen möchte, ist mitzuteilen, dass ich zuhöre, dass ich verstehe, zumindest Teile von dem, was mir mitgeteilt wurde, und dass ich bereit bin, alles Notwendige zu tun, um zu helfen. Ich würde auch immer versuchen, all dieses in einer Sprache auszudrücken, die in meinem beabsichtigten Sinne verstanden werden würde.

Stellen sie sich einen Patienten/eine Patientin vor, der/die von seiner/ihrer vollständigen, persönlichen Zerstörung spricht. Wie kann man solch einer Person begegnen? Es wird davon abhängen, was genau gesagt wird und wie es gesagt wird, genauso wie von meinem Verständnis dieser einzigartigen Situation und dieser besonderen Person in diesem besonderen Moment. Es gibt keine allgemeingültigen Formeln hierfür, aber ich könnte ein, zwei Bespiele hierfür anführen. Nehmen Sie an, eine junge Frau erzählt mir, wie schon einmal geschehen, dass sie halluzinatorische Visionen der erschreckendsten Art hat. Sie berichtet, durch den Raum davonzutreiben, dann körperlich zu schrumpfen und in den Blutstrom innerhalb des Körpers ihrer Mutter gezogen zu werden. Hilflos durch das fließende Blut taumelnd versucht sie dann, nicht zu ertrinken, und ihr Gesicht sowie schließlich ihr ganzer Körper beginnt zu zerfallen und sich aufzulösen. Die Vision gipfelt in einem erschreckenden Gefühl, gänzlich zu verschwinden, ununterscheidbar vom Blut geworden zu sein. Wieder und wieder holten sie diese Visionen ein, manchmal war es der Blutstrom anderer Familienmitglieder, in dem sie sich auflöste. Sie weinte, als sie mir von ihrem Erleben berichtete, und flehte mich an, ihr zu sagen, was geschehen würde.

Ich sagte ihr nicht, dass sie schizophren sei. Ich sagte ihr nicht, dass sie wahnsinnig sei. So etwas war ihr bereits von ihrem Psychoanalytiker gesagt worden, einem netten Mann, den sie dreimal wöchentlich während der letzten acht Jahre gesehen hatte. Wenn sie sich bei ihm über die halluzinatorischen Einbrüche beklagte, hatte er ihr geantwortet: »Sie erfahren eine Reihe transitorischer psychotischer Episoden, sehr wahrscheinlich erzeugt durch großen Stress.« Im Wesentlichen sagte ihr Analytiker, dass sie verrückt sei. Seine Reaktion war erwartungsgemäß nicht hilfreich. Da er nicht in der Lage war, den Kern subjektiver Wahrheit innerhalb der befremdlichen Erfahrungen der Patientin zu erkennen, achtete er stattdessen darauf, wie ihre Wahrnehmung dessen, was geschah, von seiner Definition objektiver Realität abwich.

Im Gegensatz dazu ließ ich ihr beständiges Erzählen von ihren beängstigenden Visionen wie einen Wasserfall über mich fließen. Ein Gedanke tauchte dann in meinem Bewusstsein auf und ich entschied mich, diesen mitzuteilen – sei es zum Guten oder Schlechten. Ich sagte zu der Patientin, wobei ich sie mit ihrem Vornamen ansprach: »Marie, kann es sein, dass Ihre ganze Familie nichts anderes ist als ein Haufen blutsaugender Vampire?« Sie schwieg 10, 20 Sekunden und meinte dann, dass ihr zuvor noch nie jemand so etwas gesagt habe. Das war die erste Unterhaltung, die ich mit dieser Patientin hatte, die erste von einer Vielzahl weiterer. Die Halluzinationen verschwanden und kamen nie mehr zurück.

Die Geschichte ihres Lebens trat daraufhin langsam zutage. Es war eine Geschichte extremer Traumata und Verstrickungen, und sie benötigte eine lange Zeit, um diese vollständig zu erzählen. Dieser Prozess war nicht einfach; er war beschwerlich und benötigte viele Jahre.

Die Halluzinationen verschwanden, weil die darin enthaltende Metapher verstanden und bestätigt worden war, weil eine neue Beziehung zu jemandem vorhanden war, mit dem man über die Wahrheit sprechen konnte. Sie kam aus einer Vampirfamilie. Der Analytiker, den sie zuvor sah, war selbst auch ein Vampir. Aber sie hatte zuvor nicht gewusst, dass es ihre Wirklichkeit war – tatsächlich kann das Aufkommen der Halluzination als spontane und bedeutsame Verbesserung ihrer Verfassung betrachtet werden, weil es eine Realität beinhaltete, die zuvor nie gesehen worden war. Natürlich benötigte sie jemanden, um zu verstehen, was dadurch ausgedrückt wurde; andernfalls wäre es bloß etwas Befremdliches gewesen, das ihr Funktionieren stört. Wäre es weiterhin als Symptom einer Psychose bezeichnet und behandelt worden, hätte sich in meiner Vorstellung ihre Situation zunehmend verschlechtert. Ich weiß nicht, ob Halluzinationen im Allgemeinen so ohne weiteres gehandhabt werden können, aber ich weiß, dass diese häufig symbolische Metaphern beinhalten, welche manchmal im Kern das ausdrücken, was im Leben einer Person schiefgegangen ist. Es ist offensichtlich, dass es unseren Patienten bessergehen wird, wenn jemand verfügbar ist, um diese Sachen zu verstehen, als wenn niemand zur Verfügung steht.

Ein anderer Fall mit einer ähnlichen Verbindung ist der von Daniel Paul Streber (1903), dem deutschen Juristen, dessen »Denkwürdigkeiten eines Nervenkranken« durch die Analyse Sigmund Freuds (1911c 1910) Berühmtheit erlangten. In einfachen Worten sagte Streber, dass er das Opfer einer ausgedehnten und tödlichen Verfolgung sei, von Gott gegen ihn geplant, im Bunde mit seinem eigenen Psychiater. Seine Schriften hierzu sind besonders sorgfältig, fast elegante Äquivalente zu den Berichten meiner Patientin über die Halluzinationen, in den Blutströmen ihrer Verwandten aufgelöst zu werden.

Ich versuche mir vorzustellen, was man mit Schreber hätte machen können und wie er selbst hätte darauf reagieren können. Natürlich wäre das Erste, wirklich dem zuzuhören, was er sagte; ich meine *Allem*, was er sagte, auf jeder Ebene seiner Bedeutungen. Ich würde ihm zuhören, wie er mir von der gegen ihn gerichteten *Verschwörung* berichtet. Ich würde sehr genau zuhören, wenn er über die grauenhafte *Entmannung* sprechen würde, der er durch seinen Psychiater und Gott ausgesetzt worden sei, letztlich mit dem Ziel, ihn körperlich und seelisch in eine *Frau* zu verwandeln und den Vorgang des *Seelenmordes* zum fürchterlichen Abschluss zu bringen. Ich würde aufmerksam seinen Beschreibungen von den *göttlichen Strahlen* zuhören, die vom Himmel herunterkämen und seinen Verstand und Körper beeinflussten, und von den teuflischen *Wundern*, die als Ergebnis einer übernatürlichen Aktivität in ihm stattfanden. Ich würde mich auf seine Beschreibungen der ihn umgebenden Menschen in der Pflegeanstalt als *flüchtig hingemachte Menschen* konzentrieren, Scheinbilder, die anscheinend nur zu seinem Vorteil existierten.

Ich würde nicht nur mit ihm zusammensitzen, während er spricht, und seine Manuskripte gründlich lesen, an denen er arbeitete; ich würde hören wollen, was er sagt, und ihm vielleicht das Gefühl vermitteln, jemand zu sein, dem man zuhört, eine Erfahrung, die er zuvor niemals gemacht hatte. Es kann gut sein, dass Schreber jemand war, dem niemand zugehört hatte, zumindest nicht auf der Ebene seiner innersten Erfahrungen. Menschen in unserem Arbeitsfeld sollten darüber nachdenken, wie es ist, wenn niemand einem zuhört – aufgewachsen zu sein in einem empathischen Vakuum, oder schlimmer, in einer Umgebung, die alles authentisch Gefühlte ausschließt und die eigenen Erfahrungen wieder und wieder entsprechend den Vorstellungen fremder Ordnungen umschreibt. Das würde ein Familienleben einschließen, das Lage für Lage die Erfahrung von Ungeeignetheit und Nichtigkeit anhäuft und gleichzeitig auf einer totalen Gefügigkeit insistiert. Ich male mir die Erfahrungen dieses Mannes so ähnlich aus.

Wie gelingt einem so eine Ebene des Zuhörens? Wie in dem Fall der Patientin, die in die Blutströme ihrer Verwandten gezogen wurde, würde ich das, was gesagt wird, über mich fließen lassen wie einen Wasserfall und schauen, welche Bilder und welches Verständnis daraus erwachsen. Ich male mir aus, Schreber zuzuhören, während er von Gott spricht, der seinen Körper verformt und umformt, von den Wundern und Strahlen, vom Seelenmord, der an ihm vollzogen wird. Ich würde versuchen, nichts davon als Wahn zu hören; noch würde ich, falls Stimmen zu ihm sprächen, diese als Halluzinationen betrachten. Die Konzepte von Wahn und Halluzination entstehen, weil wir von dem hypnotisiert sind, was wir als äußerlich und wirklich betrachten, und sobald die Faszination einsetzt, können wir nicht mehr hören, was uns gesagt wird, ohne dessen Ausmaß der Übereinstimmung mit dieser äußeren Realität zu beurteilen. Es ist aber dennoch möglich, solche Gedanken beiseitezulegen und dem Gesagten an sich und für sich selbst zuzuhören.

In Daniel Paul Schreber (1903) sehe ich ein Kind in einem Machtkampf mit einem Elternteil gefangen – es gibt Belege dafür, dass es sein Vater war (Schatzman, 1973, Orange, 1995) – ein Ringen ums Existieren an sich. Die Vorstellungen der Entmannung und des Zur-Frau-gemacht-Werdens gehen einher mit dem Ausreißen von all dem, was dieses männliche Kind ausmacht. Es verwandelt ihn von jemandem, der das Recht einer eigenen Existenz hat – der im Besitz seiner eigenen maskulinen Kraft, zu handeln und zu denken, ist – in eine Frau, was in diesem historischen Kontext wahrscheinlich einem passiven Gefäß purer Rezeptivität und Kooperation gleichkommt. Dies ist eine andere Art, sich den Fall in den Abgrund auszumalen, die Auslöschung der eigenen Seele. Das Kind – dem all das geschah und noch geschieht – erzählt seine Geschichte in den sogenannten Wahnideen und Halluzinationen. Sollte diese Geschichte gehört werden, macht das schon den wesentlichen Unterschied für Schreber aus. Ich würde ihn wissen lassen wollen, dass ich ihm zuhöre und dass er mich erfolgreich das hören ließ, was er zu sagen versuchte. Ich würde auch versuchen zu betonen, wie ich seine *Memoiren* sehe, als Darstellung einer Art Wiederauferstehung seiner Seele, als Rückforderung des Lebens, das ihm gestohlen wurde. Bezüglich der »flüchtig hingemachten Menschen«, die Schreber um sich herum beobachtet hatte, kommen mir folgende Gedanken. Wenn andere Menschen in Schrebers Welt als ein Herumwirbeln von vorübergehend zusammengesetzten Erscheinungen konstruiert werden, dann werden Andere zu beliebigen Wesen reduziert, ohne eigene, reale Substanz. Das kommt dem ultimativen Triumph des Willens gleich: Die gesamte menschliche Welt wird seiner Subjektivität unterworfen; auf eine gewisse Art und Weise wird er zu dem einzigen Wesen, das real ist – ein epistemologischer Tyrann mit absoluter Macht über die Existenz aller Lebewesen. Das ist die Verkehrung seiner ursprünglichen Zwickmühle, in welcher Schreber in einen Apparat geformt wurde, der die väterliche Fantasie eines perfekten Kindes verkörpert. So ist der ursprünglich hingemachte Mann niemand anderes als Daniel Paul Schreber.

Ich denke hier an einen Kontrast. Eine andere Patientin, bei deren Behandlung ich vor einigen Jahren beratend tätig war, glaubte, in den Film *Die Truman Show* (d.h., dass jede ihrer Handlungen und sogar jeder Gedanke zur Unterhaltung der Bevölkerung im gesamten Land übertragen wurde) entführt worden zu sein. Demnach war ihr Leben zu einer Fernsehshow geworden und sie war ihrer Autonomie sowie ihrer persönlichen Subjektivität beraubt worden. Hier finden wir die herrschende Macht des Anderen, in dessen Blick das Ganze des eigenen Seins absorbiert wurde. Sie hatte das Gefühl, dass sie sich ausschließlich in der Massenwahrnehmung des amerikanischen Volkes befand. Schreber ist das Gegenteil: Er dachte, dass die Masse des Volkes nur in seiner eigenen Wahrnehmung wohne; dass sie kaum mehr als Erfindungen seiner Vorstellung seien, vergängliche kleine Einheiten, zusammengesetzt, um ihn zu unterhalten oder zu beschäftigen. Und dennoch war Schreber zu Beginn immer auch selbst ein flüchtig hingemachtes Kind.

Im Gebiet vernichteter Seelen zu arbeiten ist niemals leicht. Jemandem – irgendwem – wirklich zuzuhören, die Tiefe dessen, was er oder sie gefühlt haben könnte, zu hören, sich einzuarbeiten in das Reich von Erfahrung, das vielleicht zuvor von niemandem wahrgenommen worden war und das deshalb nie zum Ausdruck gelangte – all dies gehört zu den schwersten Aufgaben, denen man sich stellen kann. Vielleicht würde ich versuchen, Schreber zuzuhören und ihm sagen, dass ich das dadurch machte, dass ich Tag für Tag, Monat für Monat, Jahr für Jahr mit ihm zusammensäße, wenn nötig. Ich weiß, dass ich ihm nie sagen würde, dass er geistig krank sei. Natürlich würde ich ihn nicht über seine Diagnose Dementia Praecox oder Schizophrenie informieren. Solche Mitteilungen könnten den Fall in den Abgrund nur vertiefen. Ich bin mir ziemlich sicher, dass sein Psychiater, den er als Todfeind betrachtete, auf genau solche Weise mit ihm sprach und erheblich zu seiner Zerstörung beitrug. Ich würde Schreber sogar sagen, dass er zu den gesündesten Menschen gehöre, die ich je getroffen habe, weil ich wisse, dass er ein Mann sei, der die Wahrheit spricht.

Es ist möglich, dass Schreber in der Lage sein könnte, in meinen Augen und auf meinem Gesicht die Erkenntnis und Anerkennung zu sehen, die er sucht, und nichts anderes wäre notwendig. Häufig ist alles, was benötigt wird, die einfache Präsenz eines anderen menschlichen Wesens, das tatsächlich der erzählten Geschichte zuhört. Schreber war absolut brillant, mit einem mitfühlenden Verständnis für andere Menschen und einem durchdringenden Intellekt. Wenn jemand wirklich aufmerksam wäre, würde es ihm nicht entgehen.

Die menschlichen Ursachen für Wahnsinn

Wenn wir uns dem Wahnsinn als menschliche Erfahrung annähern, dann suchen wir das Wissen über die Ursachen in den menschlichen Bedingungen. Ich hatte mal einen Kollegen, der mich besuchte und sagte, dass er meinen Überlegungen hierzu zustimme, und mir erklärte, dass er tatsächlich entdeckt habe, dass Menschen Wahnsinn »wählten«, oder zumindest, dass Wahnsinn die Folge getroffener Entscheidungen in der Ausübung ihrer Freiheiten sei. Ich hatte das dringende Bedürfnis, dieser Person zu widersprechen. Niemand »wählt« Wahnsinn und niemand »wählt« etwas, was zum Wahnsinn führt. Tatsächlich enthält der Abgrund die Auflösung von Wählbarkeit an sich, da die gesamte Basis für die eigene Wirksamkeit in jeglicher Hinsicht ganz und gar verschwindet.

Was macht dann die Umstände aus, unter denen Wahnsinn auftaucht? Ich habe bereits einen Teil beantwortet, indem ich mich auf die Idee eines Versagens der tragenden Matrix aus Beziehungen zu anderen bezog, auf welcher unsere Gesundheit basiert. Dies ist kein »Alles-ist-Umwelt-Standpunkt«, der eine Person zu einem passiven Opfer formt. Ein Versagen der tragenden Bindungen, das man erlebt, ist nicht äußerlich oder umweltbedingt und es ist nicht innerlich oder geistig. Wir sollten versuchen, diesen Fallstricken des Dualismus zu entgehen. Es ist etwas, dass subjektiv geschieht – etwas von einer Person Gefühltes, Gelebtes und Ertragenes, in deren Leben Wahnsinn ausbricht. Das ist der Anfang, die Mitte und das Ende. Es entspringt den völlig verheerenden situationsbezogenen Bedingungen, in denen wir uns vorfinden. Offensichtlich spielen wir bei der Entstehung der Situationen eine Rolle, zu unseren Gunsten oder Ungunsten. Aber über die Ursprünge des Wahnsinns nachzudenken, benötigt insgesamt eine andere Geisteshaltung, eine, die die spezifische Abfolge von Ereignissen hervorhebt, welche im subjektiven Feld der Erfahrung einer Person auftauchen.

Lassen Sie mich ein weiteres Beispiel anbieten. Malen sie sich einen jungen Mann aus, ein brillanter Physiker und Mathematiker, jemand, dessen Gedanken denen seiner Zeitgenossen in vieler Hinsicht voraus waren. Stellen sie sich weiterhin vor, dass dieser Mann niemals gelernt hatte, nahe und feinfühlige Beziehungen mit anderen Menschen einzugehen, zum Teil wegen seines außerordentlichen wissenschaftlichen Talents und seiner ihn völlig in Anspruch nehmenden Interessen. Dennoch blieb er sehr empfindlich gegenüber den Reaktionen und Meinungen anderer und fühlte eine brennende Scham sowie Demütigung, wenn seine sozial ungelenke Art andere dazu führte, ihn als befremdlich zu erleben und sich von ihm zurückzuziehen. Im schlimmsten Fall, wenn ihn jemand feindselig und verächtlich behandelte, begann er wirklich zu auseinanderzufallen und vermied solche schrecklichen Erfahrungen, indem er fast vollständig für sich blieb.

Nun malen sie sich diesen Mann aus, noch jugendlich, aber schon auf einem hohen Niveau als Physiker arbeitend, wie er von der einen Erfahrung Gebrauch machte, die sein ansonsten zerbröselndes Selbstgefühl stützte: sich anderen jungen Männern in öffentlichen Toiletten zu zeigen. Da war er nun, der brillante Wissenschaftler, der auf der Toilette eines öffentlichen Parks alles raushängen ließ. Stellen sie sich vor, wie eine verdeckt ermittelnde Polizeieinheit eintrifft und ihn wegen anstößigen Verhaltens festnimmt, dann seinen Arbeitgeber und seine Kollegen wegen der Straftat, bei der er ertappt wurde, informiert. Desaster folgt Desaster, Katastrophe auf Katastrophe: Bald schon wurde ihm seine Stelle in einem renommierten Institut gekündigt, weil es als unverzeihliche, nicht zu tolerierende moralische Verdorbenheit betrachtet wurde.

Die Geschichte ist noch nicht zu Ende. Unser Freund, der unvergleichliche Mathematiker/Physiker, erlebte alles dieses als die schlimmste Attacke auf sein persönliches Selbstgefühl, die ihm jemals widerfahren war: eine, die ihn scheinbar unwiderruflich als sexuellen Perversling definierte. Eine Explosion ereignete sich im Zentrum seines Seins, durch die sein gesamtes Gespür für eine zusammenhängende, einheitliche Identität in Stücke gerissen wurde, und alles, was übrigblieb, war ein Bedürfnis nach Vereinigung. Die Zeit verging. Schreckliche, unaussprechliche Qualen ereigneten sich. Dann, als ob es ihm durch eine magische Wolke zugetragen worden wäre, erschien eine Idee, die eine Lösung für alles versprach. Seine Vorsehung war es, eine vereinheitlichte Feldtheorie zu erstellen – jene Struktur mathematischer und physikalischer Konzepte, die Einsteins Relativitätstheorie mit der Theorie der Quantenphysik endgültig zusammenbringen wird. Im Verlauf der nächsten Zeit tauchte er in die Suche nach den Gleichungen ein, die helfen würden, das makroskopische Universum mit den mikroskopischen Phänomenen im Bereich der Quanten in Kontakt zu bringen, eine Theorie, die zuvor verborgene Variablen aufdecken wird, welche Schwerkraft mit Magnetismus und anderen Naturkräften vereinen kann. Ruhm erwartend, feierte er in seiner Vorstellung den Vortrag, den er anlässlich seiner Nobelpreisverleihung halten würde. Damit führte er in seiner Fantasie die Fragmente zusammen, wobei er einen glänzenden Zusammenhalt für die gesamte Welt sichtbar werden ließ. Die gedemütigte, zerstörte, vernichtete Seele bewegte sich so in Richtung der eigenen Erlösung.

Eine kleine Schwierigkeit: Das wissenschaftliche Problem, das er sich zu lösen vorgenommen hatte, war einfach zu schwierig. Trotz seiner Brillanz benötigte die Vereinheitlichung der physikalischen Fundamente etwas, was er nicht bereitstellen konnte, egal wie hart er daran arbeitete. Obwohl er bis spät in die Nacht arbeitete, Nacht für Nacht, Monat für Monat – nichts kam dabei heraus, um die Teilung zusammen zu bringen, trotz unzähliger Seiten voller Gleichungen. Seine Bemühungen verstärkten sich noch angesichts der Frustration und des Versagens.

Inmitten seiner verzweifelten Aktivitäten kam schließlich eine Vision hinzu: Die Welt selbst zerbrach und zerfiel in isolierte, sich häufig bekämpfende Nationen. Unser Freund sah nun seine Zukunft in einer noch ruhmreicheren Bestimmung: die Welt an sich zusammenzubringen, die Teilungen zu heilen, die sie auseinandergerissen hatten, eine einheitliche Weltregierung zu etablieren und einen ewig anhaltenden Frieden für die Menschheit einzuleiten. In diesem Bestreben ernannte er sich zum Herrscher der Erde, dessen hoheitliche Herrschaft ein menschliches Utopia errichten würde. Leitideen und Bestätigungen seines Schicksals wurden erhalten, telepathisch, von fortschrittlichen Zivilisationen in anderen Galaxien. Zu diesem Moment reiste er tatsächlich in verschiedene Hauptstädte anderer Länder und versuchte Kontakt zu den Regierungsbehörden herzustellen, damit sein Einheitstraum in Erfüllung gehen konnte. Sein Verhalten, das mittlerweile seine täglichen Routinen störte, zog die Aufmerksamkeit der Nachbarn auf sich. Die Polizei wurde gerufen und er wurde in eine psychiatrische Anstalt eingewiesen. Eine sehr traurige Geschichte.

Er versuchte, die zerstörte Welt wieder zusammenzubringen, aber die menschliche Umgebung unterstützte seine Vereinigungsbemühungen nicht; stattdessen wurde er angegriffen, eingesperrt und für verrückt erklärt. Kein Mensch kann alleine überleben, und so gestaltete er ein intergalaktisches Du, einen Anderen, um seine Bemühungen, sich wiederherzustellen und aus dem Abgrund herauszuklettern, zu unterstützen und fortzusetzen. Hier können wir wieder einmal erkennen, wie das Ringen um einen Boden unter den Füßen, um die Wiederherstellung des ureigenen Seins, von jedem im Umkreis dieser Person als Krankheit wahrgenommen wird.

Unser Freund wurde psychiatrischer Gewalt ausgesetzt, einschließlich Zwangsunterbringungen, beeinträchtigender, starker Medikation, Insulin- und

Elektroschock-Therapie. Ihm wurde auch gesagt, dass er geisteskrank sei – insbesondere, dass er schizophren sei. Das half nicht, da es die anderen Ereignisse, die dafür gesorgt hatten, dass er sich mit sich selbst elend fühlte, wiederholte und verschlimmerte. Die sogenannte Behandlung trug zu seiner Fragmentierung bei und vertiefte den Fall in den Abgrund.

Schließlich nahm er die Sache selbst in die Hand und mobilisierte Ressourcen, von denen niemand wusste, dass sie ihm zur Verfügung standen. Er hörte auf, über seine inspirierenden Nachrichten aus dem All zu sprechen und über seine Mission, den Planeten zu vereinen. Er konzentrierte seine Bemühungen darauf, den Ärzten das zu geben, was sie sehen wollten: einen Mann, der an seiner Umgebung orientiert war, in Kontakt mit der äußeren Realität war und vorhatte, wieder ein normales Leben aufzunehmen. Er erhielt weiterhin die Nachrichten und hatte innerlich seine Vorsehung nicht aufgebeben, aber er brachte sich bei, nicht darüber zu sprechen und sogar nicht mehr allzu viel darüber nachzudenken. Im Gegenzug hörten seine Ärzte auf, ihm zu sagen, dass er verrückt sei, und frühere Kollegen zeigten erneutes Interesse an ihm. Schließlich wurde erklärt, dass er eine dramatische Besserung erfahren habe, und er wurde aus seiner langen Gefangenschaft entlassen. In der Folge arbeitete er am Rande seines früheren Arbeitsfeldes, und soweit ich weiß, machte er sich viele Jahre gut dabei.

Wahnsinn kommt zustande aus dem Versagen tragender menschlicher Beziehungen. Es entsteht aus desaströsem Trauma, das die ureigene Kapazität in Frage stellt, »Ich bin« zu erleben. Manchmal liegen die ursächlichen Ereignisse vor uns, sind deutlich und dramatisch; zu anderen Zeiten sind die inneren Katastrophen verdeckt, vielleicht verloren im Nebel des sehr frühen Lebens. Was immer die Details der jeweiligen Entstehungsgeschichte sind, Wahnsinn ist eine menschliche Antwort innerhalb eines menschlichen Kontexts.

3 Philosophie und Psychotherapie

> Als meine Mutter starb, war ich noch ein Junge. Und Vater verkauft' mich, als kaum meine Zunge konnt' schreien.
>
> *William Blake*

Kürzlich hörte ich einen Vortrag an, in dem der Vortragende sagte, dass jeder Psychotherapeut ein Philosoph sein müsse. Ich betrachte Philosophie als die Domäne des Denkens, die uns für unsere verborgenen Annahmen sensibilisiert, und natürlich sollten Psychotherapeuten in diesem Sinne Philosophen werden. Aber auf meine alten Tage erlebe ich mich zu ungeduldig für Diskussionen, die zu abstrakt geworden sind. Deshalb werde ich mich diesem Gegenstand mit einer Reihe klinischer Geschichten annähern, jenen, die in einem gewissen Ausmaß mit (den) wichtigen Bereichen der Philosophie verwandt sind: Metaphysik, die Natur des Realen; Ethik, die Natur des Guten; Erkenntnistheorie, die Natur des Wissens; und Ästhetik, die Natur des Schönen.

Metaphysik: Die Natur des Realen

Meine erste Geschichte betrifft einen 30-jährigen Mann, mit dem ich vor langer Zeit als Student zusammenkam, ein Mann, dem Schizophrenie diagnostiziert worden war. Er war einige Minuten still. Schließlich fragte ich ihn: »Worüber denkst Du nach, Bruder?« Die Antwort, die zurückkam, war: »Ich denke nicht. Es denkt.« Als ich ihn fragte, was »es« war, antwortet er: »Die Maschine. Es ist. Ich bin nicht.«

Egal was ich nach diesem ersten Austausch sagte, er blieb bei der Wiederholung seiner Aussage, dass er nicht denke, nicht da sei, und nur eine Maschine da sei. Was macht man mit so einer Aussage? Die meisten Menschen würden seine Worte als offensichtlichen Widerspruch zu allem, was real ist, betrachten. Das wäre auch die Sicht der gegenwärtigen Psychiatrie.

Meine Begegnung mit diesem Gentleman fand während meiner Studententage statt, zu einer Zeit, als ich noch nichts verstand von der Phänomenologie der Vernichtungszustände und den Bildern, die häufig dazu gebraucht wurden, diese auszudrücken und zu symbolisieren. Stattdessen war ich immer noch gefangen in der Cartesianischen Sicht, in welcher der Patient scheinbar in ein alternatives Universum gereist war, eine eigene Welt, die den Kontakt zur objektiven Realität verloren hatte. Phänomenologischer Kontextualismus war noch nicht geboren. Wie, fragte ich mich, kann man mit solch einer Person eine Kommunikation aufbauen? Konversation zwischen menschlichen Wesen, dachte ich, benötigt eine geteilte Basis des Verstehens, und hier hatten wir einen Graben, der seine Welt von unserer trennte. Was soll man mit solch einer Diskrepanz machen? Setzen wir unsere Realität aus und versuchen in seine einzutreten? Sagen wir ihm, dass er falsch liegt, und versuchen ihn in unsere zu ziehen?

Es gab keine wirkliche Orientierung unter den psychiatrischen Bedingungen, in denen das geschah; weder ich noch die anderen Studenten und ansprechbare Kliniker waren in der Lage, irgendetwas Konstruktives mit diesem Patienten zu machen. Letztendlich wurde ein solcher Patient in eine Langzeiteinrichtung für chronisch Kranke verlegt. Aber ich habe ihn niemals vergessen und ich habe versucht, meine Erfahrungen im Licht meiner späteren Ausbildung und meiner klinischen Abenteuer zu überdenken.

Heute würde ich das, was der Mann gesagte hatte, in Beziehung setzen zu der Art, wie ich ihn anfänglich angesprochen habe. Ihn zu fragen, worüber er nachdenke, könnte für ihn bedeutet haben, dass dort ein »er« oder ein »du« in ihm vorhanden sei, das in der Lage ist, angesprochen zu werden. Wenn kein solches So-Sein vorhanden ist, eröffnet die Fragestellung eine Kluft voller Missverständnisse und Entwertung, die sogar die Kommunikation hätte beenden können, bevor sie überhaupt angefangen hatte. Menschen, die die Diagnose einer Schizophrenie tragen, erleben sich häufig nicht als existierend. Sie leben in einem gefühlten Zustand des Nichtseins. Das Ergebnis ist: Die in unserer Gesellschaft herkömmliche Weise, angesprochen zu werden, stößt sie in ein Niemandsland: ungesehen und unerkannt. Sie reagieren dann auf diese Verbannung. Ihre Reaktionen auf dieses Missverstehen werden im Gegenzug als Symptome der Krankheit betrachtet, von der man sagt, dass sie darunter leiden. Das ist die Situation von Wahnsinn in Amerika.

Indem ich nach ihm selbst fragte und darauf beharrte, sogar als er mir gesagt hatte, dass er nicht da sei, vollzog ich einen Akt, bei dem ich ihn völlig im Stich ließ und ihn nicht gelten ließ. Es wäre viel besser gewesen, wenn ich einfach an seiner Seite sitzen geblieben wäre, schweigsam, wissend, dass er meine Anwesenheit spürte.

Weiterhin, als ich ihn mit »Bruder« ansprach, machte ich eine Zuschreibung, die für ihn keinen Sinn machen konnte. Ich war nicht sein Bruder. Er war niemandes Bruder, dadurch, dass er gar niemand war. Als solcher konstruiert zu werden, war, als ob er in eine kontrollierende Vorstellung geschubst würde, welche unverbunden mit seinem Nichtsein, seinem authentischen Zustand, war. So kam die Maschine an, etwas, das sprach, das Gedanken hatte, das wahrnahm. Ich, George Atwood, hätte selber die Maschine sein können, die durch fehlgeleitete Freundlichkeit das bisschen auslöschte, was von seiner Persönlichkeit übrig war. Als der Mann mir sagte, dass er nicht sei – war nur die Maschine da. Zurückschauend finde ich, dass ich den Mann mag, weil er die Wahrheit, wie er sie sah, aussprach. Es bestand Hoffnung für so einen Gentleman, aber ich selber war zu dieser Zeit natürlich keine Hilfe.

Personen im Zustand der Auslöschung sind nicht aus diesem Grunde unerreichbar für Kommunikation. Man hätte auf das rein Gegenständliche achten können, auf die Sprache und die Art, wie der Patient gekleidet war, lenken können, oder auf die Hitze oder drückende Schwüle. Man hätte ihn in der dritten Person ansprechen können – Individuen inmitten des Nichtseins erleben kein »ich bin« und können es deshalb nicht ertragen, als »du« angesprochen zu werden. Es wäre vielleicht eine gute Idee gewesen, ihm eine Tasse Kaffee und Donuts zu bringen und mit ihm darüber zu sprechen, wie gut oder schlecht diese schmecken. Man hätte schweigend mit ihm zusammen ruhen oder mit ihm spazieren gehen können.

Dieser Patient war jemand, der in einem Zustand absoluter Katastrophe lebte. Aber es gab Gelegenheiten mit ihm zusammen zu sein, ohne seine Situation zu verschlimmern. Wenn man ihm etwas zuschrieb, was er nicht erleben konnte, dann wurde er allerdings in die Fänge der Maschine hineinkatapultiert.

Beim Zugehen auf diesen Mann wäre es gut, mit der nicht weiter bemerkenswerten Idee zu beginnen, dass er, ich und jeder andere in einer gemeinsamen Welt leben. Das mag eine philosophische Annahme sein, aber ich kann nicht erkennen, wie man auf irgendeiner anderen Basis zu irgendwem über irgendetwas sprechen kann. Man bräuchte nur seine Rede über die Maschine und seine Abwesenheit nicht überzubewerten – er erlebte diese Sachen ja, aber das bedeutet nicht, dass er in einem alternativen Universum lebte. Es waren lediglich besondere Momente, an denen sein Leben nicht mit meinem übereinstimmte; es gab zahlreiche andere Momente, in denen es keine besonderen Unterschiede gab.

Wenn ich in Beziehung zu ihm treten wollte, dann musste ein Raum geschaffen werden, in dem er beginnen könnte, sich selbst in meiner Anwesenheit zu fühlen und und mich selbst in seiner Anwesenheit. Ein kräftiger Handschlag und ein Drücken seiner Schulter könnten ein Anfang sein, was durch eine Bemerkung oder zwei, bezogen auf unsere miteinander geteilte physische Situation, fortgeführt werden könnte. Vielleicht hätte er nicht darauf geantwortet, aber er hätte vielleicht zugehört.

Ich hätte Kaffee und Donuts mitbringen und ihm anbieten können. Ich hätte ihn warnen können, dass der Kaffee sehr heiß ist und ihn fragen können, ob er Milch oder Zucker wolle. Wenn er dann immer noch nicht reagiert hätte, könnte ich uns Kaffee einschenken, in einen Donut beißen und ihm sagen können, wie gut oder schlecht das schmecke. Wer weiß? Eine Grundlage für eine heilende Beziehung zu ihm hätte so gelegt werden können.

Was könnte denn diesem Mann in seinem Leben widerfahren sein? Wie kommen Menschen zu einem Erleben, nicht da zu sein, und dem, dass da nur eine Maschine da ist? Jene, die fühlen, nicht präsent zu sein, und die Existenz einer Maschine bestätigen, die ihre Gedanken und Körper kontrolliert, sind häufig Produkte tiefgreifender Verstrickungen mit ihren Eltern während der Kindheit. Eine Anpassung in sehr jungem Alter fand statt, bei der die Vorstellung der Eltern – das können die Mutter, der Vater oder beide sein – zum obersten Prinzip wird, welches das sich entwickelnde Gespür des Kindes von persönlicher Identität definiert. Das Sich-selbst-Erleben des Kindes als eigenständige Person eigenen Rechts ist aufgehoben, sodass dabei ein Kind herauskommt, das die Eltern sich erwünschen. Sehr häufig finden sich keine äußerlichen Hinweise darauf, dass irgendetwas nicht intakt ist, während sich das Familienleben in scheinbarer Harmonie entfaltet. Wie auch immer, irgendwo im Verlaufe des Weges beginnt das falsche Selbst zu bröckeln, und man gewinnt einen Eindruck von dem Ausmaß, in dem das Kind vom Leben abwesend war. Das aufkommende Gefühl, niemals dagewesen zu sein, von äußeren Kräften kontrolliert und reguliert worden zu sein, ist so instabil und fragmentarisch, dass ihm eine konkrete Form gegeben wird. Was vom Standpunkt der anderen als Wahn betrachtet wird, beginnt sich zu kristallisieren, zum Beispiel im Bild eines Beeinflussungsapparats (Tausk, 1919; Orange et al., 1997, Kapitel 4). Innerhalb der Welt des Kindes, chronologisch jetzt vielleicht ein Erwachsener, ist der sogenannte Wahn ein Träger einer Wahrheit, welche bis dahin vollständig verborgen und gelöscht gewesen ist. Was wie ein Zusammenbruch in Psychose und Wahn erscheint, könnte also einen versuchten Durchbruch darstellen, aber das rudimentäre »Ich« benötigt ein verstehendes und antwortendes »Du«, um eine Chance zu haben, sich selbst zu festigen. Dieses könnte genau die Situation des in meiner kleinen Geschichte beschriebenen Patienten und die Herausforderung sein, der sich jeder stellen müsste, der die Wahl getroffen hat, mit ihm weiterzumachen. Es wäre ohne Frage eine sehr lange Reise gewesen.

In einem anderen Fall machte ich mit einer jungen Frau (24 Jahre alt) einen Spaziergang auf dem Gelände eines psychiatrischen Krankenhauses, in dem sie bereits einige Monate untergebracht war. Wie im letzten Fall wurde sie als schizophren diagnostiziert. Am Anfang herrschte Schweigen, als wir uns auf dem Weg machten, aber dann wandte sie sich mir zu und sagte Folgendes:

> Weißt Du, George, unterhalb dieser Klinik befindet sich eine Höhle, und dort sind Attentäter, die sich darin verstecken. Nachts kommen sie heraus und ermorden die Patienten. Ich denke, dass sie für die CIA arbeiten. Jedes Hospital in Amerika hat eine Höhle.

Ich wusste nicht, was ich darauf antworten sollte. Ich glaube, ich sagte einfach »wow!« Sie starrte mir fünf oder zehn Sekunden in die Augen, schrie dann eine Reihe von Fragen und forderte Antworten:

> Glaubst Du dem, was ich Dir gerade erzählt habe? Sag mir, wenn Du denkst, dass es wahr ist: Ist dort eine Höhle oder bin ich einfach geistig krank? Habe ich Recht oder bin ich krank? Was stimmt? Sag es mir sofort, Du Bastard! Glaubst Du das? Ich will wissen: Wahr oder Krank? Ja oder Nein?

Ich wusste zu gut Bescheid, um der Patientin zu sagen, dass sie geistig krank sei, aber ich konnte es nicht über mich bringen ihr zu sagen, dass ich ihr glaubte. Wir rangen für einige Minuten damit, und schließlich entzog ich mich und ging, während sie auf mich einschrie. Es schien, als sei ich verdammt, wenn ich es tat, und verdammt, wenn ich es nicht tat. Wenn ich ihr sagte, dass sie geistig krank sei, würde sie sich verdammt und ihrer Geltung beraubt fühlen. Wenn ich ihr sagte, dass ich ihr glaubte, würde sie sehen, dass ich log. Das könnte schlimmer sein als ihr zu sagen, dass sie verrückt sei. Ebenso konnte ich meine psychiatrischen Kollegen fast sagen hören, dass dem Wahn zu glauben gleichbedeutend damit sei, das psychotische Denken zu ermutigen.

Diese Geschichte liegt 30 Jahre zurück, in einer Zeit, in der meine Ideen über Vernichtungszustände und deren Verbindung zur Erfahrung von Invalidierung begannen, sich erstmals herauszukristallisieren. Zu der Zeit stieß ich auf einen Aufsatz, der von einer meiner früheren Studentinnen geschrieben worden war, einer Klinikerin, die an einem großen Gesundheitszentrum angestellt war. Sie hatte bereits mehrere Jahre ambulant als Psychotherapeutin mit meist jungen Männern und Frauen gearbeitet, welche schwer gemütskrank waren. Die Gesamtphilosophie dieser psychiatrischen Institution basierte auf dem medizinischen Modell, und die Hauptmethode der Behandlung war die Bereitstellung von psychiatrischen Arzneimitteln. Meine Studentin war während ihrer Zeit als Angestellte zunehmend entsetzt über das, was sie als schädliche Fehlbehandlung und unverzeihliche Vernachlässigung betrachtete. Ich schaute auf den Titel ihres Artikels, welcher mich anzuschreien schien: »Zeitgenössische Behandlung junger Erwachsener in gemeindepsychiatrischen Zentren: Ermorden wir eine Generation von Genies?«

Meine Patientin hatte behauptet, dass Morde in ihrer Klinik und in allen psychiatrischen Kliniken des Landes stattfanden. Es schien mir, dass sie und meine Studentin über dieselbe Sache sprachen. Es war eine symbolische Metapher, welche eine tiefe subjektive Wahrheit enthielt. Ich fragte mich auch, warum meine Patientin die Attentäter im Keller nur als Nachtwesen beschrieb. Sie drückte aus, dass sie ihre tödliche Arbeit heimlich, unsichtbar für alle, betrieben. Die medizinisch orientierte Behandlung in ihrer Institution präsentierte sich selbst als konstruktive und heilende Prozedur. In der Welt des Tageslichts manifestierte es sich deshalb in einer Form, von der man hoffen könnte, sie wäre hilfreich für jene, die sie erhalten. Aber ihre invalidierende, diskreditierende Wirkung war versteckt und forderte ihren Tribut von den Seelen der sogenannten Geisteskranken, unsichtbar für die Öffentlichkeit. In anderen Worten: Es fand in der Dunkelheit statt.

Der Patientin war wiederholt gesagt worden, dass sie schizophren sei. Ich fing an, darüber nachzudenken, wie sich das anfühlt, so gesehen zu werden – wenn alles und jedes, was man macht, als ein Symptom der schwersten Geisteskrankheit, die existiert, betrachtet wird. Man muss sich diese Erfahrung vorstellen und bedenken, dass die so betrachtete Person auch jemand ist, der sich bereits inmitten eines persönlichen Desasters befindet. Wir haben hier ein menschliches Wesen, dem der Boden bereits vollständig entzogen ist, welches darum ringt, das grundlegende Gespür von Integrität, vielleicht von Existenz an sich aufrechtzuerhalten. Dann wird dieses Individuum zusätzlich noch einer unerbittlichen Erfahrung ausgesetzt, in seiner Persönlichkeit diskreditiert und pathologisiert zu sein. Psychiatrische Kliniken, welche heilende Zufluchtsorte sein sollten, sind stattdessen im Großen und Ganzen Vernichtungsfabriken. Die Morde, die dort begangen werden, sind Seelenmorde, und das medizinische Modell an sich ist eines der Hauptinstrumente dieser infernalischen Arbeit. Wenn man einer Patientin mitteilt, dass sie geistig krank sei, dann tötet man endgültig.

Höre ich den Worten meiner Patientin sanft zu – symbolisch und metaphorisch – dann übermitteln sie eine Nachricht über die emotionale Gewalt, die ihr als Ergebnis einer psychiatrischen Vergegenständlichung widerfährt. Ich fing an zu sehen, dass das, was sie mir sagte, aus ihrer Perspektive vollständig wahr war. Ebenso entdeckte ich etwas anderes, das mich innehalten ließ: Viele psychiatrische Kliniken haben Tunnel unterhalb der Krankenstationen, in denen die Patienten wohnen. Diese Tunnel werden häufig dazu benutzt, unauffällig Leichen Verstorbener oder durch Selbstmord Geendeter zu entfernen. Alles das half mir dabei, einen Weg zu finden, um der jungen Frau eine Antwort zu geben, die die Situation nicht verschlechterte.

Basierend auf diesen Überlegungen, entschied ich, dass meine Patientin Recht hatte, dass tatsächlich ein Keller mit Attentätern unterhalb der Klinik war und dass tatsächlich jede Nacht Morde stattfanden. Deshalb entschied ich, ihr genau das mitzuteilen. Zum nächsten Treffen wartete sie bereits mit denselben drängenden Fragen auf mich, die sie ständig wiederholte. Ich bat sie, mir zuzuhören:

> Meine Liebe, hör mir zu. Ich muss mich dafür entschuldigen, dass ich dich beim letzten Mal im Stich gelassen und deine Fragen nicht beantwortet habe. Das Problem war, dass ich nicht verstanden hatte, was du mich gefragt hast, obwohl du sehr deutlich warst. Jetzt verstehe ich dich und werde dir sagen, was ich dazu denke. Du sagst die Wahrheit. Der Tod ist überall in dieser Klinik, und du hast auch damit Recht, dass er in jeder Klinik unseres Landes da ist. Das ist keine Krankheit; du sprichst die klare, unverblümte Wahrheit. Meine Antwort an dich ist: ja, ja, ja!

Sie war zufrieden. Die Vorstellungen vom Keller und den Attentätern ließen nach. Ich habe nie mehr ein weiteres Wort im Verlaufe unserer anhaltenden Beziehung hierüber gehört. Das beschriebene Vorkommnis ereignete sich zu einem sehr frühen Zeitpunkt unserer gemeinsamen Arbeit, nur einige wenige Monate nachdem ich sie getroffen hatte. Aber es gab Hinweise, dass etwas sehr Gutes in der darauffolgenden Zeit geschehen war. Vielleicht eine Woche nachdem die Diskussionen über Keller und Morde aufhörten, spazierte ich mit ihr wieder über das Klinikgelände. Ich wusste nie, was ich dieser Patientin sagen sollte, weshalb ich einfach etwas sagte, was mir in den Sinn kam. An diesem Tag fragte ich sie: »Sag mir, was ist das Schönste, was du heute, an diesem gemeinsam verbrachten, wundervollen Morgen gesehen hast?« Sie antwortete mit folgenden Worten: »Ich sah eine wunderschöne Blume, die in der Mitte eines kalten, grauen Steines wächst.«

Ich hatte bereits verstanden, dass die Patientin seit mehreren Jahren Gefühlen einer inneren Leblosigkeit ausgesetzt war. Vor zwei Monaten hatte sie sich selbst wirklich schwer geschnitten – tiefe Schnitte quer über ihre Brust und Arme, welche mit dem Deckel einer Kaffeebüchse durchgeführt wurden. Ursprünglich hatte ich gedacht, dass sie mit diesem schrecklichen Akt versucht hatte, Selbstmord zu begehen; aber sie informierte mich darüber, dass sie die Intensität des Schmerzes fühlen wollte und sehen wollte, wie ihr hellrotes Blut floss. Sie war in einer Erfahrung von Gefühllosigkeit und Leblosigkeit verfangen und anstatt vorzuhaben zu sterben, hatte sie verzweifelt nach Hinweisen und Empfindungen gesucht, lebendig zu sein.

Also dachte ich, dass der Stein ein Symbol der Leblosigkeit sein könnte, ein abgeschlossenes Gefängnis, in welchem keine Gefühle und kein Leben vorhanden waren. Aber sie hatte mir jetzt mitgeteilt, dass Leben inmitten des Todes erschiene und dass es eine schöne Blume sei. Das musste ein gutes Zeichen für sie und für unsere Verbindung sein. Ich verlieh meinen Gedanken keine direkten Worte, aber entschied mich stattdessen, ihr vorzuschlagen, dass sie und ich ein Gedicht über die hübsche Blume verfassten. Wir saßen im Morgenlicht am Rande eines Teiches und schrieben eines, für welches sie folgenden Titel wählte: »Die mitternachtsblaue Rose«. Die Patientin entwickelte sich gut in den Folgejahren und war letztlich in der Lage, die Klinik zu verlassen und in ihrer Familie zu leben. Unsere Arbeit hielt mehrere Jahrzehnte an.

Allerdings finden nicht alle solche Fälle einen positiven Abschluss. Ein etablierter Psychiater aus meinem Bekanntenkreis wurde kürzlich von einem jungen Mann ermordet, der spätabends in seine Praxis kam. Der Patient war in Panik, weil er glaubte, im Rahmen einer ausgedehnten Verschwörung vergiftet zu werden. Er bettelte den Arzt an, ihm dabei zu helfen, einen Weg zu finden, um seinen Körper von den angesammelten Giften zu befreien. Er schrie, dass dieses seine letzte Überlebenschance sei. Die Verfolger, wie der Mann sie beschrieb, wurden von einer Anzahl Psychiatern und anderen Fachleuten des Gesundheitswesens angeführt, im Bunde mit vielen Verwandten, die sich gegen ihn gewandt hatten. Es gab auch einiges Gerede über eine eigenartige Maschine, die an seinem Leiden beteiligt war.

Der Arzt, selbst eine respektierte, aber sehr herkömmlich eingestellte Person, der in Manhattan arbeitete, stellte die Diagnose einer paranoiden Schizophrenie und empfahl sanft, aber entschieden eine Behandlung mit antipsychotischen Medikamenten, die er verschreiben würde. Der Patient hörte seinen Rat und zog ein Messer, das er in das Herz des Arztes stach. Ich weiß, was passierte, weil ich in der Lage war einen Blick in das Befragungsprotokoll zu werfen, das kurz nach seiner Ermordung durch die Polizei erstellt worden war.

Hier treffen wir also jemanden, der wieder ein Leben führte, das wie aus einer anderen Realität wirkte, und diesem Fall mündeten die Bemühungen, eine Verbindung zu ihm herzustellen, in tödlicher Gewalt. Ein Zusammenprall verschiedener Welten ereignete sich hier, welcher in Mord endete. Der Psychiater in dieser schrecklichen Geschichte »wusste«, dass sein Patient wahnhaft war, und er »wusste«, dass die sogenannten Wahnideen Symptome einer Geisteskrankheit waren, welche nur mittels Medikamenten behandelt werden konnten. Ich habe Reihe von Gedanken zu der unheilvollen Situation, die sich dann entwickelte.

Lassen sie uns mit der antipsychotischen Medizin beginnen. Diese Arzneimittel sind wirklich giftig, und ich frage mich, ob die Klagen des Patienten das Ergebnis einer negativen physiologischen Reaktion auf ihr Vorhandsein im Körper waren. Er behauptete, dass sich Gifte in ihm angesammelt hatten. Die wahrscheinlich hieran beteiligten Chemikalien sind bekanntermaßen giftig. Aber der Arzt antwortete nicht so, dass er die Möglichkeit der Beschwerden bestätigte, stattdessen aber noch mehr von dem verschrieb, wovon der junge Mann sagte, dass es ihn vergifte. Das war eine sehr ungünstige Entscheidung aufseiten des Psychiaters, und es führte dazu, dass er getötet wurde.

Wie in früheren Beispielen gibt es Punkte, an denen die Erfahrung des Patienten erheblich von dem abwich, was der Arzt als real annahm. Der Arzt betrachtete den Patienten z. B. so als wäre er verstrickt in einer paranoiden Verzerrung der Bemühungen aufseiten der anderen Kliniker, die ihm helfen wollten. Wahrscheinlich nahm er an, dass die Verwandten des Patienten ebenfalls in ein paranoid wahnhaftes System gezogen worden seien. Im Gegensatz dazu befand sich der Patient inmitten des Erlebens, Opfer einer Verschwörung zu sein und von einer großen Anzahl von Individuen angegriffen zu werden, von denen einige wahrscheinlich Personen waren, an die er sich zunächst Hilfe suchend gewandt hatte. Es kommt mir wie ein Wunder vor, dass in dem jungen Mann noch immer ein Fünkchen Hoffnung war, was sich darin zeigte, dass er sich mitten in der Nacht an meinen Kollegen wandte. Was für eine traurige und tragische Sache ist es, dass diese Instanz der letzten Hoffnung als erstes der Verschwörung beitrat, welche den Patienten zu vernichteten suchte. Ein Arzt ist gestorben, und der junge Mann geht einem Schicksal entgegen, in dem er bis zum Ende seines Lebens in einer geschlossenen Psychiatrie eingesperrt sein wird. Wahrscheinlich hätte es so nicht zu enden brauchen.

Welcher andere Weg hätte gefunden werden können, und wie hätte ein anderes Ende aussehen können? Das führt zu meiner zweiten Überlegung, wie der Arzt anderweitig hätte antworten können und welche Erfahrung der Patient infolgedessen hätte machen können. Was wäre gewesen, wenn der Arzt nach dem spezifischen Gift gefragt hätte, das seinem Gegenüber von denen verabreicht worden war, die ihn so fürchterlich verletzen wollten? Lassen Sie uns vorstellen, dass der Patient die Bezeichnungen der Arzneimittel gekannt hätte, die ihm verabreicht wurden, und dass es sich um Standardmedikamente gehandelt hätte, die Fachleute unseres Berufsfeldes bei Psychosen verabreichen.

Ich male mir die Möglichkeit aus, die der unglückliche Psychiater offensichtlich nicht nutzte, dem Patienten eine spezifische Punkt-für-Punkt Zusammenfassung der destruktiven Wirkung dieser verschiedenen Medikamente gegeben zu haben. Man könnte über die Gefahren sprechen, von Spätdyskenisien, von Diabetes, von unterschiedlichen Auswirkungen auf das Herz, von den anhaltenden Veränderungen des neurochemischen Umfelds im Gehirn, von übermäßiger Gewichtszunahme und daraus resultierenden Komplikationen, von vorübergehenden und permanenten Beeinträchtigungen der kognitiven Funktionen, von allgemeiner emotionaler Abstumpfung, die jemanden fühlen lässt, er oder sie wäre ein Zombie geworden.

Ich stelle mir auch vor, dass man den Patienten darüber hätte informieren können, was er genau benötigte, um solche Effekte zu stoppen und seine Abhängigkeit von der beruhigenden Wirkung der Medikamente, die er zu sich nahm, zu reduzieren. Ich hätte ihm vielleicht gesagt, dass, wenn er seinen Körper entgiften und weg von diesen Substanzen kommen wollte, er an den richtigen Ort gekommen war. Ich würde ihm versprechen, dass er die Hilfe erhalten würde, die er bräuchte, und das schaffen würde, was er gerade versuchte. Ich bezweifle ernsthaft, dass sich dann ein Mord ereignet hätte. Welcher Grund wäre hierfür vorhanden gewesen?

Jemand wie dieser Mensch ist in einem Zustand des Terrors und der Verzweiflung. Mein Ziel wäre es, ihn zu entängstigen und ihm Grund zur Hoffnung zu geben, auf die er und ich aufbauen könnten. Der wörtliche Inhalt dessen, was ich vorgeschlagen hätte, ist weniger wichtig als die Botschaft von Zusicherung, die ich versuchen würde ihm zu geben. Ich würde versuchen, genau in der Sprache zu ihm zu sprechen, die er in diesem verzweifelten Moment seines zerstörten Lebens verstehen kann.

Vielleicht sollte ich auch sagen, dass, hätte ich ein Messer gesehen und vermutet, dass er es gegen mich richten könnte, ich mit aller Macht versucht hätte, dieser Situation zu entfliehen. Ich wäre aus dem Gebäude gerannt und hätte die Polizei gerufen. Es ist Grundsatzprinzip meiner Tätigkeit, mir niemals zu erlauben, getötet zu werden, und es war tatsächlich einige Male ganz knapp.

Meine dritte Überlegung zu dieser Geschichte betrifft ihre Bedeutung vor Hintergrund der Lebensgeschichte des Patienten. Hier war er jetzt, fühlte sich durch Verfolger vergiftet und rannte zu einem Mann, der seine letzte Hoffnung darstellte. Die Situation selbst legt eine Deutung entlang der Idee nahe, dass die Verfolger Symbole einer mütterlichen Boshaftigkeit sind und der Arzt eine rettende väterliche Autorität ist. Das ist die Erinnerung eines kleinen Jungen, der zu seinem Vater rennt, nachdem er durch etwas, was mit seiner Mutter passierte, massiv bedroht war. Er scheint jedoch nicht besonders viel Hilfe von seinem Vater erhalten zu haben. Wie hätte er sonst in dieser Situation enden können? Dennoch ist in diesem Bild die Anwesenheit von Hoffnung erhalten, wenn auch schwach; d.h., sie blieb erhalten, bis sie durch die Antwort des Psychiaters zerstört wurde. Ich würde erwarten, dass der Patient sich selbst töten will, nachdem er den Arzt ermordet hat – die Gewalt ist ein Zeichen seiner Verzweiflung, die absolut und dauerhaft geworden ist.

Meine abschließenden Überlegungen betreffen den möglichen Ablauf der Ereignisse dieses Falls, wenn dem Patienten eine bessere Antwort gegeben worden wäre. Ich greife auf klinische Erfahrungen zurück, die ich in einer Situation, die dieser nicht unähnlich war, gemacht habe. Ich stelle mir vor, diesen jungen Mann hochfrequent, in den Anfangswochen wahrscheinlich täglich zu sehen. Ich behandelte eine solche Person vor vielen Jahren. Wir trafen uns in einem nahegelegenen kleinen Restaurant zum Frühstück. Ich hatte keine freien Plätze in meinem regulären Terminkalender, insofern war dieses der einzige Ort, wo wir Zeit miteinander haben konnten.

Mein Patient hatte anfänglich viel Angst, mich in der Öffentlichkeit zu treffen, weil, wie er sagte, seine Feinde überall waren und vorhatten, ihn umzubringen. Ich beantwortete diese Ängste mit einer einfachen Feststellung: »So lange Du und ich uns treffen, werden Deine Feinde Dich nicht verletzen. Das garantiere ich.« Das half ihm zu entspannen; aber es vergingen mehrere Tage, ehe er ausreichend beruhigt war, um mit mir gemeinsam zu frühstücken. Ich wartete allerdings nicht, und für ungefähr die ersten eineinhalb Wochen musste er mir zusehen, wie ich Käseomeletts, French Toast, Pfannkuchen, Bratkartoffeln und Früchte verputzte, auch wenn er nur dasaß und nichts aß oder trank. Es war irgendwie herzergreifend, diesen armen, hungrigen und ängstlichen Mann anzuschauen, während ich schlemmte. Dann schließlich bestellte er sich etwas Schinken und Kaffee und einiges verbesserte sich. Eine Grundlage für eine sehr lange und sehr produktive Beziehung war geschaffen. Dieser Patient setzte letztlich die antipsychotischen Medikamente ab und gesundete im Grunde vollständig von der Paranoia, die viele Jahre lang vorhanden gewesen war.

Also würde ich versuchen, die guten Erfahrungen zu wiederholen, indem ich den jungen Mann in der folgenden Zeit zum Frühstück einlüde. Ich würde natürlich erwarten, dass er misstrauisch wäre, aber ich würde ihn mit unablässiger Freundlichkeit entwaffnen. Ich würde ihm Essen bestellen, in der Hoffnung, dass er das annähme. In der Zwischenzeit könnte er die Medikamente reduzieren, von denen er dachte, dass sie ihn vergifteten, und wer weiß, vielleicht könnte er im Laufe weniger Wochen oder Monate gänzlich von diesen wegkommen. Bei der Verfolgung dieser Strategie würde ich auf dem Hoffnungsschimmer aufbauen, den ich beim ersten Kontakt wirken sah.

Wohin hat uns diese Diskussion hinsichtlich des Themas, mit dem ich angefangen habe, geführt: die Rolle der Philosophie in der Psychotherapie mit Fokus auf Metaphysik? Natürlich hat sich nichts ergeben, was uns helfen könnte, die Natur des letztlich Realen zu definieren. Hier sind drei Annahmen, die man philosophisch nennen könnte: Erstens, wir leben in einer gemeinsamen Welt; zweitens, Menschen sind erlebende Wesen; und drittens, nicht jeder sieht Dinge auf die gleiche Weise. Diese Ideen zu befolgen, hilft uns, Wege zu entdecken, um auf die vielen ansonsten unverständlichen und obskuren Dinge zu antworten, die uns bei extremen seelischen Beeinträchtigungen präsentiert werden.

Ethik: Die Frage nach dem Guten

Wir sind die Hüter unserer Schwestern und Brüder. Wir sind alle Geschwister in derselben Dunkelheit, wie es mein Freund, Robert Stolorow, so gerne sagt. Wir sind die Wächter der Erde und all ihrer lebenden Kreaturen. Dies sind die Grundsätze meiner ethischen Philosophie. In meiner professionellen Arbeit habe ich immer versucht, sie zum Ausdruck zu bringen.

Ich will einen Fall beschreiben, bei dem scheinbar ethische Themen und Fragen aufgeworfen werden, und dann diskutieren, wie meine philosophische Haltung in einem spezifischen menschlichen Kontext zum Tragen kommt. Die Geschichte enthält eine Tragödie. Es ist die Geschichte einer suizidalen Patientin, eine 49-jährige Frau, die in einem Ton der Bestimmtheit ankündigte, dass sie plane, ihr Leben zu beenden. Es handele sich nur um eine Frage des Wann, aber nicht des Ob. Sie zeigte sich interessiert an der Möglichkeit einer Psychotherapie innerhalb der kurzen Periode, in der sie noch leben würde. Es stand für sie außer Frage, dass sie sich umbringen werde, sie betrachtete es aber dennoch als möglicherweise nützlich, mit jemandem über ihre Situation zu sprechen. Es stand ihr aber niemand zur Verfügung, weil alle kontaktierten Kliniker sagten, dass sie versuchen würden, ihren Tod zu verhindern. Sie hatte kein Interesse, mit so einer Person zu sprechen.

Was würde ich machen, wenn diese Frau mich anspräche? Sie bestand darauf, ihr Leben zu beenden, aber fragte nach Gelegenheit zu einer Beratung in der kurzen ihr verbleibenden Zeit. Ich sagte, wir sind die Hüter unser Schwestern und

Brüder: Wie kommt das Prinzip bei jemandem zur Anwendung, der gewählt hat, zu sterben?

Eine andere Besonderheit dieser Situation bestand darin, dass sie sich weigerte, mit jemandem zu sprechen, der eine wie auch immer geartete Form von Bindung zu ihr herstellen wollte. Darüber hinaus erwartete sie von ihrem Therapeuten, falls sie einen fände, dass dieser nicht durch ihren Selbstmord verletzt sein würde. Die Freiheit zu sterben, ohne sich Sorgen über die Gefühle des Therapeuten machen zu müssen, stellte eine absolute Vorbedingung dar für die Zustimmung zu einer Beratung. Also suchte sie nach einem Gesprächspartner, der weder ihren geplanten Tod verhindern wollte, noch negativ betroffen sein würde, wenn es geschähe. Hier ging es also um etwas Grundlegendes.

Zwei Faktoren scheinen bei ihrer Entscheidung eine Rolle zu spielen: erstens, dass sie das Kind von Holocaust-Überlebenden war und man ihr in ihrer Kindheit das Gefühl gegeben hatte, dass der Zweck ihrer Existenz darin läge, die Toten zu ehren, aber nicht ein eigenes Leben zu leben; und zweitens, dass sie massiv abhängig von einer Reihe Drogen und Alkohol geworden war und keine Möglichkeit sah, davon loszukommen. Sie sagte, dass ihr Leben keinerlei Bedeutung für sie habe, dass es voller Leiden gewesen sei und ein Ende finden müsste.

Wie kam es dennoch dazu, dass sie an einer Beratung vor ihrem Tod interessiert war? Es schien, als wolle sie in einem Gespräch mit jemandem einiges abschließend aufarbeiten, wenn sie eine Person finden könnte, welche sie in der Ausführung ihrer Entscheidung nicht behinderte. Sie sagte nur, sie habe sich überlegt, dass das nützlich sein könnte. Alles, was von ihrem Willen zu Leben übrigblieb, war ihr Interesse an einer kurzen Zeit sogenannter Beratung. Sie wollte über die Bedeutung ihrer Situation reden. Einem solchen Wunsch wohnt die verbliebene Lebenskraft inne. Ich möchte annehmen, dass sie ihren Suizid ausführen würde, wenn sie niemanden fände, der das bereitstellen könnte.

Es ist genau das, was passierte: Alle Kliniker, die sie kontaktierte, hatten ihr erklärt, sie wollten ihr dabei helfen, ihren Lebenswillen wiederzufinden. Dieses schloss zwei Psychotherapeuten ein, die unklugerweise von mir empfohlen worden waren. Die Therapeuten machten in ihrer Antwort auch deutlich, dass es sie sehr mitnehmen würde, beginge sie Selbstmord, und dass sie die Arbeit mit ihr dann als gescheitert betrachten würden. Das konnte sie nicht tolerieren, weshalb sie auf die Beratung verzichtete und sich umbrachte. Die Methode ihrer Wahl zeigte ihre absolute Entschlossenheit: Sie nahm eine tödliche Überdosis Schlafmittel, trank fast eine ganze Flasche Wodka obendrauf und zog sich eine Plastiktüte über den Kopf, sodass sie erstickte. Sie hatte es wirklich ernst gemeint. Ein besonders trauriger Aspekt dieser Geschichte ist, dass ich mich schließlich entschieden hatte, die Aufgabe, sie zu beraten, selbst zu übernehmen. Aber als ich sie anrief, war sie bereits von uns gegangen.

Eine Person verfällt der Verzweiflung, die Welt zerstört ihren letzten Funken Hoffnung, sie bringt sich um. Diese Frau wandte sich Hilfe suchend an die Fachleute auf unserem Gebiet, und diese wandten sich von ihr ab. Selbstmorde geschehen, wenn Hoffnung zerstört wird. Meine Philosophie enthält die Vorstellung, dass wir Hoffnung unterstützen sollten, anstatt diese auszulöschen. Wie auch immer, ich würde dieses nicht als ethisches Versagen irgendeiner Seite betrachten; das Problem der Therapeuten war ihr menschliches Versagen aufgrund emotionaler Dummheit. Sie wussten nicht, was sie taten.

Ich habe gesagt, dass ich versuche, dem Prinzip entsprechend zu leben, dass wir die Hüter unserer Brüder und Schwestern sind, und jetzt wollte diese Frau einen Freibrief, ihr Leben zu beenden, als Bedingung dafür, in eine Psychotherapie einzusteigen. Wie könnte man den einen und den anderen Aspekt miteinander in Einklang bringen? Ich würde fragen: Warum wollte sie, dass ihr Therapeut, wenn sie einen gefunden hätte, jemand sein sollte, der weder ihrem Suizid entgegenstehen würde noch davon negativ betroffen wäre? Anhand der kurzen Geschichte ist dies, wie ich es verstehe, offensichtlich. Es bestand kein Grund mehr zu kämpfen und zu leiden, da sie ja für ein Leben im Andenken der bereits Toten vorgesehen war. Ihre Eltern spannten ihr bloßes Dasein in deren ewig andauerndes Trauma und dauernde Gram. Innerhalb dieses Projektes gab es keinen Raum für ihre Existenz als Person eigenen Rechts. Sie war eine von denen, deren Leben ihnen niemals selbst gehörte. Häufig töten solche Menschen sich selbst.

Ich hätte ihr Leben, zumindest das bisschen, dass übrig war, so gesehen, dass es ihren Wunsch enthielt, jemanden zu finden, der nicht durch ihren Selbstmord verletzt sein würde. Das ist offensichtlich alles, was von dieser Frau übriggeblieben war, und ich hätte versucht ihr mitzuteilen, dass ich verstand, was sie tat, und dass sie sich keine Sorgen darum zu machen brauchte, mich vor meinen Gefühlen zu schützen. In der Zwischenzeit hätten wir vielleicht einige gute Gespräche geführt. Wenn sie sich in meiner Anwesenheit frei gefühlt hätte, sich nicht um mich kümmern zu müssen, und ebenso frei zu wählen, ihr Leben in jedem Moment ihrer Wahl zu beenden, ist es möglich, dass sich ein Raum geöffnet hätte, den sie niemals zuvor gekannt hatte, ein Gestaltungsraum, der vollständig ihr gehörte. Wer weiß, was dann hätte passieren können? Wenn ich nicht zu spät gewesen wäre, wäre vielleicht ein Wunder geschehen.

Die vordergründige Fürsorge und Besorgnis der Kliniker, die sie aufsuchte, haben ihren Selbstmord ausgelöst. Mein Vorschlag hätte eine Chance für ihr Überleben sein können. Wenn wir unsere Herzen und unseren Verstand öffnen, könnte ein Weg zu unseren Brüdern und Schwestern gefunden werden, der uns ansonsten verloren sein könnte.

Dieser Tod mag unvermeidlich gewesen sein. Aber zumindest hätte sie die Gelegenheit gehabt, ihre Geschichte mit jemandem zusammen zu besprechen, ehe sie Abschied genommen hätte. Selbst dann hätte ich gewusst, dass ich der Hüter meiner Schwester gewesen wäre, alles getan hätte, was auf meinem Verständnis von ihr gegründet gewesen wäre, und ich hätte mit ihrem Tod leben können. Ich frage mich, wie die Kliniker, die ihr gesagt hatten, dass sie ihr Leben bewahren wollten, sich jetzt fühlen. Wenn ich einer von ihnen wäre, würde ich erheblich leiden.

Erkenntnistheorie: Die Dunkelheit des Unwissens

Der Fokus auf philosophische Themen scheint Gelegenheiten für interessante Diskussionen zu schaffen, weshalb ich fortfahren möchte, indem ich zu einem anderen Feld der Philosophie wechsele, dem der Erkenntnistheorie. Ich habe versucht, über klinische Fälle nachzudenken, für die Überlegungen, die sich auf Erkenntnistheorie stützen, relevant sein könnten. Erkenntnistheorie stellt Fragen wie: Was ist Wissen und was sind seine Voraussetzungen? Der Begriff *epistemologisches Trauma* entsteht.

Ein epistemologisches Trauma ist ein Ereignis, das jemandes Vertrauen in das, was zuvor für wahr gehalten wurde, untergräbt. Es ist ein Ereignis oder eine Situation im Leben einer Person, die das bis dahin als gegeben oder sogar vorgegeben Betrachtete widerlegt. Der Effekt eines solchen Traumas ist die Erschütterung des Vertrauens in den eigenen Verstand. Solch ein Kollaps des Vertrauens in sich selbst kann zu schrecklichen Dingen führen, im Extremfall sogar zu einer Erfahrung der persönlichen Vernichtung. Es lässt eine Person sich so fühlen, als ob er oder sie in die Dunkelheit des Nichtwissens geworfen worden wäre und es nichts gäbe, was es besser machen kann.

Ich erinnere mich an zwei klinische Geschichten, die beide ehemalige Patienten von mir vor vielen Jahren betreffen. Es sind Personen, die mich mit dem Konzept des epistemologischen Traumas bekannt gemacht haben. Die erste betrifft eine 50 Jahre alte Frau, die seit 24 Jahren verheiratet war und in dieser Zeit zwei Söhne großgezogen hatte. Sie kam in einem Zustand verzehrender Angst zu mir, weinte unkontrolliert, war nicht in der Lage zu schlafen und suchte verzweifelt nach Hilfe. Ihre Ehe war nicht perfekt gewesen, aber sie und ihr Ehemann waren gut genug miteinander ausgekommen und hatten sich die meiste Zeit gegenseitig bei der Betreuung der Söhne geholfen. Äußerlich war ihr gemeinsames Leben ein konventionelles – sie gehörten einer Kirche an, nahmen an den Aktivitäten der Gemeinde teil, hatten eine Reihe Freunde, die sie während der Schulzeit ihrer Kinder trafen.

Hier ist das, was geschah: Schlagartig kam heraus, dass ihr Ehemann die gesamte Zeit ihrer Ehe ein heimliches homosexuelles Leben geführt hatte, voller Sadomasochismus, unzähligen One-Night-Stands und in den Anfangsjahren mit Fällen der Selbstprostitution für reiche Geschäftsleute, die in seinem Umfeld zu Besuch waren. Unerwartet erklärte er seiner Frau, dass er die Scheidung eingereicht hatte und das bis dahin verborgen gehaltene Leben ausleben wollte. Das wurde ihr in einem Zustand freudiger Ausgelassenheit mitgeteilt, weil er sich dabei so fühlte, als hätte er es letztlich geschafft, aus einem Gefängnis der Heimlichkeit auszubrechen, um einer ihm bis dahin unbekannten glorreichen Freiheit entgegenzugehen. Er gab seiner Frau einen detaillierten, nicht jugendfreien Bericht all seiner Aktivitäten, von denen er zuvor überzeugt gewesen war, diese verborgen halten zu müssen, und lud sie ein, mit ihm sein Glück zu feiern.

Konfrontiert mit den Eröffnungen ihres Mannes fiel sie in Ohnmacht, unfähig, überhaupt zu verstehen, was er ihr mitzuteilen versuchte. Später schien es so, als hätte er sich verändert, in jemanden verwandelt, den sie nicht mehr erkannte. Sie rang mit dem Gedanken, entführt und mit seinen Vorstellungen einer Gehirnwäsche unterzogen worden zu sein. Dann begann sich der Boden zu lösen und sie fiel in einen tiefen, spiralförmigen Schacht des Nichtwissens, wobei sie ihren Glauben an ihre Arbeitsfähigkeit verlor, an ihre Fähigkeit, angemessen mit ihren Kindern und Freunden in Beziehung zu treten, zu kochen, sogar morgens ihre Kleidung auszuwählen. Beim ersten Treffen erzählte sie mir, dass sie den Eindruck habe, den Verstand verloren zu haben und verrückt geworden zu sein. Sie sagte auch, dass sie ihr ganzes Leben lang geisteskrank gewesen sei und dass Schreckliches passiert sein müsse, als sie ein junges Mädchen war, um solche tiefen emotionalen Probleme zu verursachen. Ich traf auch ihre beiden Söhne. Diese waren so erschöpft von den Versuchen, mit der Not ihrer Mutter umzugehen, dass sie um eine stationäre Einweisung ihrer Mutter baten.

Ich wies sie nicht ein – es schien mir klar zu sein, dass dies die Situation verschlimmert hätte und völlig daran vorbeigegangen wäre, sich mit dem Trauma zu befassen, das ihrem Kampf vorausging. Sie benötigte etwas, um die Spirale des Nichtwissens anzuhalten und den damit verbundenen Kollaps in ihrem Selbstwertgefühl rückgängig zu machen. Ich sprach mit ihr eineinhalb Stunden über ihre Ehe, ihr Leben und ihr Leiden, und am Ende dieser Zeit hatte sie ihre Balance wiedergefunden.

Dieser dramatische Effekt entstand aus Folgendem: Nachdem ich ihr zugehört hatte, teilte ich ihr einfach meine Gedanken darüber mit, was passiert war. Es gibt nichts Machtvolleres als menschliches Verstehen. Ich sagte ihr, dass sie nicht verrückt sei, dass ihr Leben keinerlei Hinweise auf eine Geistesstörung aufweise und dass sie diese Ideen einfach vergessen solle. Ich ergänzte, dass in dem Gesamtbild auf jeden Fall eine gewisse Verrücktheit zu finden sei, die ihres Ehemannes. Es schien aus den Erzählungen offensichtlich, dass er in eine anhaltende manische Episode eingetreten war, und dass dies dazu beigetragen hatte, sein Leben und das seiner Familie auf den Kopf zu stellen.

Ich erklärte ihr, dass sie sich in einem Schockzustand befinde, weil alles, an das sie geglaubt hatte, plötzlich umgekippt worden war und das dazu geführt hatte, dass sie ihr Vertrauen in ihre Wahrnehmung und Gefühle verloren hatte. Ich ergänzte, dass ihre Reaktion angesichts dessen, was passiert war, normal sei, und erklärte, dass sie ihre Balance wiederfinden werde, während der traumatische Schock allmählich nachlassen werde. Im Griff der Krise glaubte sie, dass sie einen nervösen Zusammenbruch erlebt habe, und bat um antipsychotische und antidepressive Medikamente. Ich sagte ihr, dass sie nichts dergleichen benötige, weil sie weder Spuren einer Psychose noch einer depressiven Erkrankung aufweise. Ich empfahl ihr im Falle, dass die Angstzustände anhielten und ihren Schlaf behinderten, eine kleine Dosis Schlafmittel vor dem Schlafengehen zu sich zu nehmen.

Während ich so zu ihr sprach – und ich musste mich mehrfach wiederholen – starrte sie mich an, blinzelte und schien im ersten Moment nicht zu hören, was ich sagte. Aber dann sah ich, wie meine Worte einsanken und ihre Entspannung sichtbar wurde. Sie hörte auf, herumzuzappeln und sich ängstlich umzuschauen, und eine tiefe Ruhe schien sich langsam einzustellen.

Ich weiß, es mag schwierig sein zu glauben, dass eine einfache Konversation wie diese Verwirrung und Leid der Patientin dauerhaft beenden kann. Ich musste sie im Verlaufe der folgenden Monate und Jahre wiederholt sehen, weil das epistemologische Trauma weiterhin die Entscheidungen unterminierte, die sie traf, um ein Leben aus sich selbst heraus wiederherzustellen, nachdem ihr Ehemann sie verlassen hatte. So verliebte sie sich eineinhalb Jahre später in einen netten Mann, aber sie hatte große Angst, dass dieses der Beginn einer Wiederholung des Desasters sein könnte, welches sich in ihrer Ehe ereignet hatte. Sie brauchte meine Hilfe, um zu sehen, dass ihre Zweifel primär auf der Erschütterung ihres Vertrauens in das basierten, was sie zu wissen geglaubt hatte, und dass sie sich erst noch auf dem Weg befand, wieder zu erlernen, ihrer Wahrnehmung und ihrem Urteilsvermögen zu vertrauen. Irgendwann heiratete sie wieder, und alles lief gut. Sowohl sie als auch ihre Söhne waren trotzdem tief verletzt worden durch den glorreichen

Aufbruch in die Freiheit ihres ersten Ehemannes und sie litten noch eine sehr lange Zeit auf die eine oder andere Weise unter den destruktiven Nachwirkungen.

Meine zweite Erfahrung, die mich diese Form des Traumas lehrte, betraf einen 18-jährigen Studenten, der zur Beratung zu mir kam. Er war ein sehr kluger junger Mann mit besonderem Interesse an östlicher Philosophie und Religion. Obwohl er von außen betrachtet im Studienprogramm gut funktionierte, hatte er begonnen, sich sehr depressiv zu fühlen, und wünschte sich jemanden, mit dem er über seine Gefühle reden konnte. Ich bat ihn, mir zu erläutern, was so niederschlagend sei; aber er war außerstande, eine Situation oder ein Ereignis von Relevanz zu benennen. Er sagte, dass tatsächlich nichts Spezielles seine emotionale Verfassung beeinflusse, weil so gar nichts in seinem Leben wirklich real erscheine. Ich bat ihn, seine Aussage zu erläutern. Er antwortete, dass er die Welt, in der er lebe, wie eine Art Illusion erlebe, dass es ihr an einer unabhängigen Realität mangele, und dass wer er sei und wo er sei eigentlich komplett unbekannt sei. Er sagte, er könne ein katatoner Schizophrener sein, der in einer geschlossenen Abteilung einer psychiatrischen Klinik eingesperrt ist, seine College-Karriere und sogar sein Gespräch mit mir könnten halluziniert sein. Oder es könne sein, dass eine unbekannte Macht oder ein göttliches Prinzip eine Art Weltgeschichte generiere, und er lediglich ein Charakter innerhalb dieser kosmischen Fiktion ohne eigene, unabhängige Realität sei. Dieser Eindruck, dass alles eine Art Illusion ist, war mit seiner Faszination von Hindu- und Buddhistischen Religionen verbunden, welche auf der Vorstellung gründen, dass die Welt, die wir wahrnehmen, Maya oder Sangsara ist, illusorisch, etwas, wovon wir uns selbst emanzipieren müssen.

Bei den Gefühlen des jungen Mannes ging es offensichtlich um etwas Wichtiges. Ich wollte herausfinden, was das sein könnte. Ein Hinweis ergab sich, als ich ihn danach fragte, wie er seine freie Zeit verbringe. Er sagte mir, dass er sich gern alleine auf Friedhöfen aufhalte. Häufig, spätnachts, wenn seine Familie schon schlief, nehme er sich das Auto seines Vaters und fahre zu diesem oder jenem Friedhof in seiner Stadt. Er mochte es, entlang der Grabsteine zu laufen, die Inschriften zu lesen und über das Leben der Menschen nachzudenken, die dort beerdigt worden waren. Nach jedem dieser Besuche, ungefähr nach einer Stunde oder so, ginge er zurück zum Auto, um nach Hause zu fahren.

Wie hängt das mit dem epistemologischen Trauma zusammen? Ich ließ die Beschreibungen des jungen Mannes von seinen Gefühlen und Handlungen über mich fließen wie einen Wasserfall. Dann wartete ich darauf, dass ein Gedanke auftauche, der mich zur emotionalen Wahrheit bringen könnte, die dem innewohnt, was sich mir dargelegt hatte. Der erste Gedanke, der kam, war der, dass dieser Person etwas passiert sein musste, was die Welt unreal machte. Man kommt nicht ohne Grund zu so einer Erfahrung. Es gibt immer etwas, was dabei eine Rolle spielt. Der zweite Gedanke, der auftauchte, war der, dass die nächtlichen Besuche der Friedhöfe Reaktionen auf welches Ereignis auch immer waren, das die Welt in eine Illusion verwandelt hatte. Es schien mir so, dass er nach etwas oder jemanden auf den Friedhöfen suchen müsse, weshalb ich ihn fragte, was oder wer das sein könnte. Allerdings war er sich nicht bewusst, nach irgendetwas Speziellem zu suchen, und deshalb konnte er mir zunächst keine Antwort auf meine Frage geben.

Ich fragte ihn dann, ob jemand ihm Wichtiges gestorben sei, weil mir zu all dem, was er mir erzählte, das Wort *trauern* ständig durch den Kopf ging. Er wirkte wie ein alternder Witwer, der immer wieder das Grab seiner geliebten Frau aufsucht. Die traurige Geschichte, um die es ging, kam dann zum Vorschein.

Der Patient hatte mit 7 oder 8 Jahren den Verlust seiner Mutter erlitten. Er hatte ihr in seinen frühen Jahren sehr nahegestanden, als die Familie noch aus ihm, seiner Mutter, seinem Vater und drei Geschwistern bestanden hatte. Er war der Zweitgeborene, und das Familienleben bot emotionale Sicherheit und Normalität. Die Mutter jedoch hatte ein unentdecktes Krebsgeschwür im Temporallappen. Eines Tages, während mein Patient in der Schule war, erfassten sie verheerende Kopfschmerzen. Sie kollabierte in einen schweren, kritischen Zustand. Als er nach Hause kam, war sie nicht da, und ihm wurde gesagt, dass sie wegen Kopfschmerzen in ein Krankenhaus eingeliefert worden sei, aber dass sie bald nach Hause käme, er sich keine Sorgen zu machen bräuchte. Er hatte keinen Grund, daran zu zweifeln.

Tage vergingen, die Mutter kehrte nicht zurück, aber der Junge war sicher, dass mit der Zeit alles gut werden würde. Mama würde vielleicht morgen oder nächste Woche zurückkommen, wenn es ihr wieder gut ginge, was ihm die Nachbarn nebenan versprochen hatten. Unglaublicherweise trafen die Kinder nicht auf den Vater; er war während der ganzen Zeit abwesend. Schließlich, an einem Schultag, näherte sich ihm ein anderes Kind und hänselte ihn damit, dass seine Mutter gestorben sei. Mein Patient schlug nach dem Kind, das eine anscheinend sadistische Äußerung von sich gegeben hatte. Er war ganz sicher, dass seine Mutter lebte, wenn es ihr auch nicht gut ging, und dass sie nach Hause kommen würde. Immerhin war es ihm so gesagt worden, und, wie auch immer, Mamas sterben nicht. Sie versprechen implizit und explizit, dass sie für immer für einen da sein werden.

An diesem Abend wurde er von einem Seelsorger über die Wahrheit informiert. Das geschah folgendermaßen: Der Seelsorger fragte meinen Patienten, wann er dächte, seine Mutter wiederzusehen. Der Junge antwortete: »Ich weiß nicht, vielleicht nächste Woche oder so.« Der Seelsorger teilte ihm dann mit, dass er sie wiedersehen werde, aber dass es länger dauern werde und er abwarten müsse. Der Junge fragte, ob es einen Monat oder länger dauern werde. Der Seelsorger antwortete, nein, dass er noch länger warten müsse. Mein Patient fragte dann, wie lange das sein werde. Die Antwort war: »Schau, Du wirst im Himmel wieder mit ihr zusammen sein. Sie ist gestorben, aber im ewigen Leben werden Du und sie wieder vereint werden.« Das Herz meines jungen Patienten zerbrach zu diesem Zeitpunkt, als die furchtbare Wahrheit über ihn hinwegrollte.

Das Trauma war zwiefach. Auf der einen Seite hatte er die Person verloren, die ihm in seinem Leben am nächsten stand, und weiterzuleben ohne ihre Anwesenheit schien undenkbar. Auf der anderen Seite hatte er geglaubt, und wurde dazu verleitet zu glauben, dass sie sich erholen und zurückkehren würde. Dieser Glaube an sie war grundlegend für ihn. Aber dieser Glaube wurde zerschmettert, und alles, was er zu wissen glaubte, zerbrach nun in Scherben. Es war ein Trauma durch Verlust, es war ein epistemologisches Trauma größten Ausmaßes. Im Schlaf des trauernden Kindes tauchten wiederkehrende Träume auf. So träumte er dutzende Male, dass seine Mutter nach Hause renne und jedem freudig zurufe, dass alles ein Missverständnis gewesen sei, ein Fall irrtümlicher Verwechselung oder so etwas. Die Träume waren eine enorme Erleichterung, machten die Mutter wieder lebendig und bestätigten alles, was er von ganzem Herzen für wahr gehalten hatte, erneut. Mit dem Erwachen jedoch waren seine Überzeugungen und seine Mutter erneut für ihn verloren. Er weinte bitterlich, als er die Szene mit dem Seelsorger erzählte und die Geschichte seiner Träume mitteilte.

Im Laufe der folgenden Wochen nach dem Tod seiner Mutter versuchte er auch Kontakt mit ihrem Geist aufzunehmen, stückweise akzeptierend, dass sie physisch verschwunden war, aber an dem Glauben festhaltend, dass sie irgendwie noch anwesend sei, wenn auch unsichtbar und schwach. Er bat sie, ihm ein Zeichen ihrer Anwesenheit zu geben. Nichts geschah. Dann installierte er eine Art spiritistisches Experiment, indem er einen winzigen, fast gewichtslosen Fetzen Stoff vorsichtig auf die Oberfläche eines umgekehrten Fingerhuts seiner Mutter stellte und durchsichtiges Glas über die Anordnung stülpte, um jeden Luftzug davon abzuhalten, den Stoff zu bewegen. Dann wartete er darauf, dass der Geist seiner Mutter ihm ein Signal gebe, indem der den Stoff, wie geringfügig auch immer, bewegte. Der Stoff blieb ruhig, bewegungslos wie der Tod. Hätte sein Experiment funktioniert, hätte er gewusst, dass ihre Anwesenheit immer noch real war, und zumindest ein Überrest von all dem, an das er geglaubt hatte, wäre erneut bestätigt worden. Stattdessen dauerte das Trauma fort und vertiefte sich.

Innerhalb einiger Monate nach der Tragödie setzte Dissoziation ein und der Junge hörte auf, über den Tod und das Leben seiner Mutter nachzudenken. Stattdessen stürzte er sich in seine Schularbeit und Erlebnisse mit seinen Freunden. Im Alter von 10 Jahren hatte er eine Autobiografie in einem seiner Fächer geschrieben und brachte mir diese zu einer Sitzung mit. Die Arbeit war bemerkenswert. Sie erzählte von einer Reihe Ereignisse, die zu seiner frühen Kindheit gehörten, und dann von einer Reihe Ereignisse seiner mittleren Kindheitsjahre, aber es gab keine Erwähnung vom Tod seiner Mutter, fast so, als wäre dieser Teil seiner Geschichte herausgeschnitten worden. Er blieb der nackten physischen Tatsache des Geschehenen gewahr, aber hörte auf, irgendeinen Gedanken darauf zu verschwenden. Schließlich verblassten fast alle seine Erinnerungen an Leben und Tod seiner Mutter aus seinem Gedächtnis.

Ich sagte dem Patienten, dass ich jetzt verstehe, warum alles so unreal für ihn schien. Es war, weil all das, was er als real betrachtet hatte, mit der Tragödie des Todes seiner Mutter ausgelöscht worden war. Zunächst war es niemals vorstellbar gewesen, dass sie sterben könnte, weshalb das der erste Schlag gegen alles war, was er glaubte. Und zweitens hatte er den Zusicherungen während der angstvollen Tage nach ihrer Einlieferung vertraut, dass sie zurückkehren werde. So wurde alles Reale doppelt zerstört. Das stellte einen Angriff auf die Grundfesten seiner Welt und auf sein Vermögen dar, den eigenen Wahrnehmungen zu trauen. Ich denke, dieses ist ein hauptsächlicher Grund, warum der Tod seiner Mutter dissoziiert werden musste. Es war nicht nur der unerträgliche Schmerz der Trauer und des sie Vermissens, der durch diese Anpassung aufgelöst wurde; die Realität an sich wurde gegen einen brutalen Schlag geschützt, und dadurch war er in der Lage, sein junges Leben relativ intakt fortzusetzen. Intakt zumindest bis zu seiner späten Jugend, als die Wirklichkeit der Welt begann in Frage gestellt zu werden, als alles allmählich zunehmend illusorisch erschien. Die Spaziergänge auf den Friedhöfen waren offenbar Anstrengungen, seine Mutter wiederzufinden, eine Welt wiederzuerlangen, die ihm durch ihren Tod gestohlen worden war, sie schlussendlich zu reparieren und die Integrität seines Verstandes und seines Glaubens an sich selbst wiederherzustellen.

Es hatte niemals eine Gelegenheit gegeben, die Erfahrung des Verlustes und der Invalidierung mit jemanden zu teilen. So versuchte ich, einen Raum zu schaffen, in dem er zu sich selbst finden könnte. Ich hörte ihm zu, während er von seiner einsamen Reise berichtete; ich blieb bei ihm während vieler Momente, in denen er weinte; und ich sagte ihm, was ich dächte, was ihm geschehen sei. Das war es. Er verstand sich durch diesen Prozess besser, welcher über eine Reihe von Jahren unserer Kontakte anhielt. Letztendlich machte er sich gut in seinem Leben. Übrigens war ein Effekt all unserer Diskussionen, dass die Wirklichkeit der Welt wiederhergestellt worden war und seine Faszination für hinduistische und buddhistische Gedanken zurückging. Am Ende wurde er klinischer Psychologe, ein sehr guter sogar.

Jedes Trauma ist ein epistemologisches Trauma. Meine kleinen Erzählungen sind tatsächlich eigentlich nur spezielle Fälle des eher allgemeinen Prinzips, dass es der Natur traumatischer Erfahrungen entspricht, die Realität, an die eine Person glaubte, zu zerschlagen. Es ist eine Attacke, in der Formulierung meines Freundes Robert Stolorow (2007), auf den »Absolutismus des Alltags«. Der Traumaüberlebende ist in der Konsequenz immer jemand, der in die Dunkelheit des Nichtwissens geworfen wurde.

Ästhetik: Die Frage nach dem Schönen

Gibt es einen Platz für das Schöne darin, wie wir die Menschen verstehen, vielleicht einschließlich uns selbst? Ist das Verständnis, an das wir glauben können, immer schön? Sind Ideen, die wir entwickeln, welche dem Betrachter hässlich scheinen, deshalb anzuzweifeln? Worin genau besteht Schönheit in unserem Feld?

Ich werde in einen konkreten Fall und in eine bestimmte Interpretation einsteigen, die während eines langen psychotherapeutischen Verlaufs einer Patientin entstanden ist. Es geht um einen sich wiederholenden Traum eines Kindes zwischen dem Alter von 5 oder 6 und 13. Die Patientin war Mitte 20, als sie mir davon berichtete, aber es war eine ihrer lebendigsten Kindheitserinnerungen. Hier ist der Traum in den Worten der Patientin:

> Ich liege auf meinem Rücken, nackt, in meinem Vorgarten, starre hinauf in den Himmel. Da sind fünf oder sechs kleine Männer, aufgestellt in einer Reihe auf einer Seite meines Körpers, und fünf oder sechs weitere auf der anderen Seite. Sie wirken wie Gnome oder Elfen oder so etwas. Jeder hält ein Stück einer Schnur in seiner Hand, und am Ende jeder Schnur ist ein Angelhaken, welcher in meiner Haut steckt. Da ist einer in meiner Wange, meinem Nacken, meiner Brust, meiner Taille, meiner Hüfte, und weiter unten auf meinem Bein – und auf der anderen Seite meines Körpers ist das Gleiche. Die Männer ziehen an den Schnüren und den Haken und meine Haut, oben und unten entlang meines Köpers auf beiden Seiten, wird gezogen und gespannt, vor und zurück. Es ist ein Tauziehen. Es ist gruselig.

Es gibt nichts Schönes angesichts dieses Traums: Tatsächlich ist er in seiner Bildhaftigkeit schrecklich und hässlich. Ich sollte erzählen, wie meine Patientin und ich zum Verständnis seiner Bedeutung gelangten. Wir brauchten 13 Jahre dafür. Die Patientin erzählte mir den Traum bei der ersten Gelegenheit, bei der ich sie sah, aber weder sie noch ich konnten seine Undurchsichtigkeit durchdringen. Andere Träume, die sie hatte, waren leichter zu verstehen, aber dieser befremdliche Traum mit den Männern und den Schnüren und den Haken begleitete uns jahrelang, ohne dass eine Klärung stattfand.

Die Patientin war als kleines Kind Opfer der schlimmsten sexuellen Misshandlung geworden, die ich jemals gesehen habe. Sie war gezwungen, ab dem Alter von 2 Jahren oder früher, ihrem Vater orale sexuelle Befriedigung zu verschaffen. Zwei- oder dreimal jede Woche kam er heimlich in ihr Schlafzimmer, während die anderen Familienmitglieder schliefen, und steckte seinen Penis in ihren Mund. Dann ermutigte er sie sanft, ihm jedes Mal zu einer Erektion und schließlich zum Orgasmus zu verhelfen. Anschließend küsste er sie und packte sie wieder ins Bett, damit sie weiterschlief. Die sexuelle Misshandlung verlief über einen Zeitraum von 11 Jahren und hörte nur deshalb auf, weil ein Verwandter ihren Vater dabei ertappte, wie er den jüngeren Bruder der Patientin anal vergewaltigte.

Obwohl ich viel über die Geschichte der väterlichen Zudringlichkeit wusste, verstand ich die Verbindung zu dem Traum nicht, bis meine Patientin eines Abends, an dem ich bei ihr saß, ausrief: »Ich weiß, was es ist! Die Männer, die Schnüre und die Haken!« Dann fuhr sie fort, zu erklären, dass die zwei Reihen kleiner Männer Abbilder ihrer zwei Väter seien, einem, der völlig normal war, und dem anderem, der ein Sexverrückter war. Der Vater des Tageslichts, wie sie es ausdrückte, war ein konservativer Ehrenmann, der die Familie unterstützte und immer versuchte, die höchsten moralischen Werte zu repräsentieren. Der Vater der Nacht, im verheerenden Kontrast, war eine absonderliche, anzügliche Kreatur, die auf sexuelle Intimitäten bestand und sicherstellte, dass dieses wiederholt passierte. Meine Patientin hatte mit den gegensätzlichen Vätern einen Umgang gefunden, indem sie die Erfahrungen der Nacht von der normalen Welt des Tages aussperrte – befand sie sich in der einen Welt, dachte sie nichts über die andere. Ihre Entwicklung jedoch verlief zwischen den beiden, während sie versuchte, ein Gefühl von sich selbst und ihrem Leben zustande zu bringen, das eine Bedeutung für sie haben würde, trotz des widersprüchlichen Zerrens und Ziehens, aufgebürdet durch den Wahnsinn des Vaters.

Ich fand die spontane Interpretation ihres Traumes schön. Vielleicht sollte ich sagen, es war nicht die Interpretation, die schön war, sondern eher, dass der Traum an sich *durch* die Interpretation schöngemacht wurde. Wenn man einmal versteht, dass die beiden Reihen von Gnomen die beiden Welten der Kindheitskämpfe der Patientin symbolisieren, wird der Traum eine Struktur, die auf schöne

Weise das unmögliche Dilemma ausdrückt, in der sich ein junges Mädchen wiederfindet. Wie perfekt die Bilder sind: Nackt und wehrlos liegt sie da, zuerst nach rechts und dann nach links gezogen, und dann wieder nach rechts, nach links, und vor und zurück, endlos. Diese Bewegungen waren der Rhythmus ihrer Tage und Nächte, während sie versuchte, die inkompatiblen Realitäten zu leben, die durch ihren Vater erschaffen wurden, der sich wiederholt an sie wandte, damit sie seinen emotionalen und sexuellen Bedürfnissen diente. Der Traum ist darin schön, dass er die Essenz einer Kindheitserfahrung einfängt, viel besser als es irgendeine rationale Beschreibung jemals hoffen kann zu tun. Träume symbolisieren das subjektive Leben des Träumers, und dieses Leben war eines des Sich-für-immer-auseinandergerissen-Fühlens.

Diese Patientin sagte auch, dass sie sich immer stückhaft gefühlt habe, als ob jemand oder etwas sie vor langer Zeit auseinandergerissen hätte. Sie sagte, dass ihre Sexualität, ihr religiöser Glauben, ihr Humor, ihr Sinn für soziale Verantwortung und ihre fachliche Kompetenz irgendwie alle verschiedene »Selbste« seien, von denen keines mit dem anderen zu einer kohäsiven Struktur verbunden sei. Offensichtlich war sie durch die seltsamen Zwickmühlen (double binds) auseinandergerissen worden, die ihrem Missbrauch implizit innewohnten.

Ich sah sie 30 Jahre lang, und sie entwickelte sich außerordentlich gut, fügte sich wieder zusammen, heiratete, gebar zwei Söhne und befreite sich zunehmend von den schrecklichen Hinterlassenschaften der gegen sie gerichteten kriminellen Handlungen ihres Vaters. Es geschah in jenem Raum des Verstehens, den sie und ich teilten, dass sich schließlich ihre Fähigkeit herauszukristallisieren begann, die Auswirkungen ihres Missbrauchs zu überwinden.

Wenn der Traum meiner Patientin durch ihre Interpretation, die ihr in den Sinn kam, schöngemacht wurde, was macht diese Schönheit aus? Woraus genau besteht sie? Der Traum wird schön durch das Verstehen, das zutage getreten ist. Zuvor unklare Bilder, die nicht mehr waren als gruselig und rätselhaft, werden plötzlich transparent. Die symbolisierten Dilemmata des Lebens erscheinen in atemberaubender Klarheit. Schönheit wohnt dieser Transparenz inne, trotz der schrecklichen Ereignisse, die darin repräsentiert sind. Wir können uns den befremdlichen, wiederkehrenden Traum anschauen und fühlen, wie unsere Herzen angesichts der unmöglichen Situation des Kindes zerbrechen. Die tragische innere Wahrheit dieses jungen Lebens ist in den Träumen eingraviert, Wahrheit und Schönheit gehen Hand in Hand.

Wenn wir etwas von jemandem verstehen und das, was ich »innere Wahrheit« eines Lebens genannt habe, sich offenbart, beinhaltet das dann immer eine Erfahrung des Schönen? Ich denke, dass die Empfindung von Schönheit exakt der Wahrnehmung von Wahrheit innewohnt. Ein Fall, bei dem ich kürzlich beratend tätig war, kommt mir in den Sinn. Aber auch immer dann, wenn man ein Leben verstehen lernt, findet man ein Beispiel von dem, was ich meine.

Die Geschichte, an die ich denke, betrifft einen anderen jungen Mann, einen 22 Jahre alten Philosophiestudenten, der seinen Doktortitel anstrebte. Ich wurde von seiner Analytikerin, selbst eine junge Frau, beratend hinzugezogen. Er beschrieb sich selbst als radikaler Determinist. Das bedeutet, dass er fühlte und glaubte, dass es so etwas wie Freiheit nicht gebe. Er argumentierte mit großer Leidenschaft, dass das ganze Gerede von Wahlfreiheit, Selbstbestimmung und Wille Unsinn sei, weil Struktur und Inhalt unseres Lebens durch unsere Umstände bestimmt würden. Menschliche Wesen befänden sich, entsprechend seiner beharrlichen Position, 100 Prozent im Griff ihrer geschichtlichen Bedingungen und ihrer biologischen Evolution.

Ein anderer Aspekt seiner Argumentation bestand darin, dass wahre Kommunikation zwischen Menschen unmöglich sei, weil jeder in seiner privaten Subjektivität gefangen sei. Man konnte nichts davon anzweifeln, ohne das Ziel eines vernichtenden Widerspruchs zu werden.

Ein letztes Merkmal dieses Falles bestand in der Aussage, er erwarte, sich noch vor seinem dreißigsten Geburtstag umzubringen. Soweit es ihn betraf, bestand absolut kein Grund zu leben, aber er fand philosophische Argumente halbwegs amüsant, und deshalb wurde sein Selbstmord um einige Jahre hinausgezögert, während er seinen Determinismus weiterverfolgte und dafür warb. Er sagte, dass er ein Buch schreiben könne, in dem er seine Ideen erläuterte, um dann dessen Veröffentlichung mit der Beendigung seines Lebens zu feiern.

Zunächst fand ich keinerlei Schönheit in den Gedanken des jungen Mannes; tatsächlich waren die Ideen ziemlich hässlich und düster. Die Analytikerin, die sich mit mir beriet, war in Debatten mit dem jungen Mann über seine Philosophie hineingezogen worden, was in hitzigen und verstörenden Streitereien mündete. Es war offensichtlich, dass solch ein Zugang fruchtlos sein würde, teils, weil der Patient so brillant und schnell war, dass er fast jeden überflügeln konnte. Jene, deren intellektuelle Positionen er erfolgreich entgegnete, wurden zu Objekten seines Spotts, und die Analyse war in Gefahr zu scheitern, ehe sie eigentlich begann. Das war der Grund für die Beratung.

Ich berichtete der Analytikerin von bestimmten Gefühlen und Bildern, die mir in den Sinn kamen, während ich der Zusammenfassung der philosophischen Überzeugungen des Patienten zuhörte. Ich ließ den Wasserfall erneut fließen. Das erste Gefühl war das der Traurigkeit, während ich über das Bild von Menschen als isolierte Gefangene ihrer eigenen privaten Subjektivität nachdachte. Traurigkeit und dann ein intensives Gefühl der Einsamkeit umgaben mich, und von dort aus kam ich vom Gefühl der Machtlosigkeit zur Hilflosigkeit, während ich über seinen Determinismus nachdachte. Es formte sich ein klares Bild, von einem kleinen Jungen, einem erbarmungswürdigen Kind, dessen Isolation groß war und der sich nicht in der Lage fühlte, irgendeine Wirkung auf Personen in seiner Umgebung zu haben. Es war das Bild eines depressiven Jugendlichen, der missverstanden und von seinen Eltern und anderen Familienmitgliedern im Stich gelassen wurde. Ich drängte die Analytikerin, ihre Gedanken in eine ähnliche Richtung laufen zu lassen, im Bemühen, die emotionale Bedeutung der schwarzen Philosophie dieses Mannes zu finden. Eine Idee kam uns dann, dass seine rigorosen, aggressiven Kontroversen, die seinen Gedanken eigen waren, stark intellektualisierte Bemühungen darstellten, eine zugrundeliegende Lebenstragödie zu kontrollieren und zu bewältigen.

Ich fragte nach Mutter und Vater des Mannes. Beim ersten Treffen mit der Analytikerin hatte er kurz erklärt, dass er seine Eltern nicht kenne. Er hatte zwar mit ihnen in einem Haus gelebt, aber sie waren Menschen, die niemals irgendeine Form der Zuneigung, körperlich oder verbal, ausgedrückt hatten. Ganz ohne Gefühl und ohne Worte hatten sie ihren Sohn dazu gebracht, sich wie jemand zu fühlen, der mit Fremden zusammenlebt. Dieselben Fremden waren nichtsdestotrotz merkwürdig involviert und übermäßig engagiert in vielen seiner Erfahrungen und Entscheidungen während seines Heranwachsens. Als sein Vater von dem frühen Interesse seines Sohnes an Philosophie erfuhr, als dieser in der Oberstufe war, kontaktierte er verschiedene Universitäten für ihn, für die er sich entscheiden sollte. Der Vater arrangierte auch ein Sommerpraktikum nach dem Abitur, wo er im Büro eines Philosophieprofessors arbeiten konnte.

Mehr noch: Ein Teil der Familiengeschichte betraf den Vater des jungen Mannes und was ihm geschehen war, als dieser selber ein Junge gewesen war. Als kleines Kind zeigte er Merkmale eines großen Talents im Zeichnen und Malen. Er hatte schon früh entschieden, dass es sein Schicksal sei, ein Künstler zu werden. Wie dem auch sei, diese tief verwurzelte Absicht kam bei seinem Vater nicht gut an. Nachdem der das künstlerische Interesse einige Jahre tolerierte, bestand er darauf, dass alles eine unmännliche Dummheit sei und aufgegeben werden müsse. Als Widerstand gegen diese Entscheidung aufkam, wurden alle Zeichenmaterialien weggenommen und der Willen des Jungen kurzerhand gebrochen. Die Mutter eilte ihrem Sohn nicht zu Hilfe. Er malte oder zeichnete nie mehr wieder, und wurde später Wirtschaftsprüfer.

Folgender Gedanke ging mir durch den Kopf: Was, wenn der Vater des Patienten eigentlich im Innersten ein Künstler war? Dann könnte man sagen, dass er von seinem eigenen Vater seelisch getötet worden war, weil aus meiner Sicht ein Künstler nichts anderes als seine Kunst ist. Ich fragte mich, ob dieser Mann irgendwie versuchte, sein zerstörtes eigenes Leben über den Lebensweg seines Sohnes, den Patienten meiner Kollegin, wiederherzustellen. Was, wenn der Vater seinem Sohn die Bürde auferlegt hatte, sein eigenes, unerfülltes Leben auszuleben? Die Analytikerin sagte, dass es einige Merkmale im Leben des jungen Mannes gegeben habe, die tatsächlich im Einklang mit solch einem Verständnis stünden. Der Vater persönlich habe für mehrere Arbeitsgelegenheiten, Zulassungen zu Universitäten und Graduierten- Studiengänge Sorge getragen und sogar Bescheinigungen und Lebenslauf seines Sohnes geschrieben. Obwohl er emotional unverbunden mit seinem Sohn war, hatte er alles in solch einem Umfang für ihn getan, dass der Patient sich nur noch in die Räume fallen zu lassen brauchte, die für ihn stets vorausgeplant wurden. Als ich das hörte, begann der philosophische Determinismus, der anfänglich so unattraktiv wirkte, vor meinen Augen in einer eigenartigen Schönheit zu glühen. Seine Argumente – dass Selbstbestimmung und der eigene Wille Illusionen seien und dass Menschen fremdgesteuerte Spielfiguren seien – kristallisierten auf eine perfekte Weise die Erfahrungen eines Kindes, dessen Leben für es geschaffen, vorgeschrieben und deshalb in jedem Detail vorbestimmt wurde. Jedes Detail, außer einem: der Determinismus selbst, welcher mir nun in einem einsamen Schrei einer gefesselten Seele entgegenkam.

Ich schlug vor, dass sie, sobald der junge Mann zu langen intellektuellen Abhandlungen ansetzte, ihm von den Bildern eines isolierten, einsamen Jungen erzählen sollte, die ihr in den Sinn kamen. Wenn er davon spräche, wie menschliche Wesen fremdbestimmt seien und dass der freie Wille eine Illusion sei, dann könnte sie über einen Jungen sprechen, der im Verlauf seines eigenen kleinen Lebens nichts zu sagen hatte. Ich schlug vor, dass sie sogar etwas von seinem ausgefallenen Vokabular nutzen könnte, um das Gespräch neu zu fokussieren, indem sie ihm sagte, dass er scheinbar von einem Paar fensterloser Monaden aufgezogen worden sei. Seine Eltern waren irgendwie so: Menschen, deren innere Erfahrungen vollständig unerreichbar waren. Ich würde erwarten, dass solche Reaktionen das Philosophieren anhalten und stattdessen den Kontakt zu den darunterliegenden Emotionen herstellen könnten. Ich würde gerne den jungen Mann weinen sehen. Wenn er den Gefühlen unter seiner sehr deprimierenden Philosophie nähergebracht werden könnte, dann stünden die Chancen gut, dass sein Selbstmord abgewendet werden könnte. Mehr als alles andere ist es häufig wichtig für Menschen zu weinen.

Es kam alles mehr oder weniger so, wie ich gehofft hatte. Der junge Mann, als ihm auf Basis seiner inneren Gefühlswelt geantwortet wurde, ließ seine intellektualisierende Philosophie fallen und begann zu schluchzen. Er weinte lang und heftig, viele Stunden, Tage und Wochen. Schließlich kristallisierte sich eine Idee aus all dieser Traurigkeit heraus, eine Idee innerhalb seines eigenen Kopfes über alles das, was er auf dem Wege von seiner Kindheit zum Genie verloren hatte. Er hatte die Chance verloren, zu der Person heranzuwachsen, die er ansonsten hätte werden können: der hoffnungsvolle, kreative junge Mann, der Anderen von seiner im Grunde liebenden Natur hätte geben können. Ich will das alles nicht zu positiven klingen lassen – es hat eine andauernde Altlast von Bitterkeit über das Fehlen von Unterstützung in seiner Ursprungsfamilie bestanden und ebenso über die durchgängige Abwesenheit von Unterstützung in unserer Gesellschaft für die Authentizität im Leben ihrer Bürger. Trotz alledem wurde aus ihm jemand, der die Gemeinsamkeit gegenüber der Isolation bevorzugte; eine Bekundung von individueller Identität in einer tragenden sozialen Welt. Ich würde sagen, dass dies ein wirklich schöner Erfolg ist angesichts der zynischen, tödlichen Philosophie, mit der es begann.

4 Träume und Wahn

> [In einem Traum, einer Täuschung oder einem Kunstwerk verliert] eine Situation, in ein Gleichnis aufgenommen, das Momentane, das Peinliche und Haltlose und [wird] voll Deutsamkeit und innerer Gültigkeit, im Augenblicke, wo sie in ein Bild ganz restlos eingeht.
>
> *Rainer Maria Rilke*

Das erste Mal entdeckte ich das Gebiet der Psychologie in meinem 17. Lebensjahr in den Schriften von Freud und Jung. Ich entdeckte unter den vielen faszinierenden Dingen, mit denen sich diese Männer beschäftigten, die Welt der Träume und Traumdeutung. Nichts war jemals interessanter für mich. Es folgt eine Sammlung von Ideen und klinischen Erzählungen zum Traumprozess und die Anwendung der Traumdeutung in der Psychotherapie. Ich gehe auch auf die Beziehung zwischen Träumen und Wahn ein.

Der Mann, dessen Kopf von Walt Disney zerdrückt wurde

In einem psychoanalytischen Seminar in den Jahren meiner Ausbildung präsentierte der Dozent die Idee, dass man immer dem ersten Traum eines Patienten in einer Psychotherapie besondere Aufmerksamkeit schenken sollte. Seiner Meinung nach wird der erste Traum das tiefgreifendste Thema im weiteren Verlaufe der Behandlung ansprechen, häufig den Inhalt eines über mehrere Jahre verlaufenden Prozesses voraussagend oder auf andere Weise symbolisierend. Ich fand diese Idee interessant. Sie hat sich weitgehend in meiner eigenen klinischen Erfahrung bestätigt. Ich sollte mit einer Darstellung eines solchen Traumes beginnen, des schrecklichen Albtraumes eines jungen Mannes, der vor langer Zeit zu mir in Analyse gekommen war. Dieser 35-jährige Patient war Lehrer an einem kleinen College und litt unter einer schweren Depression. Nach unserer ersten Begegnung schickte er mir einen Zettel mit seinem Traum, welcher zum Kernstück unserer gemeinsamen Arbeit wurde. Dieses sind seine genauen Worte:

> Ich beobachtete, wie ein Schuljunge in einen großen Raum ging. Er hatte eine dauerhaft schädigende zerebrale Verletzung erlitten, als er von einer Schaukel gefallen war. Er näherte sich einem Tisch, hinter dem eine Reihe älterer Männer saß, und in deren Mitte, eine Art Vorsitzender, war Walt Disney. Auf dem Tisch lagen verschiedene kleine Objekte: Stifte, Kaffeetassen, Schlüssel. Der Junge konzentrierte sich auf diese Dinge und ließ sie psychokinetisch kreisen, schweben und sich auf dem Tisch auf und ab bewegen. Walt Disney griff über den Tisch und nahm den Kopf des Jungen sanft in seine Hände. Dieses zärtliche Festhalten hielt einige Momente an, aber dann fing Disney an, nach innen zu pressen. Sehr langsam nahm der Druck zu, Stück für Stück, und am Ende, mit Ausübung enormer Stärke, brach der Kopf in sich zusammen und wurde entsetzlich pulverisiert.

Während ich den Text las, wurde mir deutlich, dass der Patient mir seine Autobiografie gegeben hatte, eine Geschichte, in der ein schweres Trauma wiederholt eine Rolle spielt. Merkwürdigerweise hatte er keine Ahnung davon. Er war jemand, der auf der Oberfläche seiner sehr schmerzlichen Erfahrung entlang glitt, sorglos hinweg über die extremen Dinge, die ihm begegnet waren.

Träume sind autobiografische Mikrokosmen, die das subjektive Leben des Träumers symbolisieren. Sie sind Repräsentationen von uns selbst, von allem, was wir durchmachen und fühlen. Hier wird ein Leben dargestellt, das einen Sturz und eine Verletzung, das Auftauchen magischer Kräfte, das Finden einer liebenden Umarmung von einer Person mit Autorität und dann eine tödliche Zerquetschung durch diese Figur mit sich bringt. Mein Patient betrachtete den Traum lediglich als ein merkwürdiges Puzzle von Eindrücken und Symbolen. Die einzige Bemerkung betraf die Disneyfigur, welche den Druck, den er manchmal gegen sich selbst richtete, repräsentiert haben könnte.

Ich sagte ihm, was ich dachte: dass sein Traum eine metaphorische Darstellung seiner emotionalen Vergangenheit beinhalte, von Verletzungen, die sich ereignet hatten, von einem nachhaltig behindernden Schlag durch etwas, das durch den Fall von der Schaukel symbolisiert werde, und später von etwas anderem, das durch die Gewalt Walt Disneys symbolisiert wurde. Ich kannte keine genauen Ereignisse aus dem Leben dieses Mannes, aber ich war sicher, die Auswirkungen seiner Geschichte lebhaft dargestellt zu sehen. Ich bat ihn, mir zu sagen, was ihn so tief verletzt habe. Er konnte nicht antworten. Schließlich erzählte er mir von einem seltsamen Druck, wie von einem weichen, elastischen, in warmes Wasser getränkten Band oder Tuch, das irgendwie um seinen Kopf gewickelt sei, sanften Druck ausübe und seine Augen bedecke. Es war der Druck von

Kummer, den er in seinem Herzen trug, einer unbeschreiblichen Traurigkeit, die ihn stets begleitete. Dieser Mann gehörte zu den traurigsten Menschen, die ich jemals gekannt habe. Ich fand es interessant, dass er sich dessen scheinbar nicht bewusst war. Sein Erleben war einfach das eines warmen, feuchten Drucks, als ob er geweint hätte. Woraus bestand in diesem Fall die Geschichte, welche durch die Ereignisse im Traum dieses Mannes repräsentiert wurde? Es hatte eine Art frühen Sturz gegeben, einen heftigen Schicksalsschlag, der ihn fühlen ließ, sich für immer verändert zu haben. Seine Mutter, die er innig geliebt hatte, war sehr plötzlich durch einen nicht diagnostizierten Gehirntumor gestorben, als er acht Jahre alt war. Nach langem Reden mit mir war er in der Lage, sich daran zu erinnern, was er gefühlt hatte, als er von ihrem Tod erfuhr: Er war wie auf einen Pfahl aufgespießt, welcher von einer schrecklichen Kraft brutal hinauf in den Himmel geschwungen wurde und dann hinunter in den Boden gerammt wurde, immer wieder und wieder.

Der Traum beinhaltete die Vorstellung des Fallens von einer Schaukel und einer Gehirnverletzung – eine Anspielung auf die Schockwirkung des Todes, welche er sich als Junge als extreme Gewalt vorgestellt hat. Also schien der erste Teil des Traumes die frühe Traumageschichte zu kondensieren. Ich war nicht in der Lage, das Eigentümliche der Idee, von einer Schaukel zu fallen, zu dekodieren, bis er sich daran erinnerte, in den Himmel geschaukelt und in den Boden gerammt zu werden. Die auftauchenden paranormalen Kräfte sind eine Art von Umkehrung seines Traumas. Sie erschaffen eine Vorstellung, in der lähmende Wirkungen durch übernatürliche Fähigkeiten ungeschehen gemacht werden. Während ich über die beeindruckenden Kräfte des jungen Mannes im Traum sinnierte, überkam mich eine tiefe Traurigkeit. Er kann Dinge mithilfe seines Geistes hin und her bewegen, aber kann nicht die vorausgegangene Verletzung ungeschehen machen. Er ruft wundersame Effekte an kleinen Objekten hervor, die vor ihm auf dem Tisch liegen, aber kann seine Mutter nicht von den Toten zurückholen. Eine Dichotomie kristallisiert sich heraus: übernatürliche Kraft versus absolute Hilflosigkeit, die Art von Erfahrung, die man häufig im Zusammenhang mit erschütterndem Trauma wiederfindet.

Die Psychokinese steht auch in Beziehung zu dem dritten Teil des Traumes, in dem Walt Disney erst den Kopf des jungen Mannes wiegt und dann pulverisiert. Diese Bilder, ich erkannte es sofort, erzählen eine weitere Geschichte von dem, was sich ereignet hatte, von etwas Zerbrechendem. Ich sagte ihm, dass ich dächte, dass ihn jemand wirklich schlimm verletzt habe, und ich fragte ihn, wer das gewesen sei. Er antwortete, dass er das nicht wisse; er frage sich wiederholt selbst, ob es die schrecklichen Forderungen, die er an sich selbst richtete, betreffe.

Ich wiederholte meine Frage: »Wer war es, der zuallererst eine schützende, unterstützende Liebe zeigte, aber dann eine Art brutalen Druck auf Sie ausübte?«

Schließlich gab er mir eine andere Antwort, indem er einen kürzlich erhaltenen Brief von einem älteren Mann beschrieb, den er bewundert hatte, der sein geliebter Mentor gewesen war, der sich dann aber gegen ihn, seine Arbeit und sein Unterrichten an seinem College gerichtet hatte. Jahre zuvor, gerade erst hatte mein Patient seinen Doktortitel erworben, hatte er einen Vorgesetzten in seiner Fakultät kennengelernt, einen Mann, der ein international anerkannter Gelehrter auf dem Studiengebiet meines Patienten gewesen war. Eine intellektuelle Liebesaffäre entwickelte sich zwischen beiden, in welcher der Gelehrte die aufkeimenden Talente meines Patienten spiegelte und nährte. Mein Patient gab sich der Unterstützung der kreativen Arbeit und der Überlegungen seines Mentors hin. Die ersten Jahre dieser Beziehung waren idyllisch, und die natürlichen Fähigkeiten des jungen Mannes fingen an, sich in Form wichtiger Ideen und Schriften zu entfalten. Es ist möglich, dass das Traumbild der paranormalen Möglichkeiten auf diese sich entwickelnden Fähigkeiten verweist, welche für den jungen Mann wie Wunder erschienen, die durch den inspirierenden Mentor lebendig wurden. Immer wieder erlebte er, dass in der Anwesenheit des älteren Mannes, in Dialogen über verschiedene Ideen und Entwicklungen in ihrem gemeinsamen Fach, neue Einsichten in seinem Kopf entstanden, die er niemals erreicht hätte, wenn er alleine gearbeitet hätte. Während er sich weiter unter dieser fördernden Anleitung entwickelte, begann er zu zahlreichen Themen zu publizieren. In seinem Fachgebiet wurde so eine neue Stimme anerkannt, die in ihrer Mitte zum Vorschein kam.

Hier entstand das Problem: Der ältere Mann konnte den Erfolg des Patienten nicht tolerieren, wenn er schon die Saat für diesen Erfolg gelegt hatte, aber jetzt dafür keinerlei öffentliche Anerkennung erhielt. Mein Patient sah deutlich seine Verpflichtung zum Dank und versuchte sogar, eine Reihe von Essays und Büchern mit seinem Mentor gemeinsam zu veröffentlichen. Aber der ältere Mann billigte in keinem Fall die Richtung, in die sich die Arbeit entwickelte, weshalb das Unterfangen einer Zusammenarbeit sich als unmöglich herausstellte. In der Zwischenzeit erlebte die wissenschaftliche Arbeit des betreuenden Professors einen Stillstand. Er hatte über einen Zeitraum von mehreren Jahren nichts mehr veröffentlicht. Aber nun wurde er Zeuge der Entwicklung von Ideen in der Arbeit des jungen Mannes, an deren Entstehung er beteiligt gewesen war. Eine Paranoia fing an, sich zu entfalten, in welcher der Ältere den Jüngeren als eine Art Vampir betrachtete, der sich von seinen Gedanken nährte und ihm alle seine wichtigsten Konzepte stahl. In einem Wutausbruch feuerte der Mentor schließlich einen langen Brief voller hässlicher Anschuldigungen ab, in dem er meinem Patienten mitteilte, dass er ein Schatzhaus origineller Ideen zur Befriedigung eines pathologischen Bedürfnisses nach Anerkennung ausgeschlachtet hätte. Er teilte seine Verdächtigungen auch wichtigen Personen im Fachbereich mit, was meinem Patienten hinten herum angelastet wurde. Die Anschuldigung intellektuellen Diebstahls, welche sich im ganzen Land verbreitete, wurde als zerschmetternder persönlicher Hieb erlebt. Das ist gewiss das, was in der grauenhaften Gewalt am Ende seines Traumes symbolisiert wird.

Wir arbeiteten eng zusammen, und er machte sich letztlich ganz gut. Er fand eine Möglichkeit, den Bruch teilweise zu kitten, hauptsächlich durch die Überschwemmung des älteren Mannes mit Liebe und Dankbarkeit in Briefen und Telefonaten. Nach einigen Jahren wurde es besser zwischen beiden. Der Mentor äußerte Vergebung und Bedauern für sein Verhalten. Es half auch meinem Patienten, zu erfahren, dass andere Studenten seines Mentors ähnliche Erfahrungen gemacht hatten: nach anfänglicher Förderung folgten Anschuldigungen des Diebstahls und extreme Feindseligkeiten, sobald die Studenten auszubrechen versuchten und eigene Wegen gingen.

Wie kam es, dass die Person im Traum, die den zerstörenden Schlag ausführte, Walt Disney war? Ich weiß es nicht. Mein Patient mochte Walt Disney nicht und betrachtete sein Lebenswerk als unecht und künstlich – obwohl er sagte, dass er eine Vorliebe für Dagobert Duck hege.

Es kam mir in den Sinn, dass Walt Disney die Fantasien der Jugend nährte, indem er sie mit jeder Menge Geschichten unterhielt, die magische und übernatürliche Qualitäten aufweisen. Aber er war auch ein Mann, der die Verzauberung bei den Kindern für seinen kommerziellen Erfolg ausnutze. In dieser Hinsicht war er so ziemlich wie der Zauberer von Oz, anfänglich magisch erscheinend, bis man seine allzu menschlichen Schwächen entdeckt. Auf ähnliche Weise wurde die Figur des Mentors idealisiert, bis auch dieser seine persönlichen Grenzen offenbarte – indem er meinen Patienten dessen beschuldigte, Ruhm und Anerkennung gestohlen zu haben. Seine Zuneigung für den Mentor hielt viele Jahre an. Auch das Ausmaß von Gefühlen des Schmerzes über die vergangenen Ereignisse blieb bestehen, geplagt insbesondere von der »Vergebung«, die ihm gewährt worden war – die ja implizierte, dass er immer noch wie jemand gesehen wurde, der ein Verbrechen begangen hatte.

Ich habe nicht auf die Assoziationen des jungen Mannes geachtet, um die Bedeutung der Traumbilder zu bestimmen. Ist dieses nicht ein Kardinalprinzip der psychoanalytischen Traumdeutung? Hier ist, was ich nach einem halben Jahrhundert des Studiums von Träumen und ihrer Bedeutung dazu denke. Bei der Deutung eines Traumes geht es darum, den Kontext der Erfahrung, zu dem der

Traum gehört, zu lokalisieren. Manchmal können die Assoziationen des Träumers dabei unterstützen, aber häufig sind die Assoziationen auch irreführend. Die Überlegungen meines Patienten führten in Richtung seiner scharfen Selbstverurteilungen. Das war zwar nicht vollständig losgelöst von dem Traum, wich aber vom Kern der Sache ab: Er war durch das, was ihm geschehen war, fürchterlich verletzt worden. Ein anhaltendes Problem für ihn bestand darin, dass er sich entlang des Randes seiner schmerzhaften Gefühle bewegte. Der Traum präsentiert hingegen zwei Bilder, die große Gewalt beinhalten: erstens ein Sturz, der zu einem irreversiblen Gehirnschaden führt; und zweitens das Zerdrücken des Kopfes einer Person. Also könnten wir sagen, dass der Traum für das Extreme seiner geschichtlichen Erfahrung steht und so seine bewusste, sorglose Haltung korrigiert oder kompensiert.

Die elektrische Hinrichtung eines kleinen Mädchens

Ich möchte nun eine Geschichte über den Initialtraum einer zweiten Patientin erzählen, der innerhalb eines langen psychotherapeutischen Prozesses aufkam. Die Schilderung betrifft eine 31 Jahre alte Frau, die wegen lähmender Gefühle Hilfe suchte, ein ängstliches Kind zu sein, das innerhalb einer Welt mächtiger Erwachsener verloren geht. Diese störenden Zustände standen im Kontrast zu ihrer äußeren Situation, in der sie erheblichen finanziellen Erfolg und den Respekt zahlreicher Menschen errungen hatte, die ihrer Führung folgten. Gemessen an allen objektiven Kriterien war sie eine beeindruckende Erwachsene, aber ihre Gefühle waren die eines erschrockenen kleinen Mädchens. Hier ist der Traum, wie sie ihn präsentierte, der in der Nacht nach unserer ersten Begegnung auftauchte:

> Ich gehe einen langen Korridor entlang in Richtung eines hell erleuchteten Raumes. Als ich mich der Türöffnung nähere, sehe ich ein kleines Mädchen, nicht älter als ein Jahr. Sie sitzt auf einer Decke in der Mitte des Fußbodens, und dort ist eine eigentümliche metallische Vorrichtung auf ihrem Kopf. Es scheint irgendein Helm zu sein, mit gewickelten Kabeln, die oben rauskommen und in der Wand angeschlossen sind. Eine schreckliche Erkenntnis: Das Baby soll elektrisch hingerichtet werden und der Helm und die Kabel sind Teile des Apparates, der sie töten wird. Verdammt.

Es war ein Schreckenstraum. Ich verstand ihn als ihr Bild von ihrer Situation, als sie in eine psychotherapeutische Beziehung eintrat. Sie fühlte, dass sie sich einer Sache unterwirft, die ihr Leben beenden würde. Woher diese schreckliche Erwartung rührte, wurde erst klar, als sie einige Wochen später ein Detail ihres Traumes ergänzte. Das Kleinkind auf der Decke war nackt gewesen, blickte zur Tür, seine kleinen Beinchen gespreizt. Dieses Kind war weit geöffnet für irgendeinen sexuellen Übergriff.

Sie hatte einen schrecklichen sexuellen Missbrauch durch einen früheren Psychotherapeuten über sich ergehen lassen. Die Geschichte war Folgende: Sie hatte einen Mann gekannt, geliebt und ihm vertraut, der ihr während ihrer späten Jugend bei tief begrabenen Gefühlen geholfen hatte, die das Resultat extremer Vernachlässigung und Misshandlung in ihrer Ursprungsfamilie waren. Aber dann, nachdem er ihre Ergebenheit über einen Zeitraum von drei Jahren erworben hatte, änderte er die Bedingungen ihres Bandes: Es gehörte nunmehr zu ihrer Verantwortung, ihn sexuell zu befriedigen. Er präsentierte das neue Arrangement mit einer Erklärung, dass der sexuelle Verkehr ihr dabei helfen würde, ihre aufkeimende Identität als reife Frau herauszuarbeiten. Sie hatte absolutes Vertrauen zu diesem netten Mann, von dem sie glaubte, dass er ihr Leben gerettet hatte, weshalb sie ihm Folge leistete. Mehr als ein Jahr lang gewährte sie ihm regelmäßige orale Befriedigung und bezahlte sogar für diese Gelegenheit, wegen des vorgeblichen Ziels, ihre blühende Weiblichkeit zu stabilisieren. Am Ende, als sie anfing, ihre Zweifel und Verwirrung zum Ausdruck zu bringen, wurde er wütend und stempelte sie zur Übeltäterin ab, die zu kindisch sei, um das unvergleichliche Geschenk zu würdigen, das sie erhielte. Dann floh sie aus der Beziehung, und schwor sich, nie wieder von jemanden abhängig zu sein.

Sie vergrub erneut das Kind in sich, zusammen mit der tiefen Verletzung ihrer Seele. Obwohl sie wusste, dass sie nie mehr zu ihm zurückkehren konnte, hielt sie ein idealisiertes Bild ihrer Beziehung aufrecht, das all die guten Dinge, die er ihr vor Einsetzen des Sexualverkehrs gegeben hatte, einschloss. In den folgenden Jahren beendete sie ihre Ausbildung und stieg beruflich auf zu einem sehr hohen Niveau an Kompetenz und Verantwortung. Zu diesem Zeitpunkt begann das verletzte Kind wieder zurück an die Oberfläche zu kommen. Sie fühlte sich wie ein Kind, das umgeben war von furchterregenden Erwachsenen. Sie brauchte dringendst Hilfe, aber Hilfe von einem Psychotherapeuten zu suchen bedeutete, erneut die Gefahrenzone zu betreten, welche sie schon einmal beinahe umgebracht hatte. Sie hatte Angst, durch den Beginn einer neuen Psychotherapie ihr eigenes Todesurteil zu unterschreiben.

Ähnlich wie in dem zuvor beschriebenen Falle des jungen Mannes teilte ich der Patientin meine Gedanken zu der Bedeutung des Traumes mit. Ich erklärte, dass ich das Grauen in ihrem Herzen verständlich finde, gerade mit Blick darauf, was ihr in der vorherigen Psychotherapie passiert war. Ich legte auch nahe, dass sie scheinbar schon angefangen habe, mir zu trauen, und dass dieses die Aufwallung von Angst verursachte. Schauen Sie, was es früher in ihrem Leben zur Folge gehabt hatte, einem Analytiker zu vertrauen. Sie teilte mir mit, dass, wenn dieses Mal dasselbe passiere, es ihr Ende zur Folge haben werde.

Mit solchen Patienten zu arbeiten ist immer schwierig, weil Vertrauen hergestellt werden muss; aber Vertrauen war für sie zu einem tödlichen Feind geworden. Deshalb geht es häufig lange Zeit lang vor und zurück; letzten Endes aber tendieren die Dinge dazu, gut zu verlaufen, solange ein gemeinsames Verständnis von den auftretenden Angststürmen besteht.

Warum hatte sie diesen Traum? Warum nicht einfach sagen, wie viel Angst sie hatte? Der Traum war ihre Art, mir von der Angst zu berichten. Die ursprüngliche Erfahrung, durch ihren Therapeuten verletzt worden zu sein, hatte sich eigentlich nie klar herausgebildet; sie wurde nach ihrem Weggang aus der Beziehung dissoziiert. Sie idealisierte diesen Mann sogar in den ersten Monaten unserer Zusammenarbeit. Ein positives Bild seiner Bedeutung in ihrem Leben war unerlässlich für ihr andauerndes Überleben und ihren Fortschritt. Wie umfassend der durch ihn angerichtete Schaden für ihr Leben war, wurde nur sehr langsam wirklich greifbar für sie. Aber der Traum hatte diese Schädigung gleich zu Anfang lebhaft angezeigt. Es gibt eine altbekannte Ansicht in unserem Fachgebiet, dass das Desaster, das man für die Zukunft befürchtet, eigentlich eine Erinnerung an eine lang zurückliegende Katastrophe darstellt. Das scheint auch hier für das beängstigende Bild der bevorstehenden Ermordung eines kleinen Mädchens zu gelten. Bilder fangen etwas ein, was unserem bewussten Leben entgeht. Eindrücke, Gefühle, Erinnerungen, Gedanken, alle zusammen in einem Strudel von nicht Ausgearbeitetem, nicht ausreichend Artikuliertem, von unvollständig Durchdachtem: Das ist der Stoff, aus dem die Träume sind.

Freud (1900a) formulierte, dass jeder Traum einen Wunsch erfüllt oder es zumindest versucht. Wie könnte meine eigene Formulierung der allgemeinen Eigenschaften von Träumen mit seinen verglichen werden? Freud war gebannt von der Vorstellung unerfüllter Wünsche. Man könnte seinen Vorschlag uminterpretieren als einen speziellen Fall des übergeordneten Prinzips, dass Träume Versuche darstellen, subjektive Spannungen zu lösen. Sie bringen die Notwendigkeit zum Ausdruck, dass man sich mit Belangen arrangieren muss, die im Wachleben des Träumers problematisch sind. Es gibt offensichtlich viele spannungsgeladene Situationen neben denen, die einen unerfüllten Wunsch beinhalten.

Träume und Wahnideen

In meiner Jugend, fasziniert von Freud und Jung, hatte ich die Idee, dass das Studium der Träume und deren Bedeutung tiefgründige Wahrheiten über die menschliche Existenz zutage fördern könnte. Hier sind meine Überlegungen in dieser Sache nach einer sehr langen Beschäftigung mit diesem Bereich.

Es entspricht der menschlichen Natur zu träumen, was bedeutet, Systeme von Symbolen zu schaffen, die unser fortschreitendes subjektives Leben repräsentieren. Unser Bewusstsein selbst wird in der Folge unermesslich komplexer, als es der Fall wäre, wenn wir nur in einer nicht symbolisierten Unmittelbarkeit leben würden. Im Laufe unserer Evolution fand die Menschheit mit dem Beginn des Träumens zu sich. Es ist eine grundlegende Manifestation der symbolischen Kapazität und es ist genau das, was die menschliche Natur definiert. Man könnte fragen, ob Träume uns irgendwie etwas über das Geheimnis menschliche Natur lehren kann. In der Tatsache, dass Träume existieren, zeigt sich die menschliche Natur selbst.

Wie sieht mein Verständnis von der Beziehung zwischen Träumen und Sprache aus? Viele haben geglaubt, dass Sprache das ist, was die Einzigartigkeit des menschlichen Daseins ausmacht. Träume und Sprache tauchten gemeinsam auf. Sie sind ebenbürtige Manifestationen der symbolischen Funktion. Ich verorte die Fähigkeit zu kreativer Symbolisierung im Zentrum menschlicher Existenz, und Träume sind ein grundsätzlicher Ausdruck dieser Fähigkeit.

Kehren wir zurück zu den zuvor diskutierten Träumen, dem ersten von dem jungen Mann, dessen Kopf zerdrückt wurde, und dem zweiten von der elektrischen Hinrichtung. Kann man sagen, dass diese Vorstellungen Gegenstand einer kreativen Symbolisierung sind? Die innewohnende Kreativität dieser beiden Fälle ist atemberaubend, indem sie emotionale Verletzungen in dramatische Ereignisse transformiert. In dem einen Fall wird die Zerstörung durch die Hände des geliebten Mentors als sadistisches Zerdrücken eines Jungenschädels repräsentiert. Im anderen Fall wird die versengende Verwandlung eines Therapeuten in ein ausbeutendes Monster visualisiert als bevorstehende Ermordung eines kleinen Mädchens durch den elektrischen Stuhl. Träume sind durch und durch kreativ, was einer der Gründe dafür ist, dass ich denke, dass sie zentrale Ressourcen der Kultur selbst darstellen. Dann sind Träume nicht einfach nur eine Angelegenheit des Spieles von Bildern innerhalb bestimmter Intervalle während unserer Schlafenszeit; wir träumen kontinuierlich, wir Tagträumen, fantasieren und spielen. Symbolisierungen unseres subjektiven Lebens kristallisieren sich, verflechten sich und interagieren immer miteinander.

Aber lassen Sie uns zu einer anderen Frage zurückkehren: Wie ist die Beziehung zwischen Träumen und Wahn? Sind sie das Gleiche? Ist ein Wahn ein Traum, aus dem man nicht erwachen kann?

Sich mit diesen Fragen zu beschäftigen, bedarf zuallererst einer Definition des Begriffs *Wahn*. Die konventionelle Definition ist die eines falschen Glaubens, dem jemand anhängt, trotz aller gegenteiligen rationalen Argumente und Belege. Indem ich mich auf die Prinzipien des phänomenologischen Kontextualismus stütze, würde ich sagen, dass ein Wahn ein Glaube, jedweder Glaube an eine Gültigkeit ist, die nicht diskutiert werden kann. Die Einschätzung, dass der Glaube falsch ist, benötigt einen Vergleich zwischen dem, was für eine Person real ist, und dem, was entsprechend einem objektiven, externen Standard real ist – ein Dilemma, das man vermeiden kann, indem man bei der Annahme bleibt, dass die Gültigkeit des sogenannten wahnhaften Glaubens nicht diskutiert werden kann.

Was können wir also aus einem Vergleich von Träumen und Wahngedanken schließen? Ein Wahn ist einem Traum darin ähnlich, dass er eine vereinnahmende Erfahrung mit wenig oder keiner reflektierbaren Bewusstheit darstellt. Man kann beide hinsichtlich der beteiligten Kontexte vergleichen und kontrastieren. Der Kontext des Träumens, ob im Schlaf oder in der Reverie, ist einer, in dem die Aufmerksamkeit ungerichtet ist; das Denken selbst befreit sich von den Begrenzungen der Logik und Vernunft; Erfahrungen werden in konkrete Wahrnehmungsbilder gegossen; und alles wird mehr oder weniger austauschbar mit allem anderen. Freud bot eine Idee hierzu in seiner Theorie des sogenannten Primärprozesses an. Ich ziehe es vor, seine Terminologie nicht zu benutzen, aber es war richtig, zu betonen, dass es Unterschiede in der Organisation unserer Gedanken und unseres Erlebens in verschiedenen Geisteszuständen gibt.

Sogenannte Wahnideen teilen ein besonderes Merkmal mit Träumen: Sie teilen die Konkretisierungen, die auch Träume aufweisen; ihre Organisation folgt keinem logischen oder vernünftigen Schema; und Dinge werden untereinander austauschbar auf alle Arten komplexer Möglichkeiten. Ein Wahn jedoch ist im Allgemeinen eine stabile Struktur und in dieser Hinsicht wie ein Traum, aus dem man nicht erwacht. Eine weitere Ähnlichkeit hat mit der Erinnerung zu tun: Wahngedanken neigen dazu, vergessen zu werden, fast so als wären sie nie dagewesen, sobald sie zurücktreten. Das ähnelt einem Traum, der eine Weile nachklingt, aber dann in der Vergessenheit verschwindet.

Wahnideen errichten, allgemein gesprochen, das Existenzgefühl einer Person im Kontext äußerst ernster Bedrohungen. Sie gehören der Psychologie von Vernichtungszuständen an. Durch das Eingießen des gefährdeten Existenzgefühls in höchst konkrete, spezifische Bilder spiegeln Wahnideen die Bemühungen wieder, sich selbst zu neuem Leben aufzurichten und so gegenüber möglicher Auslöschung geschützt zu sein. Inmitten dieses Kampfes kann jemand einen Traum haben, der im Grunde genommen das Gleiche unternimmt. Dieser Traum könnte in eine relativ permanente Struktur überführt werden, die wir dann Wahn nennen würden. Also könnte ein Wahn als ein lang anhaltender Traum verstanden werden, ausgearbeitet im Kontext persönlicher Vernichtung.

Annas Geschichte fällt einem hierzu ein, deren Erfahrungen ich in Kapitel 1 angesprochen habe. Sie war die junge Frau, die den schrecklichen Traum hatte, von ihrer Mutter erschossen zu werden, als sie vor einem großen Spiegel stand. Das Resultat des Beschusses war, dass das Glas des Spiegels in eine wirbelnde Teilchenwolke zerfiel und aus der Patientin nicht mehr als ein flüchtiger, entschwindender Schatten wurde. Dieser Traum symbolisierte lebhaft das Erleben persönlicher Vernichtung und half dabei, die subjektiven Wahrheiten zu dekodieren, die ihrem Verfolgungswahn innewohnten, von penetrierenden, tötenden Strahlen, welche sie aus den Augen ihrer Feinde heraus attackierten. Diese Strahlen, wenn wir uns erinnern, begannen ab einem bestimmten Zeitpunkt der Therapie aus meinen eigenen Augen zu entspringen, mit der Folge zahlreicher schwieriger Reaktionen von Anna, welche unsere gemeinsame Arbeit bedrohten.

Der Traum und der Wahn stellten eine isomorphe Beziehung zueinander dar: In beiden Fällen folgte einer invasiven, penetrierenden Handlung von außen ein Gefühl, getötet und ausgelöscht zu werden. In der frühen Phase der Therapie gab es tatsächlich eine Reihe anderer, ähnlich strukturierter Bilder, durch die Anna heimgesucht wurde. Zum Beispiel war sie wiederholt überzeugt, dass winzige Insekten, vielleicht Zecken, irgendwie in ihre Gehörgänge gekrabbelt wären, von wo aus sie unersättlich ihren Weg in ihr Gehirn fräßen. Ärztliche Untersuchungen entdeckten keine Probleme in ihren Ohren oder in ihrem Gehirn. Ihre Zeichnungen zur der Zeit schienen ebenfalls Erfahrungen des Bedrängt-Werdens und Eindringens widerzuspiegeln. Sie produzierte Dutzende Bilder einer Person, die ihr Gesicht gegen ihres presste, auf eine Art, dass die lange, spitze Nase des Anderen in ihr Gesicht und ihren Kopf stach und in die innere Struktur ihres Gehirns eindrang. Die Zeichnungen waren schrecklich anzuschauen: Sie schienen eine bizarre, brutale Vergewaltigung des Kopfes meiner Patientin abzubilden. Alle diese Repräsentationen – in ihrem Traum, ihren Wahnideen, ihren angstvollen Fantasien von den eindringenden Insekten und ihrer künstlerischen Arbeit – gaben dem Gefühl eine konkrete Form, durch die invalidierenden Wahrnehmungen und Zuschreibungen Anderer vereinnahmt und vernichtet zu werden. Vielleicht ereignete sich die schlimmste dieser Erfahrungen im psychiatrischen Kontext, indem sie dort unnachgiebig als schwer gestörte Schizophrene betrachtet wurde.

Die letztendlich extremste Zerstörung materialisierte sich in ihrer Psychotherapie mit mir. Auf meine Reaktionen des Unverständnisses hinsichtlich ihrer wahnhaften Beschäftigungen hin fühlte sie sich selbst in ein unverständliches psychiatrisches Objekt verwandelt, in ein totes Ding, das aus neuronalen Gesteinen zusammengesetzt war, die durch die aus meinen Augen fließenden Strahlen produziert wurden. Mithilfe ihres Traumes und auch ihrer anderen Bilder sah ich endlich den Einfluss meiner Schwächung ihres Vermögens, sich als durchgängig da seiend zu spüren. Dieses machte im Gegenzug eine neue Antwort auf ihre Verwüstung möglich. Schließlich wurde unsere Beziehung etwas, das sie stützte, anstatt sie zu zerstören.

Der Traum von dem auslöschenden Pistolenschuss und die Wahnideen von den versteinernden Strahlen aus den Augen Anderer stellten demnach Entsprechungen voneinander dar. Sie bildeten auf konkrete Weise ihren misslingenden Kampf darum ab, ein Gespür, lebendig zu sein, aufrechtzuerhalten, was sich inmitten von Kräften abspielte, die aus ihrer Sicht solch ein Überleben unmöglich machten.

In dieser Geschichte halfen ein Traum und dessen Kontext, die Metapher zu dekodieren, die im Wahn vorhanden ist. Ich werde nun von einer anderen Geschichte berichten, in welcher die Beziehung zwischen einem Traum und einem Wahn auch wieder beleuchtet werden kann. Gibt es ein allgemeines Prinzip, dass man hervorheben kann, um das eine mit dem anderen zu verbinden? Lassen Sie uns den Traum und den zentralen Wahn der berühmten Patientin Renée betrachten, der Autorin des *Tagebuch[s] einer Schizophrenen: Selbstbeobachtungen einer Schizophrenen während der psychotherapeutischen Behandlung* (Sechehaye, 1951 [dt. 1973]). Ich zitiere die Worte der jungen Frau, die ihren Traum beschreiben.

> »Eine grell elektrisch beleuchtete Scheune. Die Wände waren weißen gestrichen, glatt, sehr glatt, und glänzten. Und in dieser Endlosigkeit lag eine dünne, hauchdünne und harte Nadel, die im Licht glänzte. Diese Nadel in jener Leere jagte mir fürchterliche Angst ein. Dann füllte ein Heuhaufen die Leere aus und verschlang die Nadel. Der zuerst kleine Heuhaufen wuchs und wuchs, und in der Mitte lag die Nadel und hatte eine sehr hohe elektrische Spannung, die sie dem Heu übermittelte. Diese Spannung, das Wuchern des Heus sowie das blendende Licht steigerten meine Angst bis zum Äußersten, und ich erwachte mit dem Schrei: ›Die Nadel, die Nadel!‹« (S. 15)

Es scheint mir, dass Renée mit der Nadel identifiziert war. Das verschlingende Heu, das den hell erleuchteten Stall ausfüllt, war ein Symbol für die Vernichtungserfahrung, die sie durchlebte. Die umgebenden Passagen ihres Buches beschreiben ein sich fortschreitend vertiefendes Derealisationserleben, in dem alles um sie herum anfing mechanisch zu wirken, aufgeteilt in einzelne, isolierte Elemente. Es war ein Zusammenbruch des Zusammenhalts ihrer Welt und ein Verlust des Gefühls, dass irgendetwas real sei. Das anschwellende und verschlingende Heu drückte ein Gefühl aus, durch Unwirkliches vereinnahmt zu werden.

Warum nutzte Renée das Bild der Nadel? Der Einfall hierzu ist, dass die Nadel wahrscheinlich phallisch maskulin war und wahrscheinlich das symbolisierte, was von ihrem Gespür des selbstbestimmten Selbstseins übrig war. Eine weibliche Repräsentation von ihr selbst als männlich legt auch eine aktive Desidentifikation mit dem Weiblichen nahe, eine Distanzierung von der Figur der Mutter, und spielt deshalb implizit auf mütterliche Katastrophen in ihrer Ursprungsfamilie an.

Der elektrische Strom in der Nadel stellt ziemlich sicher das Empfinden reinen Grauens angesichts der sich ereignenden Vernichtung dar. So fühlt sich Grauen an: ein anwachsender elektrischer Strom, der durch den eigenen Körper fährt. Dessen Kommunikation mit dem Heu zeigt, dass ihr Universum vollständig davon durchdrungen worden war. Das war die Erfahrung, in den Abgrund des Wahnsinns zu fallen.

Man könnte fragen, wie die Umstände im Leben eines Kindes aussehen könnten, die solch einen Vernichtungszustand, unter dem Renée litt, produzieren. Wenn jemand fühlt, dass seine oder ihre Welt und das Selbstgefühl zerstört werden, dann ist etwas passiert, das dieses hervorruft. Solche Gefühle entstehen nicht aus dem Nichts; sie entstehen aus einem menschlichen Kontext heraus, der eine absolute Katastrophe beinhaltet. Man müsste ihre frühen Jahre anschauen, die Qualität der Bindungsbeziehungen – obwohl ich nicht glaube, mit Blick auf den Traum und dessen wahrscheinliche Bedeutung, dass sich irgendjemand ausreichend um sie gekümmert hat. Ich würde eine Geschichte der Vernachlässigung, Zurückweisung und Misshandlung, vielleicht der Ausnutzung erwarten. Solch ein Zustand kann nur entstehen, wenn einige wirklich furchtbare Sachen geschehen sind.

Betrachten wir nun Renées Wahn, und lassen Sie uns schauen, ob einige weitere Formulierungen zur Beziehung zwischen Träumen und Wahnideen in unserer Diskussion zutage treten. Wiederum werde ich in ihren eigenen Worten beschreiben. Es geht um eine Maschine, die zur unerbittlichen Verfolgerin wurde:

> »Ich träumte und stellte mir häufig vor, dass ich eine elektrische Maschine baute, die die Erde mitsamt ihren Bewohnern in die Luft jagen würde. Am schlimmsten aber fand ich, dass ich mit meiner Maschine allen Men-

> schen das Gehirn herausreißen könnte und sie zu Robotern würden, die nur meinem Willen gehorchten. Das war meine größte, schrecklichste Rache« (ebd., S. 34).

Dort war ein alles vereinnahmendes, grenzenloses und undeutliches Schuldgefühl. Ein Verbrechen hatte stattgefunden, aber man hatte keine Idee davon, was es war, und die Strafe für dieses Verbrechen war ein Gefühl ewiger Strafbarkeit. Das elektrische Gerät, anfangs Waffe gegen andere, verwandelte sich rasch in ein bösartiges Gebilde, das Renée attackierte. Sie beschreibt die Quelle ihrer Schuld, die irgendwie der Maschine ähnelte, als das »System«: der oberste Verfolger ihrer Welt. Die gesamte Menschheit war das Opfer dieser Verfolgung, und jene, die das mitbekamen, bezeichnete sie als »Erleuchtete«.

Das System begann auch Strafen zu erzwingen, wobei sie aufgefordert wurde, ihre Hand zu verbrennen. Entsprechend ihrer Schilderungen kamen die Verfolgungen zu keinem Ende, selbst wenn sie den Aufforderungen gehorchte; es würde nur dessen Macht erhöhen und die Qual ihrer Schuld intensivieren. Was hat es also mit diesem sogenannten System auf sich? Was genau ist es und wie können wir die Beziehung zwischen seinen verfolgenden Handlungen und ihrem Traum von der Nadel und dem Heu verstehen?

Renées Wahn vom System ist eine Gegenbewegung zu dem verschlingenden Heu im Traum. Das Heu drohte, die elektrische Nadel zu schlucken und auszulöschen, was ein Symbol für die Vernichtung ihres Gefühls persönlicher Identität durch den Ansturm von Unwirklichkeit war, der sie heimgesucht hatte. Das System umzingelte Renée auch und drohte, ihre persönliche Individualität zum Erliegen zu bringen und zu löschen, indem es sich ihres Willens bemächtigte und Handlungen extremer Selbstzerstörung veranlasste. Das System erinnert mich an Kafkas *Der Prozess* (2006 [1925]), welcher auch von einer merkwürdigen, alles vereinnahmenden Schuld handelt.

Ich würde sagen, dass Renées wie Kafkas Verbrechen in dem Versuch bestand, eine Person mit eigener Existenzberechtigung zu sein. Es hat Erfahrungen in ihren Familienverhältnissen gegeben, die ihre Chance untergraben haben, ein Empfinden des eigenen Selbstgefühls als wirklich und ihrer eigenen Welt als echt zu entwickeln. Zusätzlich zu den Misshandlungen, unter denen sie litt, gab es vielleicht Forderungen an sie, den Bedürfnissen der Eltern zu dienen. Dann könnten wir das System als Konkretisierung der tatsächlichen Familienbedingungen verstehen, einschließlich Renées gefügiger Unterwerfung unter die auferlegte Agenda. Innerhalb eines solchen Systems ist die Forderung nach eigenem Leben für einen selbst tatsächlich ein Verbrechen. Diese Art von Ereignissen geschieht allerdings häufig im Stillen, unerkannt. Sogar das aufwachsende Kind, dessen Seele geraubt wurde, erkennt die tatsächliche Gewalt nicht, zumindest nicht bis plötzlich ein feindseliger Verfolger auftaucht, der unbeschreibliche Handlungen vollführt. Die Gewalt gegen das Kind bricht hierdurch in das Bewusstsein, in der Form befremdlicher, paranoider Visionen wie die von Renée – oder in großartigen Kunstwerken, wie Kafkas berühmte Novelle. Die Wahnideen sind deshalb Trägerinnen der subjektiven Wahrheit aus der Lebensgeschichte einer jungen Frau und sie bringen deren Kampf zum Ausdruck, zu verhindern, dass diese Lebenserfahrungen sie vernichten.

Wie in meinen anderen Beispielen zeigt dieses erneut, wie das Vernichtungserleben eines psychotischen Zustands in Träumen auftaucht und offensichtlich auch in sogenannten Wahnideen einer Patientin. Manchmal sind sie sich auffallend ähnlich, in anderen Fällen ist das Bilderwerk sehr unterschiedlich. Ich möchte nicht zu sehr den Unterschied zwischen diesen Gruppen von Erfahrung betonen. Nach allem, was ich weiß, könnte Renées elektrische Maschine, die sich in einen Verfolger verwandelt, anfänglich aus einem Traum entstanden sein. Träume bilden das subjektive Leben des bzw. der Träumenden ab, und so machen es auch Wahnideen.

Welche Sorte Psychotherapieform können wir uns angesichts der Natur von Renées Ringen vorstellen? Das Buch erzählt die Geschichte einer Behandlung, welche ganz und gar erfolgreich war. Ich könnte den beschriebenen Prozess nicht optimieren. Renées Analytikerin, Marguerite Sechehaye, setzte sich hochgradig für ihre Patientin ein und arbeitete mit ihr über einen Zeitraum von vielen Jahren eng und liebevoll zusammen. Das ist es, was in solchen Fällen benötigt wird.

5 Das Unerträgliche und das Unsagbare

> Du willst, dass ich erneure
> Die wilden Schmerzen, die das Herz mir drücken
> Beim Denken schon, bevor ich davon rede.
>
> *Dante Alighieri*

Ich sprach kürzlich mit einem bekannten Psychoanalytiker. Er erzählte mir, dass Kliniker im Allgemeinen etwas Wichtiges über den Einfluss von Trauma nicht verstehen – dass es die Struktur des Gehirns schädigt, dauerhaft. Entsprechend dieser Ansicht, fuhr er fort, werden bestimmte Erregungsbahnen und Reaktionen im »neurologischen Substrat« durch ein schweres Trauma festgeschrieben. Sobald dieses geschieht, ist diese Person biologisch verändert, und das zentrale Nervensystem reagiert für immer verändert. Seine Überlegungen implizierten, dass psychoanalytische Untersuchung allein niemals in der Lage sein werde, diese angeblich dauerhaften Veränderungen zu beeinflussen. Wenn diese Ansicht zuträfe, würde sie vermutlich eine Begrenzung der Anwendbarkeit von Psychoanalyse auf die zahlreichen Zustände bedeuten, in denen ein schweres Trauma eine Rolle spielt.

Was soll man mit einer Behauptung wie dieser machen? Sie wurde in einem sehr besonnenen Tonfall mitgeteilt, als gäbe es hierfür belastbare, stützende wissenschaftliche Belege. Sollten wir in der Arbeit mit Überlebenden schwerer Traumata besorgt über ihre veränderten, beschädigten Nervensysteme sein? Sollten Kliniker ihren Patienten erklären, dass deren Gehirne dauerhaft beeinträchtigt worden seien? Es ist schwer, sich vorzustellen, dass jemandem so etwas zu sagen anders als extrem schädlich wirken könnte. Es ist auch schwierig, sich vorzustellen, wie jemand so eine Idee wie diese untermauern will – die eine recht grobe, eigentlich eher eine Fantasie als eine wissenschaftliche Hypothese ist: eine neurologische Fantasie. Trotzdem hat sie eine Bedeutung: Die Vorstellung irreversibler Veränderungen im Gehirn ist wahrscheinlich eine Vergegenständlichung bestimmter Gefühle, die dem Kern von Trauma zugrunde liegen.

Was sind die Erfahrungen, die in solchen Bildern gegenständlich werden? Es ist eine Sache des Empfindens einer Person, dass er oder sie durch das, was geschehen ist, unwiderruflich verändert wurde. Es ist das Gefühl, dass man nie wieder der oder die Gleiche sein wird. Eine Person, die solche Gefühle durchlebt, könnte einen Traum von ihrem Gehirn haben, das dauerhaft beschädigt oder verändert worden ist; aber so eine Vorstellung wörtlich zu nehmen, wie es anscheinend mein psychoanalytischer Kollege getan hat, ist nichts, was man allzu ernst betreiben sollte. Es könnte sein, dass diese Vergegenständlichung in Teilen als neutralisierendes Mittel gegen die verheerende Macht des Traumas dient. Mein Kollege selbst, was keine Überraschung ist, war ein Opfer schwerer Traumata: frühe körperliche und emotionale Misshandlung in seiner Familie und zahlreiche medizinische Krisen danach, die seine gesamte Kindheit verwüsteten. Die Traumatheoretiker in unserem Fach sind häufig Opfer von Trauma in ihrer Lebensgeschichte. Die Wege, die dabei halfen, ihre emotionalen Verwundungen zu überleben, hinterlassen einen Abdruck auf den Vorstellungen, die dann in unserer Arbeit populär werden. Es wäre gut, wenn Kliniker und Autoren ernsthaft über solche Verbindungen nachdächten.

Die Vergegenständlichung in diesem Falle besteht aus der Transformation, in der Vorstellung, von einer subjektiven Erfahrung in eine materielle Sache. Es ist die Symbolisierung von etwas Gefühltem in einem konkreten Bild und dann zeitgleich der Verlust der Empfindung des Symbolischen, während das Bild umgeformt wird zu etwas in der physischen Realität Existierendem. Das beunruhigende, nebulöse Gefühl, irgendwie unwiderruflich verändert worden zu sein, wird durch eine überzeugende Vorstellung von einer physiologischen Veränderung im Nervensystem ersetzt. Durch die Konkretisierung eines sonst schreckenerregenden Empfindens, gar nicht mehr dieselbe Person zu sein, die man gewesen war, wird das Gefühl persönlicher Zerrissenheit und Diskontinuität vermindert und in einem gewissen Ausmaß eingekapselt. Menschen mögen es, etwas, was ihnen passiert ist, in bestimmten, lokalisierbaren physikalischen Bildern festzuhalten. Genau das passiert hier. Es ist dennoch irgendwie traurig, zu sehen, wie diese Prozesse unbewusst vermeintlichen psychologischen und physiologischen »Theorien« Aufschub verschaffen. Solche Theorien bringen uns nicht weiter, außer fort von der Intensität des Erlebens, zu deren Erklärung sie angetreten sind.

Trauma und Dissoziation

Was ist das Wesen der Veränderung, die einsetzt, wenn eine Person durch eine traumatische Erfahrung geht, aber dann scheinbar nichts davon weiß, dass sie diese durchlebt hat? Wie passiert es, dass jemand eine Amnesie für ein geschehenes Ereignis entwickelt? Die beste Definition von Dissoziation, die ich gefunden habe, kommt von einer meiner Patientinnen, einer Frau, die als Kind Opfer einer langen Serie grausamer sexueller Übergriffe gewesen ist. Die Erinnerungen an diese schrecklichen Ereignisse verschwanden, während sie aufwuchs. Erst nach vielen Jahren Psychotherapie und auch nachdem sie einen Mann gefunden und geheiratet hatte, von dem sie sich geliebt und akzeptiert fühlte, fing sie damit an, diese Erinnerungen wiederzuerlangen. Ungefähr 15 Jahre während dieses Prozesses der Wiedererinnerung und Wiederbelebung ihrer erheblichen Traumata bemerkte sie eines Tages mir gegenüber: »Weißt Du, George, Ich vermute, ich wurde einfach jemand, dem nichts von alledem passiert ist.«

Eine Person mit Amnesie von einem emotional traumatisierenden Ereignis hat einfach die Amnesie, und das ist alles. Er oder sie erinnert es nicht. Tatsächlich, soweit es diese Person betrifft, ist es nie eingetreten. Die Person wird zu jemandem, in dessen Leben das Ereignis nicht stattgefunden hat. Das macht Dissoziation aus.

Wie kann eine Person zu jemand werden, dem etwas nicht geschehen ist? Kann man sagen, dass das eine Spaltung des Bewusstseins beinhaltet? Bewusstsein spaltet sich nicht und ist dazu auch nicht in der Lage. Es ist kein materielles Ding. Nur materielle Objekte, wie Diamanten, können sich spalten. Die Person wird jemand, für den das Ereignis nicht stattgefunden hat, und nichts weiter. Es gibt eine Tradition in unserem Fachgebiet, nach der man sich Bewusstsein so vorstellt, als würde es solche Spaltungen durchmachen: vertikale Spaltung, horizontale Spaltung, Dissoziationen, die einen Kern von Erfahrung von einem anderen absondert. Diese Vorstellungen sind alles konkretisierende Vergegenständlichungen, ähnlich der angenommenen Gehirnveränderung, auf die ich mich vorher bezog; sie beziehen sich auf nichts objektiv Reales, und sie erklären überhaupt nichts. Sie sind Symbole, die wir benutzen, um Erfahrungen jenseits unserer Assimilationskapazitäten zu repräsentieren und zu bewältigen.

Etwas geschieht in jemandes Leben. Es ist zu viel für die Person, um es zu ertragen, deshalb wird es nicht ertragen. Es ist zu viel, um es in Worte zu packen, und deshalb wird nichts gesagt. Die Person wurde zu jemandem, für die es nicht stattfand. Es ist zu viel, sogar um es zu bemerken, also verschwindet die Bewusstheit dieser Sache. Natürlich ist diese Person nichtsdestotrotz durch diesen Vorfall beeinflusst, ob sie oder er von dessen Existenz weiß oder nicht. Die Ereignisse unseres Lebens haben alle Arten von Wirkungen auf uns, unabhängig davon, ob diese Ereignisse unserer bewussten Erinnerung zugänglich sind.

Auf einer Tagung zu Trauma und Dissoziation, an der ich kürzlich teilnahm, wurde ich zu meinen Ansichten zur sogenannten dissoziativen Identitätsstörung gefragt, auch bekannt als multiple Persönlichkeit. Ich antwortete, dass ich keine

»Sichtweise« von Multiplizität habe: Es ist ein Phänomen, dem man manchmal begegnet, und das ist alles. Der Fragesteller hakte nach und erläuterte, dass einige auf unserem Gebiet sagen, es sei real und werde durch schwere Kindheitstraumata erzeugt, meistens durch sexuelle Gewalt; andere Leute sagen, dass es eine Fiktion sei, geschaffen durch übereifrige Therapeuten, die mit beeinflussbaren, gefügigen Patienten arbeiten. Ich wurde nach meiner Position in dieser Debatte gefragt.

Ich glaube nicht an irgendein »reales« Phänomen der Multiplizität, wenn ich richtig verstehe, was dieses Wort jenen bedeutet, die es in diesem Zusammenhang benutzen; noch schließe ich mich der vereinfachenden Auffassung an, dass irgendetwas »induziert« wird. Beides sind falsche Alternativen: Die erste schreibt das Wesen der sogenannten dissoziativen Identitätsstörung ausschließlich dem Patienten zu, und die zweite dem beeinflussenden Therapeuten. Multiplizität kommt in all ihrer Blüte an der Schnittstelle zwischen Patient und Therapeut zustande. Beide tragen dazu bei. Sie ist weder unabhängig real noch wird sie einseitig induziert. Eine Person mit einer Geschichte unerträglicher, unsagbarer Traumata kommt in eine sich entwickelnde Verbindung mit jemandem – vielleicht einem Analytiker, aber es könnte auch irgendjemand anders sein – und je nach Art des Antwortverhaltens dieser Person könnte die traumatische Geschichte anfangen, in Form eines Bündels scheinbar autonomer Alter Egos hervorzutreten. Es ist auch möglich, dass nichts davon in Erscheinung tritt und die Lebensgeschichte stumm bleibt.

Ich hatte vor vielen Jahren ein Erlebnis mit solch einer Patientin, was mich in dieser Angelegenheit viel gelehrt hat. Eine 45-jährige Frau rief mich für eine Beratung zu ihrer fortlaufenden Psychotherapie an. Sie war schon acht Jahre bei einem bekannten Analytiker in Behandlung. Sie sagte, dass sie unglücklich über die Ergebnisse ihrer Behandlung sei und einen Rat benötige, wie sie damit verfahren solle. Ich bat sie, mir ihre Erfahrungen mit ihrem Analytiker und etwas über ihren Hintergrund zu schildern. Als Kind war sie das Opfer schweren sexuellen Missbrauchs durch ihre Mutter geworden, welche sie unablässig als Masturbationsspielzeug während ihrer frühen Lebensjahre benutzt hatte. Sie sagte, dass es da auch mal »einige Jungs« gegeben habe. Eine Frage kam mir in den Sinn, und ich entschied mich, diese auszusprechen. Ich fragte sie nach den Namen der Jungs. Sie sagte, sie erinnere sich nicht, und außerdem sei das schon lange her gewesen und die Jungs nicht mehr da. Dann kam mir ein anderer Gedanke. Ich entschied wiederum, diesen auszusprechen. Ich sagte ihr, dass es nicht besonders nett sei, den Namen einer Person zu vergessen. Sie war eine Weile still und sagte dann: »Ich glaube, Sie sind eine Mutter. Das ist das ganze Problem meiner Analyse – mein Analytiker ist nur ein Vater. Er möchte immer, dass ich erwachsen und vernünftig bin.«

Während wir über ihr Dilemma sprachen, begannen die Namen der Jungen zurückzukehren. Schließlich sagte sie mir, dass die Jungs nicht verschwunden waren. Vielmehr hatten sie sich versteckt, weil sie glaubten, dass der Analytiker Kinder hasse. Ich fragte sie, wo die Jungs sich versteckten hätten. Sie antwortete, dass sie sich in ihrem Bauch versteckt hätten. Sie hatte viele Jahre unter Folgen einer schwierigen Magen-Darm-Erkrankung gelitten.

Ich rief ihren Analytiker an und empfahl ihm, mit ihr darüber zu sprechen, dass »die Jungs« glaubten, er hasse Kinder. Er griff das Thema mit der Patientin auf, war aber außerstande, den Eindruck zu vermeiden, dass er immer noch Kinder hasse. Er sagte ihr, dass er wissen wolle, woher sie diese befremdliche und falsche Annahme habe. An diesem Punkt endete ihre sogenannte Behandlung. Ich kannte diesen Analytiker gut. Die Jungs hatten Recht mit der Annahme, dass er Kinder hasse. Das Kind, das er allerdings am meisten hasste, war das, das er mit sich trug. Es war das traumatisierte Kind, das er einst war, dessen schmerzhafte Erfahrungen vollständig uneingestanden geblieben waren. Er war eine sehr erwachsene Person, eigentlich zu sehr, ein hoch kultivierter Mann, der stolz war auf seine Reife und Gewandtheit. Wenn ein Analytiker sich nicht gut versteht mit dem Kind in sich, dann gibt es keine Chance für eine erfolgreiche klinische Arbeit mit einem Patienten wie diesem, den ich beschreibe. Die Welt früherer Traumata kann sich einfach nicht manifestieren. Wenn es dann Alter Egos gibt, die sich herauskristallisieren, werden sie angesichts der Intoleranz und des Hasses des Analytikers verschwinden. Im Gegensatz dazu wird ein(e) Analytiker(in), der/die seine oder ihre Kindheitsgefühle aushalten kann, dazu neigen, mütterlich auf jegliche Hinweise auf solche Erfahrungen zu antworten. Dann ist der Boden bereitet, damit das Trauma zum Vorschein kommen kann. Längst vergessene Jungen kommen dann aus ihren Verstecken und deren Erinnerungen erhalten eine Chance, vollständiger erinnert und offengelegt zu werden.

Nach Beendigung ihrer Therapie konsultierte sie mich. Ihr vorheriger Analytiker hatte das Gefühl, ich hätte mich unethisch verhalten, indem ich ihm seine Patientin wegnahm. Ich glaube nicht, dass es möglich ist, irgendjemandes Patienten zu stehlen, weil Patienten kein Eigentum sind. Seine Haltung belastete aber die neue Behandlung, in die wir beide uns begaben, mehr als es nötig war. Dennoch verlief die Behandlung ganz gut. Die Schrecken ihres frühen Lebens wurden vollständiger untersucht, die Jungen konnten ihre Verstecke verlassen und anerkannt werden. Nach vielen Jahren schließlich fanden sich, anders als es zuvor möglich war, Zeichen eines vollständigeren Ganzheitserlebens.

Ab einem bestimmten Zeitpunkt hörte sie auf, über die Jungen oder über die kleinen Mädchen zu sprechen, die auch zu den fünf Alter Egos gehörten, denen ich in diesem Falle begegnete. Ich fragte nicht danach, wo sie hingegangen seien, weil ich wusste, dass sie sich nicht versteckten, sondern dass vielmehr ein wichtiger Entwicklungsprozess stattfand. Am Ende entwickelte die Patientin eine Liebe für das Gärtnern. Sie pflanzte einen geschlossenen, schönen Blumengarten an, welcher als Fünfeck arrangiert war. Dort würden fünf unterschiedliche Blumensorten gleichzeitig wachsen. Diese fünf Blumenareale entsprachen implizit den fünf Alter Egos. Das Pflanzen, Hegen und Einfassen des Gartens stellte Aspekte der Zusammenkunft früher getrennter Teile ihrer selbst nach. Sie und ich haben das allerdings nie besprochen. Manchmal kann Schweigen eine schöne, goldene Sache sein.

Behaupte ich, dass die Phänomene von Dissoziation in etwas, was manchmal intersubjektives Feld bezeichnet wird, eingebettet sind? Ja, so wie das jede Form und jeder Grad von Psychopathologie ist. Menschen sind, was sie sind, fühlen, was sie fühlen, und machen, was sie machen, zum Teil wegen der Art und Weise, wie Andere auf sie reagiert haben und reagieren. Das ist die conditio humana – im Guten wie im Schlechten. Dissoziation selbst kann nur innerhalb bestimmter Kontexte auftreten. Im Allgemeinen sind es jene Kontexte, die einem Kind die Gelegenheiten rauben, seine oder ihre Gefühle auf irgendeine Art anzuerkennen und zu validieren. Ein dissoziativer Patient lebt in einer Beziehungswelt (»relationale Welt«), die keinen Raum für die Ereignisse enthält, die aus der Erinnerung entschwunden sind. Wenn sich Hinweise auf verschwundene Geschichten zeigen, erfährt das Kind unverständliche, feindselige Reaktionen und qualvolles Leid. Manchmal wird das Kind an den Rand gedrängt oder gar aus der Familie ausgeschlossen. Andererseits kann sich der Raum für jene Erfahrungen materialisieren. Sobald dieses geschieht, vielleicht, indem der Patient jemanden findet, der ihm zuhört und der eine Mutter sein kann, beginnen diese Erfahrungen gemeinsam mit den Kindern, denen jenes geschah, wiederaufzutauchen. Am Ende kommt alles zusammen und ist gar nicht allzu kompliziert.

Beispiele finden sich in Hülle und Fülle für jeden Kliniker, der auf diesem Gebiet arbeitet. Ich erinnere mich an den Fall einer 30-jährigen Frau, die als Kind entsetzlich durch ihren Großvater misshandelt wurde. Er hatte sie vom vierten bis zum elften oder zwölften Lebensjahr wiederholt vergewaltigt und gefoltert. Alle Erinnerungen an diese Ereignisse waren verschwunden, während sie erwachsen wurde. Das Familiensystem als Ganzes bestand aus beständiger Verleugnung. Im Alter von 28 Jahren begann sie jedoch, Unterhaltungen mit einer ihrer Cousinen zu führen, einer Frau, die genauso wie sie wiederholt von ihrem Großvater attackiert worden war. Die Cousine befand sich bei einem Kollegen in Behandlung, dem ich als Supervisor zur Verfügung stand. Im Dialog der beiden begannen

Fragmente von Erinnerung aufzutauchen. Der Großvater war eine Kultfigur in der Familie, von allen gewürdigt und verehrt. Obwohl seine dämonische Seite mehrere Familienmitglieder zu Opfern gemacht hatte, wurde dies aus der bewussten Geschichte des Familiensystems gelöscht. Am Ende starb der Großvater, und es wurde ein großes Begräbnis und Gedenkgottesdienst abgehalten. Bei dieser Gelegenheit wurde der Verlust betrauert, aber auch sein großartiges Lebenswerk gewürdigt, was jeder so sah oder so sehen wollte. Die Frau, über die ich spreche, wählte diese Gelegenheit, um das Schweigen zu brechen, indem sie vor den Trauernden davon berichtete, wie der Großvater sie vergewaltigt und gequält hatte. Mutig oder törichterweise beharrte sie darauf, dass dieses ein Anlass sei, bei dem die Wahrheit nicht länger begraben bleiben dürfe. Noch bevor sie den ersten Satz zu Ende gesprochen hatte, eilten allerdings ihre Brüder und Onkel auf sie zu, trugen sie aus der Trauerhalle und warfen sie auf die Straße. Man sagte ihr, dass sie unverzeihlich gehandelt habe und dass sie verrückt sei.

Sie brachte sich kurz nach diesem Vorfall um. Ich vermute, dass das ihr Weg war: den Einsatz gegenüber ihrer Familie zu erhöhen durch eine Veranstaltung, die in ihrer Vorstellung so dramatisch war, dass diese die Verleugnung nicht aufrechterhalten konnte. Manchmal ist die Wahrheit für jemanden viel bedeutsamer als das Leben selbst. Die Geschichte ist sehr traurig und sehr deprimierend, weil ihr Plan überhaupt nicht aufgegangen ist. Die Familie betrachtete ihren Selbstmord als Bestätigung ihrer Verrücktheit. Verleugnungssysteme wie dieses können nicht durch direkte Konfrontation mit der Wahrheit durchbrochen werden. Erst muss ein Raum für diese Wahrheit geschaffen werden.

Hätte es einen Weg gegeben, diesen Tod abzuwenden? Ich konnte nichts tun: Ich unterstützte die Behandlung ihrer Cousine, nicht sie selbst. Außerdem erfuhr ich von der ganzen Geschichte erst nach dem Selbstmord. Die Patientin, deren Therapie ich beratend unterstützte, im Übrigen selbst ein Opfer ihres Großvaters, war eine multiple Persönlichkeit mit acht Alter Egos. Die Arbeit mit ihr ging über ziemlich viele Jahre, bis schließlich eine umfassende Ganzheitlichkeit allmählich zum Vorschein kam. Dennoch war es ein schwerer Kampf, sie während der ganzen Zeit dieses Prozesses am Leben zu halten.

Lassen Sie uns zu der Diskussion über das subjektive Ereignis eines Traumas zurückkehren und zu den Herausforderungen, mit denen wir als psychoanalytische Therapeuten konfrontiert sind, wenn wir mit Patienten arbeiten, deren Leben solche Erfahrungen einschließen. Ist es der Fall, dass manche Dinge, die passieren, einfach nur »zu viel« sind? Gibt es Ereignisse, die sich im menschlichen Leben ereignen, denen man sich nicht stellen kann? Weil deren Ausmaß im wahrsten Sinne des Wortes nicht in unser Empfinden von dem, wer wir sind, integriert werden kann? Und wenn es so etwas gibt, was machen wir dann als Kliniker angesichts solcher Umstände?

Es gibt natürlich Ereignisse, die sich unerträglich anfühlen. Aber gibt es Dinge, die passieren, welche buchstäblich jenseits der Fähigkeit eines jeden liegen, damit umzugehen? Ich kann nicht sehen, wie man solch eine Frage beantworten kann. Ich sprach kürzlich mit jemandem, der mir sagte, dass er das Gefühl habe, der Mount Everest sei auf ihn gefallen. Der spezifische Kontext bestand in dem Ausbruch eines für lange Zeit dissoziierten Schmerzes im Zusammenhang mit dem Tod seiner Eltern sowie einiger Geschwister und Cousins, als er noch ein Junge war. Dieser Mann hatte sich zuvor in psychiatrischer Behandlung befunden, bei der ihm Antidepressiva empfohlen worden waren. Er war so sehr überflutet, dass es dem Psychiater angeraten erschien, die Intensität seines Leidens mittels eines Medikaments zu reduzieren und aushaltbar zu machen. Ich stimme zu, dass es wirklich hart ist, damit klarzukommen, wenn der Mount Everest auf einen niederfällt. Aber ich würde fragen: Was, wenn der Mount Everest tatsächlich auf eine Person gefallen wäre? Was, wenn die Erfahrung katastrophalen Schmerzes in genauem Verhältnis zum Ausmaß des Desasters stünde, das sich tatsächlich ereignet hatte? Jemand, der sowohl beide Elternteile als auch andere Familienmitglieder während seiner Kindheit verloren hat, könnte sich doch so fühlen, als wäre seine ganze Welt zu Ende gegangen. Anstatt Maßnahmen zu ergreifen, um den gefühlten Schmerz zu begrenzen, würde ich versuchen, das Ausmaß dieses Verlustes nachzuempfinden, der Intensität, welcher Erfahrung auch immer, beizustehen.

Wenn die Erfahrung die des unmöglich Auszuhaltenden ist, dann ist es eben genau das, dem man beisteht: der Unmöglichkeit des unerträglichen Schmerzes. Wenn man sich aber irgendwie in der Gegenständlichkeit von all dem verliert und vielleicht einverstanden ist, dass die Person konfrontiert ist mit etwas, dem sie nicht standhalten kann, dann besteht die einzige Lösung in der Betäubung des Schmerzes mit Medikamenten oder Alkohol. Oder es könnte die Idee auftauchen, dass Selbstmord ebenfalls sehr effektiv sein könnte. Solch eine wortwörtliche Auslegung führt nirgendwo hin. Wir sollten solchen Impulsen, wortwörtlich zu denken, widerstehen und bei dem gegenwärtigen Gefühl eines Momentes zu bleiben. Wenn es das Gefühl des Mount Everest ist, der einem auf den Kopf stürzt, dann ist es eben so. In dieser Geschichte würde ich die Verwendung der Metapher vom Mount Everest als einen Weg des Patienten verstehen, seine Erfahrung ausdrücken, wie seine Welt zerbrochen und zerstört worden ist. Vielleicht ist es genau das, was man ihm sagen könnte.

Es ist unwahrscheinlich, dass solch eine Antwort den Schmerz reduzieren würde, aber das ist auch gar kein Ziel, das es wert ist zu verfolgen. Ein sinnvolleres

Ziel wäre es, dem Schmerz einen Ausdruck zu geben, der emotionalen Wahrheit eines Lebens zu erlauben, endlich eine Chance zu erhalten, in Worte und Bilder gefasst zu werden. Dadurch wird ein Raum für diesen Schmerz geschaffen, der zuvor nicht existiert hat. Es könnte sogar sein, dass das Leid eines Patienten als Konsequenz solch einer von mir vorgeschlagenen Art des Gesprächs zunimmt; aber er oder sie wären der eigenen Wirklichkeit näher.

Es nichts falsch daran, jemandes Schmerz verringern zu wollen. Man hofft immer, dass einer Wege findet, ein zufriedenes Leben anstelle von einem voller Leid zu führen. Es entsteht dennoch ein Problem, wenn der Analytiker ein drängendes Bedürfnis hat, Schmerz zu lindern, und nicht das tolerieren kann, was für einen Patienten eine normale Erfahrung intensiver negativer Affekte darstellt. Der Grund, dass so viele Psychotherapeuten sich gezwungen fühlen, das Leid ihrer Patienten zu reduzieren, liegt im Leben der Psychotherapeuten selbst. Es hat zu tun mit den Familienkonstellationen ihrer Vergangenheit, die sie auf den Pfad in Richtung ihrer Karrieren geführt haben. Es ist fast immer die gleiche Geschichte: Ein sensibles Kind wird von einem Elternteil in Anspruch genommen, um eine emotional Halt gebende, beruhigende Versorgung zur Verfügung zu stellen, die in der eigenen Entwicklung der Eltern fehlte. Das ist es, was Alice Miller das *Drama des begabten Kindes* (2012 [1979]) nannte. Der Originaltitel dieses Buches lautete *Gefangene der Kindheit (Prisoners of Childhood)*, der viel besser war. Der Analytiker ist in dem Sinne Gefangener seiner Mutter und/oder seines Vaters, der unbewusst davon angezogen ist, das Leid der Eltern (später des Patienten) zu lindern. Im Griff dieser Mission entsteht ein gefangennehmendes Todescamp für die Seele des Analytikers. Wenn das Kind, das später im Leben ein Psychotherapeut wird, aus der Rolle eines einen Elternteil Unterstützenden oder Beruhigenden ausbricht, katapultiert er oder sie diesen Elternteil in einen Zustand der Agonie und wird angegriffen und/oder emotional vernachlässigt. Dieses Thema entfaltet sich dann innerhalb der psychotherapeutischen Praxis, wo die wahre Macht der Psychoanalyse – auf die Wahrheit eines Lebens einzugehen – durch die ehemalige Agenda, das Leiden der Eltern zu erleichtern, verhindert wird. Alle möglichen Arten seltsamer Kollusionen und Ausflüchte beginnen dann, den analytischen Dialog zu strukturieren, und vereiteln dessen Potential, seine wichtigsten Ziele zu erreichen.

Die Herausforderung beim Verstehen extremer Traumata

Was sind die größten Herausforderungen, die unser Fachgebiet gewärtigt, um Überlebende extremer Traumata zu verstehen und zu behandeln? Es sind Sachverhalte, die zum Kern der Traumaerfahrung gehören und zu der Frage, was und was nicht innerhalb eines Psychotherapieprozesses erreichbar ist. Sie beinhalten den Traum, die Seele von den Wirkungen eines Traumas zu reinigen, von dem Erstarren der Zeit als Konsequenz von Trauma und von der durch das Trauma geschaffenen fortdauernden Isolation und Einsamkeit.

Wenn man darüber nachdenkt, ist das Konzept der *Überwindung eines Traumas* fast ein Oxymoron. Trauma, jedenfalls wie ich den Begriff verwende, ist nicht nur ein schrecklich schmerzhaftes oder schockierendes Vorkommnis im Leben einer Person; es ist ein Ereignis oder eine Serie von Ereignissen, die zu viel sind, um diese auszuhalten, zu viel sogar, um sie als bereits geschehen zu begreifen. Die Idee der Überwindung handelt davon, über etwas hinwegzukommen. Ich meine, dass man über ein wirkliches Trauma nicht hinwegkommen kann. Das klingt wie eine hoffnungslose Nachricht, ist es aber nicht. Der Glaube an die Möglichkeit der »Überwindung« eines Traumas, verstanden als Annullierung der Verheerung, ist eine Form der Verleugnung. Viele Analytiker, insbesondere jene, die von einem unbewussten Ziel der Förderung und Heilung eines verletzten Elternteils angetrieben werden, können das nicht verstehen. Ihre Hingabe gilt der radikalen Heilung, einer Verwandlung, die traumatische Wunden ein für alle Mal ungeschehen macht. Solche Kliniker ermutigen die Träume ihrer Patienten, dass deren schrecklichen Lebensgeschichten umgewandelt und bereinigt werden können, dass der Schmerz dauerhaft entfernt werden und von einer Heilungserfahrung durch Freude und Liebe ersetzt werden kann. Solche Erwartungen werden unvermeidlich zerschlagen, während die unaufhaltsame Realität der traumatischen Verletzung nicht aufhört, die Existenz einer Person heimzusuchen. Es findet sich kein Schatz am Ende eines traumapsychotherapeutischen Weges. Unter günstigsten Bedingungen erwartet einen eine Befreiung von der Gefangenschaft, einen Zuwachs von Ganzheit und auch ein beständiges Gefühl der Traurigkeit.

Die traumatischen Ereignisse, von denen wir sprechen, wirken sich auf die Person bis zu seinem oder ihrem letzten Atemzug aus. Dennoch besteht Hoffnung für diese Person, für Leben und Zukunft. Tatsächlich besteht generell tiefgründende Hoffnung, und ich würde immer versuchen, ein Gefühl davon zu vermitteln, während jemand damit beginnt, das Unerträgliche auszuhalten und das Unsagbare zu sagen. Aber diese Zukunft, auf die man hoffen kann und sollte, wird nicht frei sein von vergangener Pein; es wird eine Zukunft, die diesen Schmerz einbindet, eine Zukunft, die jene Ereignisse einschließt, die zuvor nirgendwo ein Zuhause finden konnten. Es wird eine Zukunft von Ganzheit. Das bedeutet, dass die Person gänzlich gegenwärtig wird und sich nicht länger darum mühen muss, jemand zu sein, dem verschiedene Dinge nicht zugestoßen sind. Gutes geht von solch einer Verwandlung aus, aber die Auslöschung des Traumas gehört nicht hierzu.

Es ist im Allgemeinen sehr schwierig für den Überlebenden eines erheblichen Traumas zu akzeptieren, dass es keine Klärung geben wird, weil solche Situationen in der Regel alle Arten von Heilungsfantasien beinhalten, die die Hoffnung in sich tragen, die Verletzungen einer traumatischen Vergangenheit ungeschehen zu machen. Manchmal sind diese Fantasien das Einzige, das geholfen hat, einen Selbstmord abzuwenden. Deshalb ist das Erkennen der Nichtumkehrbarkeit von Trauma befrachtet mit Gefahr. Die Rolle des Analytikers besteht in Zusammenarbeit mit dem Patienten darin, ein Setting zu schaffen, das das Unerträgliche und Unsagbare enthält. Der Patient wird im Verlaufe dieses Prozesses manchmal in verheerende Verzweiflung stürzen, mit dem Gefühl, dass es überhaupt keine Hoffnung auf Überleben gibt. In solchen Momenten muss der Analytiker an diese Verzweiflung anknüpfen und über sein oder ihr sich entwickelndes Verständnis der ursprünglichen und der gegenwärtigen emotionalen Kontexte reflektieren. Auf diesem Wege widerlegt er oder sie die Erwartung des Patienten, dass es keinen Platz für das gefühlte Leiden gibt. Nach und nach entsteht ein neuer Kontext, in dem das Unerträgliche anfängt ausgehalten zu werden, und das Unsagbare beginnt, gesagt zu werden. Das ist der Weg in Richtung Ganzheit. Es kann ein sehr langer sein.

Nach vielen Jahren analytischer Arbeit sagte mir eine 25-jährige Patientin, dass sie angefangen habe, sich daran zu erinnern, von ihrem Vater sexuell misshandelt worden zu sein. Die Erinnerungen kamen schleichend, mit undeutlichen Eindrücken von etwas Schlechtem, das passiert war, etwas Schrecklichem, das ihr Vater gemacht hatte. Sie flehte mich an, ihr zu sagen, dass es ein Problem kranker Erfindungen, falscher Erinnerungen ihrerseits sei, aber ich war nicht in der Lage, ihr Folge zu leisten. Der Erinnerungsprozess beschleunigte sich. Zu der Zeit tauchte ein Alptraum auf, welcher die Eruption einer lang vergrabenen Geschichte symbolisierte. In dem Traum ging die Patientin einen Feldweg entlang und stieß dabei auf ein Plumpsklo. Sie öffnete die Tür und schaute hinunter auf die Toilette. Sie sah, wie dunkel schäumende Flüssigkeit auf- und herumwirbelte. Dann verstärkte sich die Bewegung der Flüssigkeit, und ihr Pegel begann zu steigen. Gurgelnd und schäumend schoss es schließlich in einem explosiven Geysir gewaltsam hervor. Ein Strom dunkler Erinnerungen suchte sie heim, einschließlich der dutzenden Male in ihren jungen Jahren, in denen ihr Vater nachts zu ihr kam und ihr gewaltsam sexuelle Handlungen aufzwang. Sie konnte die Erinnerungen nicht ertragen. »Ich kann damit nicht leben. Es wird mich umbringen.

Ich werde mich umbringen. Ich bin getötet worden. Ich bin schon lange tot, also möchte ich tot sein.«

Sie teilte mir mit, dass das Leben als Konsequenz ihrer Erinnerungen nicht mehr lebenswert geworden sei. Das ist das, dem ich beizustehen versuchte. Sie glaubte nicht, dass es irgendein menschliches Verständnis für das geben könnte, was sie durchgemacht hatte. Ihre Überzeugung war es, wie die von jedem Missbrauchsopfer, das ich gekannt habe, dass sie hoffnungslos schlecht sei und aufgrund ihrer Schlechtigkeit niemand anders auf ihr Leiden antworten würde als mit Abscheu und Hass. Das ist der zentrale Kern des Kampfes: solche Erwartungen zu besiegen. Sie und ich redeten 30 Jahre miteinander.

Sie machte sich letztlich gut; sie wurde eine außerordentliche kreative Person, entwickelte enge Freundschaften, heiratete und zog zwei wunderbare Söhne groß. Sie war nicht »geheilt« in dem Sinne, dass der Schmerz ihrer Kindheit gelöscht wäre. Der Inzest bürdete ihr eine beständige Quelle des Schmerzes auf. Jedoch erinnerte sie ihre ganze Geschichte, und obwohl diese eine Quelle des Leids blieb, war sie darin nicht gefangen und wiederholte sie nicht. Misshandlungsgeschichten, die nicht erinnert werden, werden immer an der nächsten Generation oder ihren Stellvertretern wiederholt. Im Gegensatz dazu werden Geschichten, die emotional erinnert werden, in Gefahren umgewandelt, vor denen man die nächste Generation beschützt.

Der Vater meiner Patientin lebte noch während des langen Verlaufs ihrer Therapie. Man fragt sich, was zwischen den beiden vorgegangen sein mag, während sie mit der Tragödie ihres frühen Lebens befasst war. Nach außen hin war sie immer höflich zu ihm, aber es blieb ihr schmerzhaft bewusst, dass er unverzeihliche Verbrechen an ihr begangen hatte. Ich war sogar einmal bei einem Gespräch zwischen ihr und ihrem alternden Vater anwesend, in welchem er sich für das Geschehene entschuldigte und sie anflehte, ihm zu vergeben. Dieses Gespräch ereignete sich mehrere Jahrzehnte nach den ursprünglichen Übergriffen. Das leidenschaftlich vorgetragene Ersuchen ihres Vaters war in sich selbst ein weiteres Verbrechen an meiner Patientin, und es erzeugte zu der Zeit große Qualen. Er schien anzudeuten, dass wenn sie nur seine ernstgemeinte Entschuldigung annehmen könnte, dann könnten sie alle vorwärtsschreiten und die schrecklichen Ereignisse der Vergangenheit könnten zurückgelassen werden. In anderen Worten: Sie könnten es alle überwinden. Solch eine Idee ist absurd, weil man nicht von solchen Verbrechen abrücken kann. Jedoch gibt es die Möglichkeit, eine Person aus der Gefangenschaft zu befreien. Solch eine Emanzipation bedarf einer Reise zur Wahrheit dessen, was sich ereignet hat. Nichts anderes wird den gewünschten Effekt haben. Es hätte meiner Patientin geholfen, wenn ihr Vater ihr gesagt hätte, dass er wisse, etwas Unverzeihliches begangen zu haben, aber er war zu solch einer Aussage nicht in der Lage. Menschen, die fähig sind, solche schrecklichen Verbrechen an Kindern zu begehen, sind im Allgemeinen nicht in der Lage, eine menschliche Verantwortung zu übernehmen, wie man es gerne sähe.

Meine Patientin starb im Alter von 56 Jahren an einem Herzinfarkt. Das war sehr plötzlich und sehr traurig. Dennoch hatte sie ein sehr gutes Leben und konnte ihre Söhne aufwachsen sehen. Sie fühlte nicht, dass sie die Traumata ihrer sehr frühen Jahre »überwunden« hätte, noch sollte sie das. Sie wusste die Wahrheit ihrer eigenen Lebensgeschichte und war mit diesem Wissen in der Lage, Schönes zu erschaffen. Wenn mehr Menschen ein ähnliches Ausmaß an Bewusstheit und Selbsterkenntnis hätten, wäre diese Welt ein besserer Ort.

Lassen Sie uns das zweite Thema betrachten, das ich im Zusammenhang mit den Herausforderungen psychotherapeutischer Arbeit mit Überlebenden von Traumata angeschnitten habe: »Die Erstarrung der Zeit«. Für eine Person, die einem extremen Trauma ausgesetzt war, kommt die Zeit zum Stillstand, selbst wenn die Zeit für genau dieselbe Person in anderer Hinsicht weiterläuft. Es ist für viele Leute kaum zu verstehen, wie das der Fall sein kann. Es passiert, weil es unmöglich ist, mit irgendetwas fortzufahren. Ich werde eine Geschichte als Illustration anführen.

Vor langer Zeit traf ich eine Frau, deren Ehemann eines nachmittags von einem betrunkenen Fahrer getötet worden war, während er für seine Familie kleine Besorgungen erledigte und italienisches Brot für das Spaghetti-Essen am Abend abholte. Diese Tragödie hatte sich viele Jahre, bevor ich diese Person traf, ereignet. Sie berichtete von allen möglichen Schwierigkeiten in ihrem Leben und ergänzte am Ende des Gesprächs, dass sie niemals über ihren Ehemann nachgedacht habe. Ich drückte mein Erstaunen darüber aus. Sie antwortete:

> Nun, niemals, außer in meinen Träumen. Ich habe jede Nacht den selben Traum mit ihm. Ich träume jede Nacht, dass ich an meinem Küchentisch sitze und mein Ehemann mit einem Laib Brot hereinkommt. Ich habe keine Ahnung, warum ich einen solchen Traum haben sollte. Meinen Sie, dass Träume etwas bedeuten?

Die Zeit stand für diese Frau von jenem Tag an still, als ihr Ehemann starb. Sie hatte an dem Küchentisch gesessen und auf ihn gewartet, dass er mit dem italienischen Brot zurückkehre, sodass die Familie zu Abend essen konnte. Schließlich kam ein Polizist und informierte sie darüber, dass ihr Ehemann getötet worden war. Ihr wiederkehrender Traum zeigt, dass sie immer noch am Küchentisch sitzt, auf die Rückkehr ihres Ehemannes wartend. Die Zeit hatte aufgehört zu laufen, und obwohl in einer Hinsicht die Uhren weiter tickten und Jahre vergingen, taten sie es in anderer Hinsicht nicht. Und seltsamerweise schien sie nicht bemerkt zu haben, dass eine Erstarrung der Zeit stattgefunden hatte. Als ich eine Bemerkung machte zur offensichtlichen Bedeutsamkeit ihrer Träume, glaubte ich, Tränen in ihren Augen aufsteigen zu sehen. Aber dann verschwanden diese.

Noch trauriger als das, was ihr geschehen war, war jedoch, was sie mir über das Schicksal ihrer Tochter erzählte, die zum Zeitpunkt des furchtbaren Todes ihres Vater 12 Jahre alt gewesen war. Das Mädchen hatte ihren Vater über alles geliebt. Sie zeigte keinerlei Beeinträchtigungen ihres Lebens als Folge dieser Tragödie; wenn überhaupt, schien ihre Funktionsfähigkeit im Verlaufe der nächsten Jahre zu steigen. Sie wurde eine Einserschülerin, nahm sehr aktiv am Sport und sozialen Leben teil und machte als Vollstipendiatin an einem exzellenten College weiter. Nach dem Abschluss in Architektur (ihr Vater war in der Bauindustrie gewesen) und mit Aussicht auf eine strahlende berufliche Zukunft traf sie einen jungen Mann, in den sie sich verliebte. Sie entschlossen sich, zu heiraten. Alles in ihrem Leben wirkte rosarot. Das Desaster setzte ein, als sie und der junge Mann ihre Verlobung kundtaten und einen Hochzeitstermin festlegten. Sie fiel in eine tiefgreifende, unerklärliche Depression. Plötzlich weigerte sie sich, morgens aus dem Bett zu kommen und sagte, sie sei bewegungsunfähig. »Ich fühle etwas schrecklich Schweres auf mir liegen. Etwas schließt mich ein. Ich kann nicht leben, ich kann mich nicht bewegen und ich kann nicht atmen.«

Die Mutter bat einen lokalen Psychiater, Hilfe für ihre Tochter angesichts der plötzlichen Verschlimmerung zu finden. Sie wurde an eine Ärztegruppe einer nahegelegenen Universität überwiesen, die plötzlich einsetzende Depressionen ohne identifizierbare Vorläufer bei jungen Erwachsenen untersuchten und behandelten. Diese Ärzte dachten, dass sie eine eigene Geisteskrankheit identifiziert hätten, die bis dahin noch nicht in der Psychiatrie entdeckt worden war. Sie nannten es »Akute endogene Depression bei jungen Erwachsenen«. Ihrer Idee nach war diese Erkrankung organischen Ursprungs, verbunden mit subtilen neurochemischen Veränderung im Gehirn. Sie hofften, Rückschlüsse über die Natur dieser Veränderungen zu ziehen, indem sie die Wirkungen verschiedener experimenteller Wirkstoffcocktails auf die Depression ihrer Patienten untersuchten. Die junge Frau wurde zu ihrem Versuchskaninchen. Eine große Anzahl von Wirkstoffen und deren Kombinationen wurden an ihr in dieser Zeit ausprobiert, aber mit gemischten und unzuverlässigen Ergebnissen. Die extremsten Zustände ihrer sogenannten Depression wurden kurzzeitig besser, aber dann fiel sie zurück und war erneut nicht in der Lage zu funktionieren.

Ich fragte die Mutter, ob sie die Möglichkeit in Betracht gezogen hätte, dass die unerklärliche Depression ihrer Tochter eine Verbindung zum plötzlichen Tod des Vaters vor 10 Jahren haben könnte. Ich ergänzte, da es keine Zeichen emotionaler Beeinträchtigung in der Zwischenzeit gegeben habe, es sei vorstellbar, dass die Trauer des Kindes begraben worden sei. Das Erleben des traumatischen Schocks, als ihr Vater getötet wurde, und die schmerzliche Trauer schienen nirgends in ihrer Geschichte ersichtlich zu sein, weshalb ich annahm, dass sie diese Reaktionen aufbewahrt hatte und sie jetzt davon überflutet wurde. Ich ergänzte, dass ihr Erleben von einem schweren Gewicht, das auf ihr lastete, eine Identifikation mit ihrem Vater widerspiegeln könnte, den sie sich zerquetscht unter zwei Metern Erde begraben vorstellte. Die Gefühle, eingeschlossen zu sein, außerstande zu atmen, könnte gleichermaßen ihre Art sein, bei ihm im Sarg zu sein, in seinem toten Zustand, unbeweglich und nicht atmend. Auch hier kann man einen Stillstand im Ablauf von Zeit beobachten, einen Widerstand gegen eine Fortbewegung im Leben, in Richtung des Aufbaus einer bedeutungsvollen Zukunft und der Gründung einer eigenen Familie. Solche fortschrittlichen Entwicklungen würden im Kontext des Lebens dieser jungen Frau bedeuten, dass sie für immer von ihrem geliebten Vater abrücken würde und ihn dauerhaft zurücklassen würde. Insofern er das Zentrum des Lebens dieser Frau war und sein Verlust nicht betrauert werden konnte, war dieses nicht möglich für sie.

Ich drängte die Mutter, psychologische Hilfe für ihre Tochter zu suchen, die auf die vergrabene Trauer und die damit verknüpften, beeinträchtigenden Faktoren fokussiert. Zu meiner Überraschung wies sie diesen Ratschlag zurück und sagte, dass sie und ihre Tochter gemeinsam an die biologischen Psychiater glaubten. Zu diesem Zeitpunkt wurde mir übel, und später zuhause wurde ich ziemlich krank. Normalerweise drücke ich meine emotionalen Reaktionen auf erschütternde Ereignisse nicht körperlich aus, aber in diesem Fall war ich äußert verstört von der Weigerung der Mutter, zumindest die Möglichkeit einer verzögerten Trauerreaktion im Leben ihrer Tochter in Betracht zu ziehen. Wir sprachen uns viele Jahre nicht mehr. Fast zwei Jahrzehnte später entwickelte sich eine metastasierende Krebserkrankung und sie kam für eine einmalige Beratung zu mir zurück. Das eröffnete eine Gelegenheit, sich nach ihrer Tochter zu fragen. Es war so traurig. In all den in der Zwischenzeit vergangenen Jahren waren die Wirkstoffversuche fortgeführt worden; die Tochter war immer wieder in der Psychiatrie. Ihre geplante Ehe und Karriere – und wirklich ihr ganzes Leben – lag in Scherben. Ihr Verlobter hatte sie verlassen; sie hatte nie als Architektin gearbeitet; und sie wurde massiv adipös, weil ihr Gewicht sich wegen der offensichtlichen Nebenwirkungen der Medikamente, die sie weiterhin einnahm, aufblähte.

Warum konnte die Tochter nicht den Verlust des Vaters betrauern? Zugegeben, sein gewaltsamer Tod war ein Trauma und ein schrecklicher Schock. Aber trotz allem schaffen es andere Töchter auch, sich mit solchen Tragödien zu arrangieren, ohne sich selbst und ihr Leben zu zerstören. Die Geschichte, wenn ich sie richtig verstanden habe, ist die einer Familie, in welcher es keine Möglichkeiten gab, den Verlust zu betrauern. Die sogenannte Krankheit der Tochter – ihre »akute endogene Depression einer jungen Erwachsenen«, wie ihre Ärzte darüber zu denken wünschten – war ihr Weg, durch Identifikation mit ihrem Vater in seinem Todeszustand Kontakt zu bewahren. Auch die Mutter erhielt ein Band zu ihrem verstorbenen Ehemann aufrecht, was sich in ihren wiederkehrenden Träumen von seiner Rückkehr nach Hause, zusammen mit dem italienischen Brot, widerspiegelte. Die Mutter weigerte sich, die Möglichkeit in Betracht zu ziehen, dass ihre Tochter Gefangene einer verzögerten Trauerreaktion war. Ich vermute, dieses zu akzeptieren hätte von ihr gefordert, sich mit ihrem eigenen Trauern zu konfrontieren, etwas, was auch ihr, wie es ihre Träume nahelegen, unmöglich war. Es muss Gründe dafür gegeben haben, warum keine Trauer entstehen konnte.

Wir wollen uns vorstellen, dass etwas in frühen Jahren zwischen Mutter und Tochter schrecklich schiefgelaufen ist, etwas, das bedeutete, dass keine wirkliche Beziehung zwischen beiden bestehen bleiben konnte. Es gab bei der Mutter einige Hinweise auf einen vereinnahmenden Narzissmus. Sie könnte eine von denen gewesen sein, die ihre Kinder zu einer Reise ohne Rückkehr einladen. Stellen Sie sich dann weiterhin vor, dass das Band zum Vater dann zur Grundlage für das Leben und Sein der Tochter wurde. Den Verlust des Vaters zu betrauern, hätte dann bedeutet, den Einen aufzugeben, der ihr ureigenes Dasein als Person durch die Beziehung zu ihm aufrechterhielt. Unter solchen Bedingungen kann keine Trauer aufkommen. Der verlorene Elternteil verbleibt als dauerhafte Präsenz für das überlebende Kind erhalten. Ich nehme an, dass die Existenz des Vaters während der Adoleszenz irgendwie erhalten blieb, vielleicht teils dadurch, dass sie sich selbst in ein Duplikat von ihm innerhalb eines weiblichen Körpers formte. Was immer der Weg war, ihn lebendig zu halten, es ging nicht mehr weiter, als sie sich vorgenommen hatte zu heiraten. Vielleicht haben die Hochzeitspläne ihren Kollaps ausgelöst, als sie an den Teil dachte, wo der Vater die Braut übergibt. Ihre Identität als Person hing davon ab, sich mit ihm verbunden zu fühlen. Ein dramatisches Symbol dieser Nähe brach dann durch: ihre todesähnliche Depression. Die klinische Arbeit in Fällen wie diesem besteht aus der Exploration des Bandes zu dem verlorenen Elternteil sowie dessen grundlegender Funktion dabei, das Kind in seinem Dasein aufrechtzuerhalten, und aller Umstände und Ereignisse, die eine Rolle dabei gespielt haben, diese Funktion zu vergrößern. Man hofft, dass solch eine Exploration den Boden für eine produktivere Form des Trauerns bereitet, die keine junge Frau das Leben kostet. Entlang dieser Linie wurde kein Versuch unternommen.

Und nun die Mutter: Offensichtlich hielt auch sie an ihrem Ehemann als Zentrum ihrer Existenz fest. Sie führte ihre Beziehung mit ihm in ihren Träumen fort, für immer darauf wartend, dass er aus dem Geschäft zurückkommt, wo er Brot kaufen wollte. Es könnte sein, dass ihre Geschichte das Spiegelbild von der Geschichte ihrer Tochter ist: Auch sie war ausschließlich mit ihrem Vater verbunden und ihr Daseinsgefühl abhängig von ihm. Vielleicht hat ihr Ehemann diese Funktion in ihrem Leben geerbt, und als Konsequenz gab es keine Möglichkeit, den Tod zu akzeptieren und den Verlust zu betrauern. Ich lernte sie nie gut genug kennen, um sicher zu sein, dass dieses die grundlegende Geschichte war, aber ich habe im Laufe der Jahre viele solcher Fälle kennengelernt.

Die Tragödie in dieser Familie war mit dem Tod verbunden. Sowohl Mutter als auch Tochter lebten in einem Stillstand des Zeitverlaufs, aber extreme Traumata anderer Art lassen ebenfalls die Zeit erstarren. Der Grund ist nicht kompliziert: Es ist immer die Sache, dass etwas passiert, was man einfach nicht zu einem Teil seiner eigenen Geschichte machen kann. Es verbleibt dann in einem ewigen Jetzt, vielleicht versteckt in einer dauerhaften Amnesie.

Der Fall Jeanne

Die Geschichte der Frau und ihrer Tochter ist tragisch, aber hauptsächlich Mutmaßung. Ich werde nun ein anderes Beispiel geben, das die Erstarrung der Zeit unmittelbarer illustriert. Es geht um meinen ersten klinischen Fall einer sogenannten dissoziativen Identitätsstörung, eine Frau, die ich Jeanne nenne. Die zu beschreibenden Ereignisse passierten vor 40 Jahren. Ich hatte mit dieser Person, damals 24 Jahre alt, etwa 18 Monate lang zusammengearbeitet. Sie litt unter einer schweren Depression, die kam und ging. Mein Verständnis von ihr basierte zu der Zeit auf dem Gefühl einer anhaltenden Einsamkeit, die sie bis zurück in ihre Kindheit verfolgen konnte. Ihre jungen Jahre waren angefüllt mit Misshandlungen, bei denen sie das Ziel körperlicher Gewalt sowohl vonseiten ihrer Mutter als auch vonseiten ihres Vaters wurde. Auch war sie Zeugin vieler brutaler Schläge, die ihrem jüngeren Bruder beigebracht wurden. Ein Teil ihrer Reaktion auf die herausfordernde Familiensituation bestand darin, von einer von Geistern bewohnten Vorstellungswelt absorbiert zu werden, die zu Verwandten gehörten, die lange vor ihrer Geburt gestorben waren. Diese Leute kamen aus Osteuropa und waren dort beerdigt worden. In einem imaginierten Zustand außerhalb ihres Körpers reiste sie wiederholt zu deren Grabstätten, vertiefte sich selbst in positive, liebevolle Kontakte mit den Toten, was im Kontrast stand zu der Erfahrung von Deprivation und Gewalt, die sie durch die Hände der Lebenden zuhause erlitt. Obwohl mir die äußerste Not der stattgefundenen Kindesmisshandlung deutlich war, kam es mir nicht in den Sinn, dass sie eine multiple Persönlichkeit sein könnte, bis eines nachts etwas passierte, was dieses unmissverständlich signalisierte. Ich erhielt einen Telefonanruf von jemandem, die in einer hohen Falsettstimme sprach. Ich fragte, wer sie sei. Ich erkannte diese Patientin nicht. Die Antwort, die zurückkam, war: »Das ist kleines Mädchen … ich bin vier Jahre alt … Sie – weiß nichts über mich … ich will Dir sagen, wo ich herkomme.«

An diesem Punkt erkannte ich, dass es meine Patientin war und dass ich zu einem Alter Ego sprach. Ich bat sie fortzufahren und mir zu erzählen, wo sie herkomme.

> Ich bin in einem Raum voller Erwachsener. Es ist eine Party. Eine Tür öffnet sich und jemand kommt mit einem silbernen Tablett herein. Es liegt ein kleiner Junge auf dem Tablett. Sie stellen es auf den Tisch. Dann kommt ein großer Mann mit einem Bart herein. Er trägt ein Messer. Er geht rüber zu dem Baby und nimmt das Messer und schneidet den Penis des Babys ab. Das Baby schreit und Blut spritzt aus seinem Penis. Alle Leute in dem Raum klatschen, umarmen sich gegenseitig und lächeln und jubeln. Ich möchte nicht wie diese Leute sein. Sie denken, es ist lustig, Babys zu verletzen. Ich möchte niemals erwachsen werden. Ich werde niemals erwachsen.

Die Zeit gefror für dieses kleine Mädchen, und seitdem war sie nicht gealtert, wie Peter Pan. Sie blieb einfach vier Jahre alt, obwohl diese Patientin chronologisch 24 Jahre alt war. Sie – die vier Jahre alte – hatte in der Zwischenzeit in einer geheimen Welt gelebt, aber kam jetzt hervor, um Kontakt zu mir zu aufzunehmen.

Das Beschneidungsritual, das stattgefunden hatte, verblieb in ihren Gedanken ein unfassbar freudiger Angriff von Erwachsenen auf den verletzlichsten Körperteil eines wehrlosen Babys. Das vier Jahre alte Mädchen entpuppte sich als eines von sechs Alter Egos insgesamt. Jede der verschiedenen Persönlichkeiten der Patientin war mit einem spezifischen Moment verknüpft, in denen Ereignisse stattfanden, die unmöglich zu integrieren waren. Ihre Lebensgeschichte entfaltete sich dementsprechend nicht linear entlang der Jahre; es war eher eine diskontinuierliche Sequenz, in der die verschiedenen unerträglichen Momente, die die Alter

Egos entstehen ließen, innerhalb einer frakturierten traumatischen Temporalität (Stolorow, 2011) eingebettet blieben.

Jeannes Psychotherapie bestand aus einer langen Reise des Nacherlebens und Erinnerns. Jedes der zentralen Traumata tauchte innerhalb des therapeutischen Dialogs wieder auf. Häufig gehörten hierzu lange Perioden, in denen sie mich mit den Tätern der Verbrechen, die gegen sie verübt worden waren, verwechselte. Es gab Selbstmordversuche, körperliche Angriffe gegen mich und wiederholte Episoden, in denen sie sich schnitt, und andere gefährliche Misshandlungen ihrer selbst in meiner Anwesenheit. Die Ereignisse ihrer zerbrochenen Lebensgeschichte wurden dadurch wieder lebendig. Ich kann sagen, dass das Erdulden dieses ausgedehnten Prozesses, eine eingefrorene Vergangenheit wiederzubeleben – es benötigte fast vier Jahre – zu den aufreibendsten und schwierigsten klinischen Erfahrungen gehörte, die ich jemals auszuhalten hatte.

Nach gefühlt endlosen Tränen und Blut begannen die zentralen traumatischen Momente ihrer Geschichte, sich in Erinnerungen schrecklicher Ereignisse umzuwandeln. Sie verloren dadurch ihre vorherige Leid erzeugende Tendenz, als gegenwärtige Realitäten reinszeniert und wieder durchlebt zu werden. Im Verlaufe dieses mühseligen Prozesses verloren die Alter Egos, zuvor sehr verschieden und voneinander getrennt, langsam ihre Unterschiedlichkeit. Sie fingen an, sich zu ähneln, und gliederten sich zu einer einzelnen persönlichen Identität zusammen. Die Vereinigung wurde mit großer Dramatik verkündet, als sie eines Tages ausrief: »Wir sind Ich! Ich bin jetzt eins – wir haben gestern Nacht abgestimmt und alle sind dafür!«

Dann räumte sie meinen Schreibtisch ab und warf darauf zwölf kleine Papierschnipsel. Auf sechs der Schnipsel waren die Namen der sechs Alter Egos geschrieben. Auf den anderen Schnipseln waren kurze Beschreibungen der traumatischen Vorfälle, die ursprünglich die Dissoziation produziert hatten. Sie fragte mich in einem herausfordernden Ton, ob ich dächte, dass ich die Beschreibungen den Alter Egos zuordnen könnte. Bevor sie zuließ, die Paarungen zu legen, schob sie mich beiseite und übernahm selber die Aufgabe. Sie arrangierte zwei nahe nebeneinanderliegende Reihen auf dem Tisch: Eine stellte die Namen der sechs Persönlichkeiten in der zeitlichen Abfolge ihrer Erscheinung innerhalb ihres Lebens dar; die andere Reihe stellte die desaströsen Ereignisse dar, mit denen die Alter Egos verschiedenartig verknüpft waren. Die Inszenierung konkretisierte die Verwandlung ihrer zersplitterten Geschichte in eine vereinigte, historisch kontinuierliche Struktur. Von diesem Moment in ihrem Leben an war sie ganz. Ich konnte die Entwicklungen in ihrem Leben die nächsten vier Jahrzehnte lang verfolgen und die erreichte Einheit blieb durchgängig ersichtlich.

Jeannes Fall ist auch für das Thema der unendlichen Isolation relevant. Ihr Kleines-Mädchen-Anteil lebte an einem Platz immerwährender Abgeschiedenheit, abgeschottet von jeder Kommunikation mit menschlichen Wesen. Ihre einzigen Kontakte waren die geisterhaften Wesen, die sie während ihrer Reisen außerhalb ihres Körpers zu den Gräbern entfernter Verwandter in Europa sah. Die Einsamkeit des Trauma-Opfers ist von der extremsten Sorte, die man sich vorstellen kann: Ihr wesentliches Merkmal besteht darin, als absolut gefühlt zu werden, ohne Hoffnung auf Linderung. Die Einsamkeit ist eher kosmisch als terrestrisch. Sie dehnt sich über das ganze Universum aus und erscheint der leidenden Person als ewigwährend. Es ist nicht vorstellbar, dass man sie ansprechen, verringern, beruhigen oder ihr entkommen kann. Sie ist Verdammnis.

Das Erleben, für immer in Dunkelheit zu stecken, kann überwältigend wirklicher werden als irgendein anderes Erleben. Wir müssen verstehen, wie solche Gefühle jemanden zu extremen Handlungen verleiten können, manchmal zu Handlungen äußerster Zerstörung. Ich wurde vor einigen Jahren gebeten, in einem überaus schrecklichen Fall zu beraten – dem eines Mannes, der es auf sich genommen hatte, mehrere junge Mädchen zu ermorden. Nachdem er den Mädchen das Leben genommen hatte, indem er sie erschoss, tötete er sich selber. Die Frage, die mir von den Behörden gestellt wurde, war die nach dem Motiv des Mörders. Sein Verbrechen schien nichts zu gleichen, was irgendjemand verstehen konnte. Warum kleine, unschuldige Mädchen ermorden? Basierend auf einigen wenigen Details in diesem Fall, bot ich eine Theorie an. Aber meine Ideen wurden von den Ermittlern dieses Vorfalls ignoriert. Meiner Theorie nach erfolgte der Angriff und die Ermordung aus einem Empfinden immerwährender Isolation heraus.

Es gibt ein Prinzip, das bei ziemlich vielen dieser Gräueltaten Anwendung findet. Man liest über Serienmorde an Kindern, aber es gibt immer einen weiteren Todesfall, der nicht in den Nachrichten auftaucht: die ursprüngliche Ermordung der Seele des Mörders, ein Verbrechen, das im Allgemeinen vor langer Zeit stattgefunden hat. Der Serienmord an Kindern ist eine Wiederaufführung des ursprünglichen Mordes, der eher geistiger als körperlicher Natur war. Es ist reinszenierte Geschichte, aber mit dem ursprünglichen Opfer, das nun in den aktiven, kontrollierenden Akteur dieses Dramas umgeformt wurde. Die Machtlosigkeit des früheren Opfers wird hierbei durch eine gottähnliche Kontrolle über das Leben und den Tod Anderer ersetzt. Manchmal wird diese Umkehrung noch gesteigert, wenn sie von sexueller Erregung angefüllt ist.

Es gab einige wenige Hinweise in diesem Fall, die mich zum Thema der Einsamkeit führten. Dieser Mann hat Zugang zu Kindern beiderlei Geschlechts, aber wählte Mädchen aus, nicht Jungen, um sie zu ermorden. Zweitens fanden sich in seiner Vergangenheit Hinweise auf anhaltende Seelenqualen über den Tod seiner erstgeborenen Tochter, die kurz nach der Geburt verstorben war. Er quälte sich viele Jahre mit dem Tod seines eigenen Kindes und gab an, dass er es nicht akzeptieren könne, dass ihr Leben ein Ende gefunden habe, ehe es eine wirkliche Chance hatte anzufangen. Sein Verlust dieser Tochter schien im wichtiger als seine späteren, überlebenden Kinder, allesamt Jungen. Das erste kleine Mädchen war jemand, den dieser Mann niemals wirklich hatte kennenlernen können – sie starb bei der Geburt –, und dennoch schien sie die wichtigste Person in seiner Welt gewesen zu sein.

Ich stellte mir die Frage: Was geht hier vor? Dann hatte ich eine Idee: Sein erstgeborenes Kind muss ein Symbol für die eigene, ursprüngliche Unschuld dieses Mannes gewesen sein. Sie war sein inneres, lebenswichtiges Kinderselbst, wiedergeboren, nur um sofort zu sterben, nachdem es eine zweite Lebenschance erhalten hatte. Er selbst muss als kleiner Junge getötet worden sein durch etwas, das in seiner Familie geschehen ist, durch einen Seelenmord. Vielleicht war diese Seele zu Beginn die eines Mädchens. Solche Sachen geschehen, wenn Kräfte in der Welt des Kindes bestehen, die zu einer aktiven Desidentifkation mit denen führen, die dem eigenen Geschlecht angehören. Die gesamten Umstände weisen ziemlich sicher auf eine Reihe traumatischer sexueller Übergriffe oder deren Entsprechungen gegen ihn hin, wie aus Details seiner Fantasien und Obsessionen erschlossen werden konnte.

Das sexuell verletzte Kind wird in ein Reich des Leids katapultiert, das sich für das Kind wie eine unendliche Entfernung von menschlichen Kontakten anfühlt. Es ist eine Art versengender, emotional verstümmelnder Erfahrung, die einen glauben lässt, das Leben sei zu Ende und man sei in die Dunkelheit gestoßen worden. Das ist der Moment, in dem die Einsamkeit einsetzt, weil das Erleben so extrem ist, dass man sich nicht vorstellen kann, irgendwer sei fähig oder willens, sich dem nur anzunähern. Im Allgemeinen bewirkt dieses die Mauer des Schweigens, welche beim Kindesmissbrauch in Erscheinung tritt. Dabei ist der Ausschluss von der Teilhabe an der Gemeinschaft mit Anderen in sich selbst unerträglich für eine Person. Eine treibende Sehnsucht, den unendlichen Graben zu schließen, kommt auf, um irgendwie die Welt des Lichts und die Welt der Dunkelheit wieder zurück- und zusammenzuführen.

Meiner Idee nach bestand die zentrale Lebenserfahrung dieses Mannes ursprünglich in der Verletzung und absoluten Zerstörung seiner eigenen Kinderseele – des kostbarsten aller kostbaren Dinge für einen kleinen Jungen oder ein kleines Mädchen. Von da an hatte er in einem Zustand der Verdammnis alleine mit seiner fürchterlichen emotionalen Wahrheit gelebt. Durch die Tötung einer Reihe weiblicher Kinder, den am meisten gehüteten Schätzen im Leben einer Familie, vermute ich, dass er sich vorstellte, die trauernden Eltern, vielleicht auch die Mädchen selbst in die Dunkelheit zu zerren und sich hierdurch von der unendlichen Einsamkeit zu befreien, von der er befallen war. Der Mann wollte einige Gefährten in der Höhle haben und dafür tötete er.

Gibt es irgendetwas, was man für diesen Mann hätte tun können, bevor er die Morde beging? Oder war es ein hoffnungsloser Fall, mit zu tiefgreifenden Traumata und Verletzungen und jenseits der Erreichbarkeit für sinnvolle menschliche Antworten? Wir werden es nie erfahren. Meine Idee war, dass er *seiner* Erfahrung nach abseits der Erreichbarkeit der menschlichen Welt war. Seine schrecklichen Handlungen waren direkte Reaktionen auf diese gefühlte Realität. Es ist zumindest vorstellbar, dass ein anderer Ausgang hätte erreicht werden können, wenn es jemanden gegeben hätte, der ernsthaft versucht hätte, diesen Mann zu finden. Vielleicht hätte die Person ihm mitteilen können, dass sie den Drang, wehrlose Kinder zu töten, als aus seinem Bedürfnis kommend verstehe, andere so fühlen zu lassen, wie er sich fühle. Dadurch würde jemand anderes etwas mit seinen quälenden Verlusten Vergleichbares kennen. Vielleicht könnte man sagen, dass durch die Ausführung seiner schrecklichen Verbrechen die zertrümmerten Familien wissen würden, was es bedeutete, wenn alles, an was man glaubt und worauf man hofft, getötet wird.

Die Konsequenz erlebter traumatischer Einsamkeit kann tödlich sein; von allen zerstörerischen Dingen, die sich ereignen können, ist es jedoch üblicher, sich selbst umzubringen, als der Mörder Anderer zu werden. Aber manchmal ereignet sich das genaue Gegenteil, insbesondere wenn die menschliche Umgebung für den Traumaüberlebenden günstig ist. Es kann sein, dass großartige, kreative Ausdrucksformen aus dieser traumatischen Erfahrung fließen. Es sind Ausdrucksformen, die sich selbst auf die Einsamkeit in der Dunkelheit beziehen.

Fast jeder wirklich kreative Akt, den ich jemals untersucht habe, könnte hierfür ein Beispiel sein. Um nur eines zu nehmen: Denken Sie an die große Dichterin Maya Angelou, Autorin von *I know, why the caged bird sings* (Dt.: *Ich weiß, warum der gefangene Vogel singt*) (1969). Während ihrer Schuljahre wurde sie wiederholt sexuell belästigt und dann brutal von dem Freund ihrer Mutter vergewaltigt. Er drohte, ihren geliebten älteren Bruder umzubringen, wenn sie über die sexuellen Übergriffe spräche. Sie versuchte, das Geschehene zu verbergen, aber ihre Familie fand es heraus, und letztlich kam die Wahrheit zum Vorschein. Obwohl der Freund der Mutter verhaftet und belangt worden war, wurde er ermordet, bevor er seine Strafe absitzen konnte, möglicherweise von Maya Angelous eigenen

Verwandten. Die nächsten Jahre verfiel sie in fast vollständige Schweigsamkeit, gefangen in einem Käfig des Schweigens. Mit Blick auf die Drohungen des Mannes gegen ihren Bruder und auf die der Tatsache, dass er ermordet wurde, indem man ihn zu Tode prügelte, ist es nachvollziehbar, dass sie mit dem Sprechen aufhörte. Aber selbst bei Abwesenheit solcher Drohungen und Gewalt entsteht eine Mauer des Schweigens. Durch die Hilfe ihres Bruders, ihrer Großmutter und eines Lehrers, der ihr Interesse an der Literatur unterstützte, fing sie schließlich wieder an zu sprechen. Und später, nach einem langen Kampf und einem Beinaheselbstmord fing der eingesperrte Vogel an zu singen und sang und sang. Ich hörte, wie sie 1993 anlässlich Bill Clintons Amtsantritts ein wunderschönes Gedicht mit dem Titel »On the Pulse of Morning« vortrug. Bezugnehmend auf ihre einsame Reise in die Dunkelheit, gab sie all jenen, die verloren sind, die Hoffnung, gefunden zu werden.

Das Erleben traumatischer Isolation entspricht einer Entfremdung von allem Menschlichen. Das macht die Herausforderung für den Kliniker aus: die Ausweitung seiner oder ihrer Empathie, um genau solche subjektiven Zustände zu erreichen, und das Gefühl, in die Dunkelheit geworfen zu sein, zurück in die Gemeinschaft Anderer als etwas menschlich Wiedererkennbares zu holen. Es ist das Wunder der Psychotherapie, dass sie manchmal das Unerträgliche erträglich werden und das Unsagbare sagbar werden lässt. Das geschieht jedoch nicht durch die Minderung des Schmerzes, dem man in der Welt Traumaüberlebender begegnet. Das ist nicht möglich. Aber durch das Aufnehmen dieses Schmerzes in den Kreislauf menschlichen Verständnisses gelingt dies.

6 Die Tragödie der Selbstzerstörung

They leave all hope behind who enter there:
One certitude while sane they cannot leave,
One anodyne for torture and despair;
The certainty of death.

James Thomson
The City of Dreadful Night

Menschliche Wesen sind die einzigen bekannten Tiere, die Selbstmord begehen. Warum machen sie das? Ich trage einiges an traumatischen Belastungen mit mir herum durch eine Anzahl von Freunden, Lehrer und Patienten, die sich entschieden haben, ihr Leben zu beenden. Ich werde damit beginnen, einen von ihnen zu beschreiben.

Professor Jack C. gehörte in den frühen 1960ern zum Lehrkörper der psychologischen Fakultät an der Universität von Arizona, als ich dort studierte. Er war mein Hauptbetreuer. Ich nahm an dreien seiner Kurse teil. In meinem Abschlussjahr an der Arizona wurden wir Freunde. Eineinhalb Jahre nach meinem Abschluss ging er hinaus in die Wüste, schüttete einen Kanister Benzin über sich und zündete sich an. Er ging in Flammen auf und starb auf grausame Weise.

Dieser Tod verfolgte mich fast ein halbes Jahrhundert lang, wobei ich immer über dessen Gründe und Bedeutung grübelte. Dieses Kapitel beginnt mit einigen Spekulationen über das tragische Schicksal meines Lehrers und verzweigt sich dann in eine breit angelegte Diskussion über den Akt der Selbstzerstörung.

Der Griff nach Macht in der Höhle der Verzweiflung

Der schreckliche Tod von Dr. C. ereignete sich kurz nachdem ich meinen Bachelor (Vordiplom) abgeschlossen hatte. Ich war ihm genauso nahe wie jedem anderen Lehrer zu der Zeit auch, und der Schock, als ich von seinem Tod erfuhr, hat mich seitdem nie mehr verlassen.

Dr. C war ein junger Mann von 36 Jahren, der sich auf mathematische Lerntheorien spezialisiert hatte. Er war dabei, seine Karriere auf der Durchführung von experimentellen Tests aufzubauen, die sich auf die theoretischen Grundlagen von Clark Hull und Kenneth Space bezogen. Eine meiner ersten Veröffentlichung war ein Artikel, den ich zusammen mit ihm und zwei weiteren verfasst hatte, wo solch ein Experiment vorgestellt wurde: »The Overtraining Reversal Effect under Two Types of Discrimination« (Tempone, Capehart, Atwood & Golding, 1966).

Die Theorien von Hull und Spence waren Versuche, Newtons Physik auf tierisches und menschliches Verhalten zu beziehen. Deren Denken stellte eine Antithese zu den weichen humanistischen und existentiellen Traditionen dar, die mir so sehr am Herzen liegen. Man kann sich fragen, was ich dort, bei einem solchen Projekt, zu suchen hatte. Es ist eine traurige Geschichte. Die Psychologie an meiner Universität war im Griff der Behavioristen. Professor C., ein freundlicher Mann, war der, mit dem ich am besten auskam. Ich fand, Forschung und Arbeit mit der mathematischen Lerntheorie seien eine Art Spiel, mit dem man spielerisch umgehen konnte. Es war nicht einmal so kompliziert wie Schach. So passte ich mich an die akademische Umwelt an, die zum größten Teil gegen meine innersten Interessen war. Ich kam zur Psychologie, als ich früher auf Freud und insbesondere Jung gestoßen war. Zu meiner Bestürzung traf ich auf eine komplett andere Psychologie, welche an meinem College gelehrt wurde, eine, die dem psychoanalytischen Denken feindselig gegenüberstand.

Ich kam gut mit Professor C. klar. Ich spürte, dass er mich sehr mochte und anerkannte. Es war auf eine spielerische Weise angenehm, diese Experimente durchzuführen und die Theorien zu studieren, auf die er sich spezialisiert hatte. Ich gab meine Werte allerdings niemals vollständig auf, indem ich mich an dem Forschungsprogramm meines Lehrers beteiligte. Ich machte kein Geheimnis daraus, dass mein größtes Interesse nicht dem Behaviorismus, sondern den Arbeiten Freuds und Jungs galt. Ich ging üblicherweise mit einer Ausgabe von Jungs Gesammelten Werken unter meinem Arm zum Institut. Ich war als »der komische Jung'sche Kerl« bekannt.

Dr. C. kannte mein Interesse an Jung, aber hatte mich bis kurz vor meinem Abschluss niemals darauf angesprochen. Er rief mich zu Hause an und lud mich zum Kaffee in seinem Büro ein, um mir etwas mitzuteilen. Ich war ziemlich neugierig zu erfahren, worum es ging, und ein bisschen besorgt, er könne mich vielleicht angreifen. Ich ging hin, und er sagte:

> Komm herein und setze Dich, mein Freund. Ich habe Dich gebeten herzukommen, weil ich Dir ein kleines Bekenntnis machen möchte. Es betrifft etwas, über das ich niemals mit irgendwem spreche. Ich weiß, dass Du ein großes Interesse an den Lehren von Carl Gustav Jung hast. Nun, so wie es

> aussieht, habe ich das auch. Es mag Dir nicht entgangen sein, dass ich alleine lebe. Die meisten Abende, bevor ich schlafen gehe, öffne ich meinen Schrank und nehme mir eines von Jungs Büchern. Ich habe eine ganz schöne Sammlung seiner wichtigsten Bücher. Ich mache mir eine Kerze an und dann tauche ich bei Kerzenlicht in seine Gedanken ein. Ich vermutete, dass Du das gerne erfahren würdest, aber muss Dich bitten, das für Dich zu behalten.

Er lächelte herzig nach seinem kleinen Bekenntnis. Ich bedankte mich für die Offenbarung seiner heimlichen Liebe zu Jung und versprach, nichts davon zu irgendjemandem zu sagen. Jetzt, da er tot ist, fühle ich mich nicht mehr meinem Versprechen verpflichtet. Ich fand es erstaunlich und besonders erfreulich, dass ich mich zu einem Behavioristen hingezogen fühlte, der ein verborgenes Interesse an genau den Dingen hatte, die mich in das Gebiet der Psychologie gezogen hatten. Es fühlte sich an wie eine deutliche Bestätigung meines eigenen Denkens, während ich andererseits um mein intellektuelles Überleben in der Ödnis von Positivismus und Empirismus rang.

Also war der Newton'sche Psychologe ein geheimer Jungianer, im wahrsten Sinne des Wortes! Während ich über diese Geschichte nachsinne, bin ich mir nicht sicher, ob nicht eine erotische Unterströmung in Dr. Cs Angebot vorhanden war, aber niemals gab es etwas Direktes. Ich sehe allerdings etwas, was ich damals nicht einschätzen konnte: Es gab einen Riss, wie eine tiefe Schlucht, ganz tief in der Mitte seiner Persönlichkeit. Tagsüber war ein Erzrationalist mit einem weißen Laborkittel, der quantitative Analysen des tierischen und menschlichen Verhaltens durchführte; nachts war er ein Kerzen anzündender Jung'scher Mystiker, der eine Welt voller Geheimnisse bewohnte. Es ist irgendwie traurig, dass er nur in seinem Studenten George Atwood jemanden fand, der von beiden Seiten wissen und vielleicht beide respektierten konnte – eine Person, mit der er also ein bisschen mehr ganz sein konnte. Ich hätte zu dem Zeitpunkt nicht die Tiefgründigkeit der Tatsache verstehen können, dass er mich in das Büro zum Plausch einlud. Ich war erst 20 Jahre alt.

Nach Eröffnung seines Geheimnisses dankte ich ihm und ging. Ich sah ihn nie wieder. Ungefähr ein Jahr später erhielt ich einen Brief von einem Studenten im Aufbaustudium am Arizona College, jemandem, mit dem ich mich in den Jahren meiner Forschung unter Dr. C. angefreundet hatte. Ich habe diesen Brief immer noch, und hier sind seine genauen Worte:

> George – Ich weiß nicht, ob Du es schon gehört hast, aber etwas Schreckliches ist Jack C. widerfahren. Er verbrannte sich bei lebendigem Leibe in

> der Wüste außerhalb der Stadt (Tuscon, AZ). Niemand versteht das, aber so viel ist bekannt. Er verliebte sich in eine unserer neuen Studentinnen im Aufbaustudium des Programms für klinische Psychologie und beschloss offensichtlich, dass sie die wahre Liebe seines Lebens, seine Seelenverwandte gewesen sei. Als er sie jedoch ansprach, wies sie seine Annäherungsversuche ab und sagte ihm, dass sie nicht an einer Beziehung mit ihm interessiert sei. Er hinterließ ihr an dem Ort, an dem er sich angezündet hatte, eine Nachricht. Diese lautete: »Liebe Sarah – Du wirst mir vielleicht nicht in diesem Leben gehören, aber ich weiß, wir werden im nächsten Leben zusammen sein!« Sarah selbst, die ich etwas kennen lernen konnte, ist total durch den Wind.

Nach Jahren des Nachdenkens in der Angelegenheit seines Todes, der andererseits einfach grauenhaft und unverständlich erscheint, habe ich einige Ideen zu dessen Bedeutung gefunden. Sarah war Dr. C.s Seelenverwandte für alle Ewigkeit, die Frau, die sein Leben erfüllen und seine gebrochene Seele heilen könnte. Was bringt solch eine Idealisierung hervor – eine, die wichtiger wird als der Erhalt des Lebens selbst? Wir wissen es nicht, aber ich stelle mir ein starkes Trauma vor, das in den ersten beiden, höchstens drei Jahren seines Lebens vorgefallen ist. Vielleicht war es etwas Ähnliches wie das, was auch Jung (1961) als sehr jungem Kind wiederfahren ist: eine verheerend lange Trennung von seiner geliebten Mutter. Im Falle Jungs trug der Bruch der Verbindung zu seiner Mutter in der Folge zu einer Spaltung seines Selbsterlebens in zwei unterschiedliche Teile bei, welche er dann seine Persönlichkeiten Nr. 1 und Nr. 2 nannte. Ich denke, dass meinem Lehrer etwas Vergleichbares geschehen ist, als er sehr jung war. Ich male mir einen dieser Teile – ziemlich genau wie Jungs Persönlichkeit Nr. 1 – als logisch, realistisch und auf die unmittelbare externe Welt ausgerichtet aus. Dieses wäre der Aspekt von Jack C., der Behaviorist wurde, sich an eine akademische Psychologie anpasste, die versuchte, sich am Modell der Naturwissenschaft auszulegen. Der andere Aspekt meines verlorenen Professors korrespondierte mit Jungs Persönlichkeit Nr. 2 und basierte nicht auf der unmittelbaren Realität. Vielleicht betrachtete sich dieser als einem ganz anderen Reich des Seins zugehörig und enthielt eine Sehnsucht nach einem Gefühl der Verbundenheit, welche auf die Erfahrung eines schwerwiegenden, frühen Verlustes zurückführen ist. Das war der Teil, der in den nächtlichen Ritualen hervortrat, wenn die Kerzen angezündet und Jungs Schriften aus dem Schrank geholt wurden.

Wie mein Lehrer war auch Jung tief berührt, als er, erwachsen, auf eine Frau traf, die ihm wie seine Seelenverwandte erschien (Wehr, 2001). Es gibt dennoch zwei wesentliche Unterschiede. Zum einen war die von Jung erwählte Frau seinen Annäherungen zugeneigt und versuchte ihr Bestes, ihn in ihre Obhut zu nehmen. Der andere besteht darin, dass er seinen emotionalen Aufruhr zurück in seine intellektuelle Arbeit umlenken konnte, z. B. in seiner Theorieentwicklung des Archetyps der Anima. Dr. C. hatte weder das Mädchen noch die Theorie und – wenn meine Spekulationen stimmen – blieb er zurück mit einer verhängnisvollen Wiederholung seiner frühen Verlusterfahrung. Er strebte nach einer magischen Beziehung mit Sarah, seiner Anima-Figur, in der Hoffnung, ein zerbrochenes Selbst wiederherzustellen, die Einsamkeit zu lindern, die ihn seit seinen jungen Jahren plagte, und das Band einer allumfassenden, mütterlichen Liebe wiederzuerlangen. Ihre Weigerung, irgendetwas mit ihm zu tun haben, stieß ihn in Dunkelheit und wiederholte seine Erfahrungen, ungeliebt und im Stich gelassen zu sein. Es muss ein unerträglicher Schmerz bestanden haben. Menschen neigen in solchen Situationen dazu, sich umzubringen.

Bemerkenswert ist, dass Prof. C., indem er den Tod wählte, in einem gewissen Maße seine Verzweiflung bekämpfte und an seinem Traum von einer Vereinigung mit seiner Geliebten festhielt. Vielleicht dachte er, dass sein flammender, ruhmreicher Abgang Sarah die Tiefe seiner Leidenschaft eröffnen werde, und dass sie dadurch angespornt sei, im kommenden Leben nach ihm zu suchen. Sie und er könnten dann ihr gemeinsames Schicksal vollenden auf dem Hintergrund eines immerwährenden Lebens vervollkommnen. Ein kleiner Junge würde seine Mutter wiederfinden, und alles, was schiefgelaufen war, könnte wieder geradegerückt werden. Wenn ich über das Leben dieses Mannes nachdenke, bricht es mir das Herz.

Die angesichts des Todes von Jack C. herbeigeführte Trauer vertiefte sich einige Monate später immens, als ich davon erfuhr, dass sein Kollege und Freund, Vincent T. (ebenfalls mein Lehrer und ein Mitautor einer meiner frühen Veröffentlichungen), sich ebenfalls umgebracht hatte. Wie auch immer hatte ich keine Möglichkeit, etwas über den letzteren Selbstmord zu erfahren, außer dass er mit einer Schusswaffe ausgeführt worden war.

Wäre es möglich gewesen, Professor C. zu helfen? Offensichtlich werden wird das niemals wissen, aber ich meine, dass wir immer hoffnungsvoll in solchen Entwicklungen sein sollten. Es ist meine Erfahrung, dass unsere Hoffnung angesichts der Verzweiflung einer Person häufig das Wichtigste ausmacht. Wenn ich mir vorstelle, er begegnete jemandem, der in der Lage wäre, ihn zu verstehen – vielleicht ein 30 Jahre älterer George Atwood – dann male ich mir aus, er hätte eine Erfahrung gemacht, die ihm geholfen hätte zu überleben.

Ich habe im Laufe der Jahre die Geschehnisse um meinen Professor mit einer Reihe von Psychoanalytikern diskutiert und dabei häufig sagen gehört, er sei in

Wut gewesen sowohl auf seine geliebte Sarah als auch auf eine frühe Elternfigur, für die Sarah eine Stellvertreterin gewesen sei. Die Idee, dass der Akt der Selbstzerstörung mit der Wut gegen die treulosen und im Stich lassenden Anderen zu tun hätte, basiert auf einer Verwechslung. Diese Annahme stammt natürlich von Freuds berühmten Aussagen seiner Schriften über die »Trauer und Melancholie« (1916–1917g [1915]). Selbstmord entsteht meiner Erfahrung nach nicht durch Wut und Hass, sondern durch Verzweiflung. Mein Lehrer verbrannte sich nicht aus einem intensiven Verlangen heraus, seine Geliebte zu zerstören. Er hatte nicht ein Bedürfnis nach Vergeltung, das sich gegen ihn wandte. Er brachte sich um, weil die Aussicht auf ein Leben ohne sie unerträglich qualvoll war und keinen ersichtlichen Ausweg für ein Überleben zur Verfügung stellte. Ich kann mir vorstellen, dass die Studentin Sarah durch den Tod zutiefst betroffen war. Zu sagen, dass dies sein Ziel gewesen sei, auf welcher Ebene auch immer, entspringt einer Verwechslung des Ausgangs mit dem Motiv. Wenn wir uns seinen Abschiedsbrief anschauen, wird uns mitgeteilt, dass er den Tod suchte, um mit seiner Seelenverwandten zusammen sein zu können. Über diese Aussage hinaus müssen wir nicht gehen.

Bei Selbstmord denke ich an eine Tür, die sich vor uns befindet, eine Möglichkeit, die jedem menschlichen Wesen zur Verfügung steht. Sie ist da, weil wir der Existenz des Todes gewahr sind, auf jeden Fall dessen Unvermeidbarkeit. Wir haben die Möglichkeit, es als willentlichen Akt geschehen zu lassen. Jeder ist in der Lage, durch diese Tür zu gehen; alles, was es braucht, ist das richtige Zusammenspiel von Umständen. Wenn etwas Unerträgliches geschieht, und man findet keinen Weg, dies zu verändern, findet Selbstmord statt. Das Schlimmste ist geschehen, und es findet sich kein Ausweg. Aber es gibt immer noch den Einen: Auf ihm geschrieben steht das Wort »Tod«. Es ist die Tür zur Selbstzerstörung, gewählt als eine Alternative zu unerträglicher Qual und Hilflosigkeit. Es ist der klammernde Griff nach Wirkmacht in einer Grube der Verzweiflung.

Der Fall David

Ich werde nun die Geschichte eines abgewendeten Selbstmordes erzählen. Ein Mann, den ich David nenne, fragte auf Geheiß seiner Frau nach einem Termin. Er war 30 Jahre alt, Dr. phil. der Computerwissenschaften und arbeitete für eine große Firma. Er lebte mit seiner Frau und zwei Stiefkindern aus ihrer vorhergehenden Ehe zusammen. Bei unserer Begegnung fand ich, dass er sehr groß und bemerkenswert dünn war. Danach befragt, was ihn zu mir führe, antwortet er, dass er zu Hause Wutausbrüche gehabt habe. Wenn irgendwer – seine Frau, seine Stiefkinder, sogar sein Hund oder seine Katze – sich ihm plötzlich und aufdringlich näherten, brause er schreiend und fluchend auf. Davids Familie habe Angst vor ihm bekommen und seine Frau bestehe darauf, dass er sich therapeutischer Hilfe unterziehe, um seinen Jähzorn zu kontrollieren. Er sagte mir, dass er eine Therapie zur Aggressionsbewältigung benötige.

Wir sprachen fast eine Stunde über seine Wutausbrüche, welche seit einigen Monaten zunehmend häufiger und heftiger geworden waren. Wir sprachen auch kurz über seinen Lebenshintergrund. Er war das einzige Kind einer jüdischen Familie. Seine ganze Kindheit hindurch bewies er brillante akademische Fähigkeiten. Er war immer ein Einserschüler gewesen, mit besonderen Talenten in Mathematik und Naturwissenschaften. David beendete vorzeitig die Schule und studierte Computerwissenschaften an einer der Topuniversitäten des Landes. Mit 23 Jahren erhielt seinen Doktortitel und fing direkt bei einer großen Firma an, wo er ein hohes Gehalt bezog. Einige Jahre später traf er am Arbeitsplatz eine Frau und sie heirateten. Sie war bereits zuvor verheiratet gewesen, hatte zwei Kinder und war mehrere Jahre älter als er.

Als unsere erste Sitzung sich dem Ende näherte, war ich verwundert. Obwohl ich seine zunehmende Anspannung und Gereiztheit sah, konnte ich aus seinen Informationen hierfür aber keine Ursachen entnehmen. Er erschien total verloren. Ich vereinbarte einen zweiten Termin für einige Tage später und er erhob sich, um zu gehen. Kurz bevor er aus der Tür ging, drehte er sich jedoch um und sagte:

> Oh, da ist noch eine Sache – eine Frage, die ich an Sie habe. Ich habe mir überlegt, später am Abend eine Münze zu werfen. Wenn sie Kopf zeigt, dann werde ich leben, zumindest jetzt. Aber wenn sie Zahl zeigt, dann werde ich mich umbringen. Meinen Sie etwas nicht stimmt nicht mit dieser Idee?

Ich hatte das Gefühl von Eiswasser, das von meinem Rücken herabfloss, während ich zuhörte, weil es keinerlei Zweifel gab, dass er bereit war, sein Leben zu beenden. Glücklicherweise hatte ich nach hinten hinaus zwei Stunden frei. Ich bestand darauf, dass er bleiben und weiter mit mir reden sollte. Ich fragte ihn, wie er es dem Wurf einer Münze erlauben könne zu entscheiden, ob sein Leben weitergehe. Er sagte, dass es ihm gleich sei, was dabei herauskäme, weil sein Leben keinerlei Wert für ihn habe. Angesicht seiner völligen Gleichgültigkeit schien es eine gute Idee gewesen zu sein, dem zufälligen Ausgang des Münzwurfs die Entscheidung zu überlassen.

Ich sagte ihm, dass es einen Grund dafür geben müsse, warum sein Leben für ihn keinen Wert habe, und dass wir verstehen müssten, worin dieser bestand. Wir sprachen die gesamten zwei Stunden und es gelang uns, die Quelle seiner Gleichgültigkeit zu identifizieren. Ich werde es folgendermaßen zusammenfassen: David scherte es nicht, ob er leben oder sterben würde, weil sein Leben zu keiner Zeit ihm gehört hatte. Er hatte sich von einem extrem frühen Zeitpunkt zu dem brillanten und erfolgreichen Kind entwickelt, wie sein Vater und insbesondere seine Mutter es haben wollten und brauchten. Sie betrachteten ihn als ein Geschenk Gottes, als jemanden, dessen außerordentliche Erfolge sie stolz machten und die Bedeutung ihres Lebens bestätigte. Ähnlich war es in seiner Ehe, wo er der treue, hingebungsvolle Ehemann war, den seine Frau erwartete. Er war auch der gute Stiefvater gewesen, wie es ihre Kinder von ihm erwarteten – genauer, bis die Wutausbrüche auftraten. Er und ich waren in der Lage zu sagen, dass etwas in ihm angefangen habe, gegen die Herrschaft der Gefügigkeit anzukämpfen, die bis dahin seine Existenz dominierte. Uns gelang es auch zu sagen, dass der Weg unserer gemeinsamen Arbeit darin bestehen werde, sein eigenes Leben für sich selbst zu beanspruchen. In der Zwischenzeit willigte er ein, vom Werfen einer Münze abzulassen. Ein direkter Effekt dieses Verständnisses bestand im Verschwinden der Wutausbrüche, welche nie mehr zurückkehrten.

Ich arbeitete mit ihm 19 Jahre lang. Jeder Aspekt dieser Arbeit konzentrierte sich auf die Herstellung eines Gefühls eigener Kontrolle über seine Situation, um ein Leben aufzubauen, das er als eines erleben konnte, das nur ihm und niemand anderem gehören würde. Seine äußere Situation veränderte sich im Verlaufe dieser Arbeit: Er ließ sich von seiner Frau scheiden, kündigte seine Arbeit und wurde ein sehr erfolgreicher selbständiger Unternehmer in der Informationstechnik. Innerlich war die Verwandlung ebenfalls sehr tiefgreifend. Ungefähr im zehnten Jahr unseres Prozesses litt er unter einer langen Periode intensiver, fast lähmender Attacken von Todesängsten. David wachte mit Herzklopfen mitten in der Nacht auf, mit entsetzlichen Ängsten, einen tödlichen Herzinfarkt zu haben. Es half ihm, dass wir seine Angst vor dem Tod als ein aufkommendes Signal ansahen, dass sein Leben letztendlich etwas geworden war, das kostbar für ihn war. Ich stellte auch fest, dass er an Gewicht zugenommen hatte. Zum ersten Mal, sagte er, habe er angefangen, den Geschmack von Essen zu mögen. Alles in allem entwickelte es sich gut für ihn. Aber ganz zu Anfang wäre er dieser Welt fast verloren gegangen.

Man könnte fragen, was David am Anfang dieser Geschichte passiert wäre, wenn er die Münze geworfen hätte und diese Kopf gezeigt hätte. Ich würde antworten, dass er weitergemacht hätte, z. B. mit zwei von drei Würfen und dann mit drei von fünf Würfen. Es war ihm todernst mit dem Selbstmord. Ich habe mir eine Reihe ähnlicher Fälle angeschaut, wo die Tat vollendet worden war. Ab und zu liest man über sie in den Zeitungen: Der Jahresbeste einer Schule mit einem langen Leben vor sich hängt sich auf; ein Summa-Cum-Laude-Doktorand mit größten Erfolgsaussichten springt aus dem Fenster: Das sind Menschen, die für andere gelebt haben. Ihr Leben habe keinen Wert für sie. Das einzige authentische Ding, das sie gemacht haben, ist schlussendlich *Nein* zum Fortgang der Gefügigkeit zu sagen. In einem Leben, das vollständig auf Lügen basiert, liegt die einzig mögliche, authentische Handlung im Selbstmord.

Natürlich ist auch das Gegenteil davon der Fall. Insoweit, wie solchen jungen Menschen der Raum verwehrt wurde, den sie brauchen, um authentisch zu leben, ist Selbstvernichtung eine Form der Kapitulation an die negierende Welt. In einem Leben, das vollständig auf Lügen basiert, ist der äußerste Akt der Gefügigkeit der Selbstmord.

Der Fall Larry

Hier folgt eine weitere sehr traurige Geschichte, die den Tod eines jungen Mannes betrifft, der Ende der 1960er Jahre mein bester Freund war. Sein Name war Larry. Er war mein Arbeitskollege und Klinischer Psychologe an dem Krankenhaus, an dem ich nach meiner Promotion meine Ausbildung machte. Er war jemand, den man als einen »ABD« bezeichnet. Damit ist ein Psychologe gemeint, der bis auf seine Promotion seine Ausbildung abgeschlossen hat. Er war ein typischer Zauderer. Seine Karriere als Kliniker wurde erheblich durch seine Unfähigkeit behindert, die empirischen Studien zu vervollständigen, die er zu planen versucht hatte. Es waren Studien, die versuchten, verschiedene Unterskalen des Minnesota Multiphasic Personality Inventory (MMPI) (McKinley & Hathaway, 1944) auf einigermaßen ungewöhnliche Weise miteinander zu korrelieren. Wie auch immer, vor fast 40 Jahren schoss er sich mit einem Gewehr in den Kopf. Es vergeht kein Tag, an dem ich nicht an ihn denke.

Larrys Tod war emotional verheerend, weil er sich zu einer Zeit ereignete, als er die Person in meinen Leben war, der ich mich am nächsten fühlte. Rückblickend gaben verschiedene Züge seiner Lebenssituation Hinweise auf etwas schrecklich Falsches, aber weder ich noch jemand anderes verstand sein Leiden. In den Jahren und Jahrzehnten danach habe ich versucht, aus der Tragödie schlau zu werden. Hier sind die Vermutungen, die aus einem langanhaltenden Bemühen entstanden sind, die Bedeutung eines Desasters zu interpretieren, das ansonsten in meinen Gedanken in sinnloser Absurdität herumschwebt.

Ich versuchte, ihm bei seiner unvollendeten Doktorarbeit zu helfen und erfuhr so von seinen Ideen, die er zu verfolgen hoffte. Er erforschte, wie man je zwei der verschiedenen Skalen des MMPI hernehmen und diese mit dem gesamten Rest einzeln oder in verschiedenen Kombinationen korrelieren könnte. Die Annahme bestand darin, dass interessante Regelmäßigkeiten zuvor nicht erkannter Muster von Vernetzungen vorhanden sein könnten, die statistisch nachgewiesen werden könnten. Und dann gab es die weitere Idee, dass diese Muster, einmal gefunden, Indikatoren zuvor unerkannter Dimensionen von Psychopathologie im Allgemeinen sein könnten. Es war alles ziemlich ungenau, auf sehr komplizierte Weise konzeptualisiert; ich fand mich nicht in der Lage, ihn dabei zu unterstützen, das Projekt zu etwas Machbarem zu formen, damit er endlich seinen Doktorgrad erhielte.

Wenn ich heute auf die Studie zurückschaue, hätte aus ihr niemals etwas auch nur annähernd Interessantes entstehen können. Das Prokrastinieren meines Freundes könnte genauso mit der Tatsache verbunden sein, dass seine Forschung dazu bestimmt war, nichts zu werden. Der MMPI ist ein Fragebogen zum Ankreuzen, der Psychopathologie auf eine Reihe einzelner Merkmale reduziert, die dann anhand der Anzahl von Zustimmungen zu Feststellungen aus bestimmten Gruppen von Antworten zusammengezählt werden. Psychopathologie besteht aber nicht aus einem Satz quantifizierbarer Merkmale, und deshalb war die Konstruktion dieses Instrumentes von Anfang an fehlgeleitet. In meiner Studentenzeit las ich den Test durch, und ich musste über die einzelnen Items lachen, die die Patienten mit ›trifft zu‹ oder ›trifft nicht zu‹ ankreuzen sollten. Ein Item, das ich heute noch erinnere, lautet: »Ich habe häufig schwarzen teerigen Stuhlgang«. Ich habe keinen solchen Stuhlgang, zumindest nicht häufig, aber wenn, dann bezweifele ich, dass ich das meinem Psychologen erzählen würde. Warum werde ich dazu befragt? Es ist genug, um eine Person paranoid werden zu lassen. Der Test ist ein Witz; er spielt mit psychiatrischen Patienten und mit der Amerikanischen Psychologie, die schon immer in alles verliebt war, was die Seele zu quantifizieren scheint. Ich meine, dass mein Freund Larry das alles gewusst haben muss. Trotzdem hielt er an seinen Ideen fest. Warum machte er das?

Der MMPI unterteilt seine Items in Gruppen, die angeblich unterschiedliche psychopathologische Tendenzen messen, wie »Depression«, »Paranoia«, »Schizophrenie«, »Antisoziale Abweichungen« und so weiter. Also schaute sich Larry diese Merkmale, Dimensionen an, wie auch immer wir diese nennen wollen. Er stellte sich vor, dass dort versteckte Verbindungen zwischen diesen vorhanden seien, subtile Zusammenhänge, die er vielleicht statistisch herauskitzeln könne. Eine Fantasie liegt dem Projekt meines armen Freundes zugrunde:

Es mag ein Symbol für eine Anstrengung gewesen sein, ein Gespür eigener Kohärenz aus zuvor getrennten Elementen zu gewinnen. Vielleicht war er ein Mann, der nicht zu seiner eigenen Identität gefunden hatte und dieses Bestreben sowie sein Versagen, dorthin zu gelangen, durch eine eigenartige, unvollendete Dissertation ausdrückte. Prokrastination ist eine Angelegenheit, bei der man nicht in der Lage ist, angefangene Aufgaben fertigzustellen. Vielleicht bestand die zentrale, nicht erfüllte Aufgabe darin, er selbst zu werden. Es ist möglich, dass die Grundmaterialien, aus denen Larry etwas zusammenzusetzen versuchte, seinem Erleben nach einfach verschiedene Krankheitszüge waren, die in ihm existierten. Es ist so, als ob er sagte: »Lass mich alle meine Mängel nehmen, alle Eigenarten, die mich zu nichts anderem als einem fragmentierten, kranken Bastard machen, und lass mich versuchen, aus deren Kombinationen eine Ordnung und eine Ganzheit zu finden.« Er war ein Mann, dessen Selbstwert im Keller war. Er scheint außerdem jemand gewesen zu sein, der niemals ganz in dieser Welt angekommen ist.

Dennoch war er sehr klug und verfügte über etwas, was ich als einen echten Sinn für Humor erlebte, mit einer ansprechenden, zynischen Spitze. Wir hatten viele gebildete Unterhaltungen über Psychologie, Psychiatrie, Philosophie, Geschichte, Wirtschaft und Politik. Ich möchte nur ein Beispiel geben für die Art der Dinge, die er sagte, die mir so gut gefielen. Eines Sonntagsmorgens kam er zum Kaffee vorbei, und unser Gespräch wandte sich den methodologischen Ansichten unserer gemeinsamen Disziplin und deren Fundierung in der philosophischen Doktrin zu, welche als Positivismus bekannt ist. Die übliche Definition dieser Position findet sich in der Aussage: »Jede wahre Beobachtung findet sich außerhalb des Beobachters.« Ich bot Larry eine alternative Wendung an, die in ihrer Struktur selbstverneinend war: »Alle jene Behauptungen, die nicht in objektiver äußerer Realität gründen, sollten ins Feuer geworfen werden!« Er kicherte und antworte in einer gedehnten, westernähnlichen Sprechweise: »Ahhh, ja, Positivismus: die Lehre, die sich in den eigenen Schwanz beißt.«

Der ökonomische Zustand der Welt verfolgte ihn. Er sagte häufig den Eintritt einer großen Depression voraus, die den Zusammenbruch von 1929 ausschauen lassen werde wie einen Spaziergang im Park. Ich kann mich nicht daran erinnern, dass er ein detailliertes Wissen der Geschichte der Ökonomie gehabt hätte; aber ich weiß, dass sein Denken sehr linksorientiert und irgendwie marxistisch war. Es störte mich, dass er so sicher war, dass der finanzielle Untergang an der nächsten Ecke warte. Manchmal hatte ich Angst, er projiziere seine selbst erwartete persönliche Katastrophe. Was ich nicht sehen konnte, war, dass das Desaster, das er in der Zukunft vorhersah, höchstwahrscheinlich eine Erinnerung eines Unheils von vor langer Zeit war, die in die Zukunft umgeleitet wurde. Ich leite diese Idee von Winnicotts (1974) berühmten Aufsatz über die Angst vorm Zusammenbruch ab. Ich sehe mittlerweile etwas Schreckliches in der Kindheitsgeschichte meines Freundes: ein Trauma, oder mehrere davon, massiven Ausmaßes.

Larry hatte kaum etwas über seine Kindheit zu sagen. Er war Einzelkind einer jüdischen Familie und er hatte nur eine Erinnerung aus seinen ersten sechs oder sieben Lebensjahren. Es war eine visuell/auditorische Erinnerung daran, wie seine Mutter sich ihm nähert, näher und näher, die Zeigefinger beider Hände in sich wiederholenden Kreisbewegungen dreht und dabei einen summenden Ton, wie der von einer Hummel von sich gab. Nur das: seine Mutter, die sich nähert und der Klang von »ssssssssss«. Das begleitende Gefühl zu diesem Bild bestand aus Angst.

Das Fehlen einer bewussten Erinnerung aus den frühen Jahren ist wahrscheinlich ein Hinweis auf ein extremes Trauma und eine begleitende dissoziative Reaktion. Wenn es nur eine einzige lebendige Erinnerung wie diese von seiner Mutter gibt, sind wir gut beraten, darauf näher einzugehen und dies als ein Fenster in all das ansonsten Verborgene zu betrachten. Es ist die Erinnerung eines Zusammenstoßes, eines Eindringens, einer invasiven Handlung. Ich frage mich, ob sie eine dieser vornehmen Mütter war, die es als ihre Pflicht betrachteten, einem wiederholt Einläufe zwecks Reinigung zuzufügen. In diesem Prozess wird der sich entwickelnde Sinn für die körperliche Integrität verletzt und die Etablierung subjektiver Identität und Wirksamkeit gestört. Der alarmierende Klang der summenden Hummel ist mit etwas Unausweichlichem, Schmerzhaften, vielleicht Giftigem verknüpft; das Bild enthält die Implikation, dass es überhaupt keinen Ausweg gab. Ich denke, dass der kleine Junge der Verrücktheit seiner Mutter ausgesetzt war. Sein Umgang mit dem Trauma bestand im Vergraben seiner Gefühle und in emotionaler Distanzierung seiner selbst von ihr.

Er wollte nie über seine Mutter sprechen und hatte auch nichts über seinen Vater zu sagen. Larry hinterließ den starken Eindruck, dass sein Vater irgendwie körperlich und emotional abwesend war. Ich stelle ihn mir als Jungen vor, der sich an seinen abwesenden Vater wendet oder es versucht. Er musste alles versuchen, um die Verrücktheit seiner Mutter zu überleben, indem er seinem Vater gefiel, ihn stolz machte. Eine verrückte Mutter kann nicht so viel Schaden zufügen, wenn es eine Alternative in der Familie gibt. Ich habe jedoch den Eindruck, dass Larry keine elterliche Rettung finden konnte.

Es folgt etwas, das sich wenige Monate vor dem Selbstmord meines Freundes ereignete. Ich erfuhr davon aus einem Brief seiner Freundin. Das sind ihre tatsächlichen Worte:

> Larry erzählte von einer albtraumartigen Busfahrt von St. Luis nach Kansas City. Er sagte, dass in der Mitte dieser Reise ein großer »Redneck« (weißer reaktionärer Hinterwäldler; Anm.d.Ü.) aufstand und anfing, einen jungen schwarzen Mann zu beschimpfen, der hinten im Bus saß. Er schien in einem wütend-betrunkenen Zustand zu sein. Das Schreien und Fluchen ging einige Minuten weiter und schließlich befahl der Redneck dem schwarzen Mann, den Bus zu verlassen. Der Fahrer hielt an und der Mann stieg schweigend aus. Larry protestierte nicht und alle anderen blieben stumm.

Das war erst der Anfang. In den darauffolgenden Tagen und Wochen wurde mein Freund verfolgt von dem Vorfall im Bus. Er verspürte eine stärker werdende Scham darüber, wie er einfach schweigend dasitzen konnte, während ein Rassist einen unschuldigen Mann attackierte. Dann wurde es ihm klar: Das ganze Schauspiel war von der Kommunistischen Partei inszeniert worden, um Tiefe und Ernsthaftigkeit seiner moralischen Überzeugungen zu testen. Larry war eindeutig durch den Test gefallen und wurde nun zurecht von denen verachtet, die hinter der kommenden Revolution standen. Er hatte seine Chance bekommen, sich für Unterdrückte einzusetzen, hatte kapituliert und lebte nun in immerwährender Schande.

Diese traumähnliche Erzählung, insbesondere mit der wahnhaften Ausschmückung hinsichtlich der Kommunisten, führte mich zu der Frage, die ich in den Jahren seit dem Tod meines Freundes zu beantworten versucht habe. Wen oder was repräsentierte der bösartige Redneck? Wer war der unschuldige schwarze Mann? Was bedeutete es, dass diese Person aus dem Bus gedrängt wurde? Als ich über diese Fragen nachdachte, kamen endlich die Antworten, wie aus einer Wolke, herab zu mir: Der Rassist symbolisierte die Kräfte der Unterdrückung in Larrys Leben, und das Opfer symbolisierte seine ursprüngliche Unschuld. Die ganze Szene ist erneut eine Kindheitserinnerung, eine Artikulation der Erfahrung einer frühen traumatischen Situation, in der er unbarmherzig attackiert worden war und sich niemand für ihn eingesetzt hatte. Hieraus entnehme ich, dass Larrys Vater sich niemals gegen den Wahnsinn seiner Mutter gestellt hatte und dass die familiären Umstände seiner Kindheit ihn zugrunde gerichtet hätten. Der Ausstoß des unschuldigen Mannes aus dem Bus könnte die einsetzende Dissoziation symbolisieren. Dabei wurde das verletzte Kind von der Reise der emotionalen Entwicklung meines Freundes verbannt.

Es scheint, dass die Wucht von Larrys traumatischer Geschichte dazu führte, dass er sich schrecklich fand. Niemals kam ein Verständnis für die Herausforderungen, die ihm begegnet waren, zum Ausdruck. Das ist die typische Hinterlassenschaft, wenn man durch die eigenen sogenannten Fürsorger wie ein Stück Abfall behandelt wird: Man beginnt zu glauben, nichts als ein Stück Abfall zu sein.

Es gab einige eigenartige Entwicklungen kurz vor Larrys Lebensende, die damit im Zusammenhang stehen. Auch diese wurden mir von seiner Freundin berichtet. Sie sagte mir, dass, eine Woche bevor er sich erschoss, eine andere Freundin von ihr gesehen habe, wie er die Straße hinunterrannte und einem Müllwagen hinterherjagte. Als diese Freundin ihn später danach fragte, warum er dieses getan habe, antwortete er, er habe Stimmen gehört, die aus dem Laster stammten: »Spring rein, spring rein, spring rein!«

Die Beziehung zur Freundin selbst war zutiefst problematisch. Es gab sexuelle Probleme zwischen beiden, die Larry nur zögerlich besprechen wollte, und er fühlte sich ihr gegenüber destruktiv, weshalb er sich zunehmend zurückzog. Die Freundin berichtete mir später, dass ihre Sexualität sehr masochistisch war und sie körperlich nur anspringen konnte, wenn sie herabgesetzt und gedemütigt wurde. Ich hatte den Eindruck, dass das Muster ihrer sexuellen Beziehung sadomasochistisch geprägt war. Mit Blick auf die Wahrscheinlichkeit eines erheblichen frühen Traumas durch die Hände einer sadistisch-intrusiven Mutter, wird er davon Gebrauch gemacht haben, den Spieß umzudrehen, indem er bei seinen späteren sexuellen Partnerinnen die Rolle extremer Dominanz und Kontrolle einnahm. Das würde gut zu einer masochistischen Frau passen, nur wirklich sexuelle Nähe wäre für keinen von beiden möglich gewesen. Solche ineinandergreifenden Themen wurzeln in unverarbeiteten frühen Traumata bei beiden. Das schließt echte Intimität aus. Das ist eine Geschichte gnadenloser Traurigkeit.

Mich beschäftigt die Frage, ob irgendwer oder irgendetwas meinen Freund hätte retten können. In seinen letzten Jahren probierte Larry eine irgendwie psychoanalytische Therapie aus; aber er hatte nie das Gefühl, dass sie ihn erreichte. In unserem letzten Gespräch, mehrere Monate bevor sich das Leben nahm, sagte er mir, dass er darüber nachdächte, sich einer Urschreitherapie zu unterziehen. Diese Therapieform wurde von Arthur Janov (1970/1977) entwickelt, einem Mann, den ich unglücklicherweise vor vielen Jahren kurz kennenlernte. Er war unerträglich narzisstisch. Ich konnte es kaum ertragen, länger als einige wenige Minuten mit ihm in einem Raum zu sein. Es ist gleichwohl interessant, sich vorzustellen, was mein Freund in Janovs Zugang zur Rettung der Menschheit gesehen hatte. Ich male mir aus, wie er die Tiefe seines Schmerzes herausschreit, in Anwesenheit eines Schreitherapeuten, der ihm dabei helfen könnte zu integrieren, was er zum Vorschein brachte. Das ist eine Heilungsfantasie, angelegt, um die dissoziierten Traumata seiner Kindheit ungeschehen zu machen: die Situation, in der er durch den Wahnsinn seiner Mutter attackiert wird und niemand anwesend ist, um seine Qual zu bezeugen oder ihm zu helfen. Auf eine Art ist es genau das, was er brauchte. Aber Janovs Art, mit solch einem Prozess umzugehen, war schockierend konkret und unpraktisch. Larry brauchte jemanden, um zu verstehen, was ihm passiert war, und ebenfalls um die komplizierten Konsequenzen zu verstehen, wie er in der Folge versuchte, sich selbst von seinem eigenen ursprünglichen Leiden abzuschirmen. Die Konsequenzen schlossen offensichtlich seine Depression mit ein, sein problematisches Sexualleben und auch seine Prokrastinationsproblematik im Zusammenhang mit seiner Dissertation. In der Gegenwart so gearteten Verständnisses, wenn er es allmählich wirklich hätte fühlen können, wäre die Dissoziation zerbröckelt und hätte die Freisetzung enormen Leids zur Folge gehabt. Ich sehe das geschehen, wenn auch nicht in einer oder zwei explosiven Sitzungen, wie in Janovs Urschreitherapie, sondern eher, wie es sich im Verlaufe vieler Jahre entfaltet. Es hätte einen außerordentlichen Einsatz von Zeit und Energie benötigt, aber es hätte auch sein Leben retten können.

Mehr als ein Jahr nach meinem Umzug in einen entfernten Bundesstaat, um dort meine akademische Karriere fortzuführen, drückte Larry den Abzug. Bis zu seinem Tode wusste ich nicht, oder wollte es nicht wissen, in welcher Notlage er gesteckt hatte. In der Folgezeit entstand das Gefühl, ich hätte sehen müssen, was passieren würde. Ich hätte einen Flug in die Stadt nehmen sollen, in der wohnte, und seine Tür eintreten müssen, um ihn vom Selbstmord abzuhalten. Auch hätte ich ihm helfen sollen, die Katastrophen seines Lebens und seiner Kindheit anzusprechen. Ich kam nicht umhin, mich selbst wegen seines Todes zu beschuldigen, obwohl ich erkannte, dass solch eine Selbstanklage eine Art Schutz gegen den Schock, die Trauer und die äußerste Sinnlosigkeit darstellt, jemanden zu verlieren, den ich liebte. Das Leben ist manchmal so unglaublich hart.

Die Mütter der Verschwundenen

Ich habe eine Reihe von Menschen im Verlaufe der Jahre gekannt, deren Körper von Narben überzogen waren. Sie hatten diese oben und unten an beiden Beinen, beiden Armen, über ihre gesamte Brust und ihren Unterleib. Sie hatten sich über eine lange Zeit angewöhnt, sich selbst zu ritzen, aber das Ziel dieses verletzenden Verhaltens bestand nicht explizit im Selbstmord. Die Schnitte waren relativ oberflächlich, viele davon tatsächlich ganz fein.

Warum machen Menschen so etwas? Jene, die sich selber schneiden, werden diagnostisch häufig unter einem »Borderline Persönlichkeitsstörung« genannten Leiden klassifiziert. Sie sind berüchtigt dafür, schwierige Patienten zu sein, sollte man diese in der eigenen psychotherapeutischen Praxis haben. Ich schere mich nicht um solche Kennzeichnungen, welche allzu häufig zu einer destruktiven Verdinglichung unserer Patienten beitragen und unsere Kapazität zur Empathie beeinträchtigen. Das Problem an dieser Stelle liegt in der Betrachtung und Reaktion auf eine bestimmte Gruppe traumatisch verletzter Menschen als ›Borderliner‹ – damit entzündet man ihre zentralsten Verletzlichkeiten und produziert jede erdenkliche Art schwieriger Reaktionen. Diese Reaktionen wiederum werden als Symptome der sogenannten Borderlinestörung interpretiert (Stolorow et al., 1987, 1996).

Ich möchte einige Gedanken anbieten, die auf einem Fall basieren, dem ich vor langer Zeit als Supervisor in einer psychiatrischen Klinik begegnet war. Die Patientin, eine 37-jährige Frau, war bedeckt von Narben jahrelangen Ritzens. Ihre Psychoanalytikerin, die auch eine Psychiaterin war, hatte über lange Zeit vergebens mit ihr gearbeitet. Die Patientin schnitt sich weiterhin und die Tiefe der Schnitte schien im Laufe der Zeit zuzunehmen. Die Analytikerin erklärte mir, dass sie ihre Patientin als »klassische Borderlinerin, mit extrem aggressiven Zügen« betrachte. Ich mochte diese Aussage nicht, bat aber dennoch, mir mehr darüber zu berichten, wie sie das Verhalten ihrer Patientin verstünde, und um ihre Überlegungen, was sich zwischen beiden im Verlauf ihrer gemeinsamen Arbeit ereignet habe. Die Analytikerin erläuterte, dass ihre Patientin »primitive Objektbeziehungen« aufweise, charakterisiert im Wesentlichen durch einen regressiven Wunsch, eins mit ihrer Mutter zu werden, in deren Mutterleib zurückzukehren und einen vorgeburtlichen Zustand der Glückseligkeit zu erlangen. Entsprechend dieser Interpretation bestehe der Zweck dieser Regression darin, dem Drängen primitiver, ungezähmter sexueller und aggressiver Energien, die sie regelmäßig von innen heraus überfluteten, zu entfliehen. Die Patientin hatte ihrer Analytikerin berichtet, dass sie manchmal fühle, von einer Art schrecklichen »Drucks« von »innen ausgefüllt« zu werden. Der einzige Weg, diese unerträgliche Spannung zu lösen, bestand im Schneiden. Sie, die Analytikerin, wollte glauben, dass das Fortbestehen und die Vertiefungen der Schnitte eigentlich einen paradoxen Fortschritt ihrer Arbeit repräsentierten. Sie sagte mir, dass diverse »Ebenen der Abwehr« aufgelöst worden seien und das zentrale Streben ihrer Patientin nun offenliege: der Wunsch, sich dem Konflikt zu entziehen und selbst in intrauterinen Frieden und Ruhe einzutauchen.

Diese Formulierung machte mich ziemlich skeptisch, gelinde gesagt, und ich fragte nach der Grundlage ihrer Überzeugung, dass die Patientin die Wiedervereinigung mit ihrer Mutter suchte, indem sie in den Mutterleib zurückkehrte.

Sie antwortete, dass die Schnitte der Beweis seien, weil sie konkrete Repräsentationen der Vaginalöffnung auf der Haut der Patientin darstellten, in welche die Patientin einzutreten wünsche. Sie sehne sich nach dem Eingang in den mütterlichen Körper. Weil sie dieses nicht wirklich haben könne, habe sie ihren Körper auf gewisse Weise modifiziert, sodass er zu dem wurde, was sie sich so sehnlich wünsche. Entsprechend der Psychiaterin war jeder Schnitt eine kleine symbolische Vagina. Nur wenige Tage bevor ich zur Supervision dieses Falls kam, hatte die Patientin nach Meinung der Ärztin erneut ein Symptom produziert, das eindeutig ihre Interpretation bestätigte. Die Patientin schnitt sich tiefer als je zuvor, was Dutzende Stiche notwendig machte, um die Wunde zu schließen. Sie hatte sich das Wort »F-O-T-Z-E« seitlich in ihren Hals in großen Großbuchstaben in die Haut geritzt. »Welchen deutlicheren Beweis könnte es noch geben?«, fragte die Psychiaterin. Jetzt formte sie kleine vaginale Schlitze in ihre Haut, in genau das Wort für die anatomische Öffnung, die sie repräsentierten!

Mir wurde tatsächlich übel, als ich diese Idee hörte, und ich fragte mich, ob die Psychiaterin sogar noch mehr beeinträchtigt war als die Patientin, der sie zu helfen versuchte. Die Analytikerin hatte keine Ahnung davon, dass etwas in ihrem Denken nicht stimmte, und sie redete mit einer schockierenden Selbstsicherheit. Die Patientin wusste mit größter Klarheit, dass sie in größten Schwierigkeiten war, selbst als sie sich weiterhin schnitt. Eine Krankheit, die von sich selbst nichts als Krankheit weiß, geht viel tiefer als eine, die sich ihrer selbst bewusst ist. (Dieses Prinzip zeigte sich mir beim Lesen von Kirkegaards *Die Krankheit zum Tode* [1849]). Ich bat die Ärztin, mir die Akten der Patientin zur Verfügung zu stellen, damit ich mir ein umfassenderes Bild von ihrer Lebensgeschichte machen konnte. Ich war bereit zu glauben, dass sie verzweifelt nach Frieden und Ruhe suchte, weil ihr Leben vor der Hospitalisierung aus einem elenden Chaos aus Konflikten, Ausbeutung, Drogensucht und gestörten Beziehungen bestand. Aber die Idee, dass sie mittels der Schnitte, die ihren Körper bedeckten, versuchte, zurück in ihre Mutter zu krabbeln, erschien mir völlig absurd.

Die Patientin hatte der Psychiaterin gesagt, dass sie regelmäßig von einem unerträglichen »Druck ausgefüllt« werde und dass sie durch das Mittel des Schneidens eine Entlastung von dieser Spannung herbeiführe, fast so wie das Löchern und Luftrauslassen bei einem Ballon. Ihre Ärztin hatte eine erstaunlich konkrete Art, diese Bilder zu verstehen. Sie dachte, dass dieser beschriebene Druck eine Sache instinktiver Spannungen sei, die aus dem Inneren der Psyche der Patientin entspringen. Meine eigene Sicht hierauf ist, dass wir es mit unerträglichen Affektzuständen zu tun haben, in denen die betreffenden spezifischen Emotionen niemals einen klaren Ausdruck erlangt haben. Solche Zustände haben definitiv eine Bedeutung, jedoch hatten weder die Patientin noch die Psychiaterin irgendeine Idee, worin diese lag. Ich glaube mich an solch eine Formulierung wie »nicht metabolisierte Triebenergien« zu erinnern.

Während ich durch die Krankenhausakte der Patientin blätterte, entdeckte ich etwas. Ihre frühe Lebensgeschichte war hauptsächlich von emotionaler Vernachlässigung geprägt, aber auch von erheblichem Traumata. Im Alter von sechs Jahren war sie das Ziel einer Serie grauenhafter sexueller Übergriffe durch einen sehr gestörten Verwandten, der sie wiederholt vergewaltigte – oral, anal und vaginal. Der Täter dieser Grausamkeit sagte, er würde sie und ihre Familie ermorden, würde sie jemals darüber sprechen, was er ihr angetan hatte. Die Übergriffe wurden schließlich von der Mutter der Patientin entdeckt, die sicherstellte, dass der Mann keinen Zugriff mehr auf das kleine Mädchen hatte. Aber es gab eine Zeit von mehreren Monaten, in denen er mit ihr machte, was er wollte. Es gab zwei schreckliche Worte, die der Mann wiederholt in das Ohr des Kindes schrie, während er sie vergewaltigte: »Du Fotze!«

Wie hat das Mädchen die emotionalen Verletzungen in der Folgezeit der Übergriffe ausgehalten? Ich konnte keine Informationen finden, um die Frage zu beantworten. Es gab Hinweise, dass das Familienleben fortging, als wäre niemals etwas passiert. Vielleicht hat ihre Mutter gesagt: »Das Schlimmste ist vorbei und wir müssen vorangehen. Das war damals, und das ist jetzt. Wir müssen nach vorne schauen, nicht nach hinten.« In anderen Worten wurde der Vorfall aus der Familiengeschichte ausradiert, während man sich mit ganzer Kraft einer Zukunft zuwandte, die sich nicht mit den Sünden der Vergangenheit beschäftigte. Die Familie, in der die Patientin aufwuchs, war so: Emotional quälende Vorfälle wurden immer mit einem Muster des Wegschauens behandelt.

War es ein Zufall, dass das Wort, das sie sich in den Hals geritzt hatte, genau das Wort war, das der Angreifer inmitten der Vergewaltigung gegen sie verwendet hatte? War das Schreien dieses erniedrigenden Begriffs nicht selbst ein Angriff, eine verbale und emotionale Vergewaltigung des Verstandes des jungen Mädchens? Aber die Familie wollte und musste voranschreiten. Ich entwickelte die Idee, dass das Schnittmuster der Patientin im Zusammenhang mit dem frühen Trauma stand. Die Schnitte, weit davon entfernt, symbolische Eingänge in das friedvolle Reich der Gebärmutter zu sein, waren in ihrem Fleisch konkrete Repräsentationen der emotionalen Wunden ihres Herzens. Es waren Wunden, die durch die Art der Familie, mit Schwierigkeiten umzugehen, indem man wegschaut, geleugnet und ausgelöscht worden waren. Darüber hinaus war das in ihr Hals geschnitzte Wort ein Schrei ihrer Seele und ein Protest gegen die Gewalt, die ihr zugefügt worden war.

Warum könnte jemand verzweifelt genug sein, um solche Schnitte zu erzeugen? Sie könnten es brauchen, um eine konkretisierende Bestätigung zu erhalten, dass etwas Schreckliches passiert war, in einem Kontext, der damit drohte, die Wahrheit auszulöschen. Sich gänzlich der familiären Leugnung zu ergeben, löscht in gewisser Weise das Kind selbst aus, weil ein zentraler Teil ihrer Geschichte verschwindet und die Show weitergeht. Jeder Schnitt, unauslöschlich, ist eine Form des Widerstandes gegen solch eine Auslöschung. Die Schnitte entsprechen den Müttern der Verschwundenen im Argentinien der 1970er Jahre, die vor dem Präsidentenpalast hin- und hermarschierten und so für die vermissten Söhne und Töchter einstanden.

Ich versuchte, der Analytikerin meine Sicht auf diesen Fall nahezubringen, und wie ich befürchtete, wies sie meinen Rat zurück. Ich sagte ihr, dass es notwendig sei, ausführlich mit ihrer Patientin über die traumatische Lebensgeschichte zu sprechen und über deren Auslöschung in ihrer Familie. Ich ermutigte sie, ihrer Patienten sehen zu helfen, wie sie dabei war, in einer körperlichen, anatomischen Sprache auszuschreien, was mit ihr geschehen war, und dass wieder niemand sie verstanden hatte. Ich schlug vor zu sagen, dass jeder Schnitt ein in ihr Fleisch gemaltes Bild einer Wunde ihres Herzens sei und dass sich hierum niemals jemand gekümmerte hätte. Ich sagte sogar, sie könnte der Patientin die Metapher der Mütter der Verschwunden anbieten. All das stieß auf taube Ohren.

Die Psychiaterin war einer Art Psychoanalyse verschrieben, die solche Interpretationen und Erklärungen nicht erlaubt; stattdessen wird die Betonung weggelenkt von der Erfahrung primärer Traumata und Viktimisierung hin zu Dynamiken von Sexualität und Aggression, die internal sind. Die konstitutive Rolle des Umgangs unserer Eltern mit uns bei dem, wer wir werden, wird nicht anerkannt. Das ist in der Psychoanalyse seit Freud endemisch.

Viele Jahre nach der Supervision hatte ich Gelegenheit, mich von der Psychiaterin auf den aktuellen Stand des Schicksals ihrer Patientin bringen zu lassen. Deren Therapie hatte schon lange geendet, aber die Schwierigkeiten der Patienten nicht. Im Alter von 50 Jahren schnitt sie sich immer noch, und es hatte eine Reihe ernster Selbstmordversuche gegeben. Fälle wie dieser enden manchmal in einem erfolgreichen Selbstmord. Der Akt der Selbsttötung kann als das ultimative Symbol eines emotionalen Mordes fungieren, der lange davor stattgefunden hat.

Man kann sich fragen, was aus diesem Fall geworden wäre, wenn die Ärztin in der Lage gewesen wäre, meinen Hinweis auf die Traumahistorie der Patientin zu nutzen. Ich würde hoffen, dass das Schneiden aufgehört hätte, weil die Wunden ihrer Seele endlich angesprochen und beachtet worden wären. Menschen geht es besser, wenn die Person, bei der sie Hilfe suchen, etwas menschliches Verständnis zeigt. Ich habe nicht die Illusion, dass so etwas leicht oder schnell gegangen wäre. Jeder maßgebliche psychotherapeutische Prozess braucht stets viel Zeit.

Die Idee, wie die Schnitte emotionale Wunden konkretisieren, die durch Invalidierung und Leugnung ausgelöscht worden sind, kann manchmal auf die Handlung der Selbstzerstörung an sich angewendet werden. Einen Selbstmord zu begehen kann ein Symbol emotionalen Mordes darstellen. Wenn jemandes Seele ermordet worden ist, könnte diese Person die Wahl treffen, diese Tat buchstäblich in körperlicher Weise auszuführen. Der Akt der Selbsttötung bringt dadurch symbolisch die Wahrheit einer Erfahrung zum Ausdruck, die geleugnet und ausradiert worden war. Die brutale Tatsache des Todes dieser Person steht dann vor den Augen der Welt und bezeugt unauslöschlich die Tragödie, der niemand gegenübertreten wollte. Der Tod nimmt dadurch eine Mutter der Verschwundenen in seinen Dienst[1].

Es gibt vieles, das Menschen machen, was diesem Zweck dient. Eine große Zahl der wiederkehrenden zerstörerischen Muster, in die das Leben der Menschen geraten kann, passt in diese Kategorie. Eine Variation des Themas zeigte sich vor vielen Jahren in einer meiner Patientinnen, die chronisch suizidal war, aber glücklicherweise nichts Entsprechendes unternahm. Wie jene aus der Supervision, die sich selber schnitt, war auch diese Patientin als Kind sexuellen Übergriffen ausgesetzt gewesen – von ihrem eigenen Vater. Während wir am Anfang der ersten Jahre unserer Beziehung arbeiteten, sah ich etwas, das mich anfänglich verwirrte. Sie neigte dazu, über den Tod nachzugrübeln, wobei sie häufig über verschiedene Dinge fantasierte, die sie machen könnte, um ihr Leben zu beenden. Sie dachte darüber nach, aus einem Fenster hoch oben von einem Wolkenkratzer zu springen, eine Überdosis Medikamente oder verschiedene Gifte zu nehmen, sich zu erschießen oder aufzuhängen und sogar sich mit einem Schlachtermesser ins Herz zu stechen. Schließlich erwog sie, mit diesen Gedanken aufzuhören und zu versuchen, eine positivere Haltung zu ihrer Zukunft ins Leben zu rufen. Zu diesem Zeitpunkt setzte Panik ein. Sie hatte große Angst davor, aufzuhören suizidal zu sein. Heraus kam Folgendes: Ihre Suizidalität, eingeschlossen in den Grübeleien, war sinnbildlich für das Ausmaß ihrer Verletztheit als Kind. Die Verletzung war so schwerwiegend, dass es ihr den Willen zu leben entziehen könnte. Die Grübeleien aufzugeben, erschien ihr gleichbedeutend

1 Währen der Argentinischen Militärdiktatur demonstrierten Mütter und Großmütter mit der Forderung nach Aufklärung über das Verschwinden ihrer Kinder. Die Mütter, die Selbstmord begingen, betrachteten sich als öffentliche, weithin sichtbare Bezeugung der vom Regime geleugneten Verbrechen.

mit einem Bruch mit dem Glauben an die Wahrheit ihrer Lebensgeschichte zu sein. Wenn sie aufhören würde, darüber nachzudenken, sich selbst umzubringen, was bliebe dann noch übrig, um darauf hinzuweisen, dass in ihrem Leben irgendetwas schiefgegangen war? Das Überleben bereitwillig anzunehmen und sich besser zu fühlen, schien die gefühlte Bestätigung ihrer frühen Viktimisierung zu gefährden. Dieses gehört wieder zu einem frühen familiären Kontext, in dem die Tatsache, dass sich die sexuellen Übergriffe ereignet hatten, geleugnet wurde. Sie malte sich ihre eigene Verbesserung als Kapitulation ihrer Mutter gegenüber aus, die sich geweigert hatte, ihr Trauma anzusprechen, und ihr sagte, dass sie nichts habe, worüber sie sich beklagen könne. Also bewahrte die Suizidalität eine Wahrheit, die niemals geopfert werden durfte – sie war in sich selbst eine der Mütter der Verschwundenen.

Manchmal treffen wir auf Menschen, die wieder und wieder in destruktive, ausbeuterische Beziehungen geraten, fast so, als ob sie ihre Misshandler auswählten und nach Tätern von Verbrechen suchten, die an ihnen vor langer Zeit begangen wurden. Kliniker werden von solch einem Verhalten verwirrt und sprechen von »Wiederholungszwang«, »masochistischer Auslieferung«, »einem Bedürfnis, die Vergangenheit zu wiederholen, um einen anderen Ausgang zu finden« oder solchen Sachen. Eine wichtige Quelle für diese Phänomene findet man in dem, worüber ich gesprochen habe. Wenn die ersten Jahre eines Kindes mit misshandelnden Tätern verschränkt waren mit wiederkehrenden Erfahrungen, emotional und/oder tatsächlichem im Stich gelassen zu werden, und wenn die subjektive Wahrheit dieser Ereignisse durch welches auch immer bestehende familiäre System verleugnet und begraben wurde, ist es nicht möglich, einen positiveren Lebensweg einzuschlagen, ohne zu fühlen, dass man mit der Wahrheit der eigenen Geschichte oder mit der Person, die man eigentlich ist, gebrochen hat. Die Kräfte der Invalidierung unterhöhlen die gefühlte Realität der eigenen Geschichte. Diese Invalidierung ist ein Angriff auf das eigene Gefühl, überhaupt da zu sein. Die Aufführung (und Wiederaufführung) der Details der eigenen Vergangenheit hält diese Details auf konkrete Weise lebendig und verhindert eine vernichtende Erfahrung der eigenen Auslöschung. Wir befinden uns erneut im Reich der Mütter.

Viele der verwirrenden, gar rätselhaften Dinge, die Menschen tun, stellen sich als Ausdruck eines Bedürfnisses heraus, an der Wahrheit festhalten, die ansonsten von der Auslöschung bedroht ist. Das Bedürfnis, die Wahrheit der eigenen Existenz zu bekräftigen, ist häufig wichtiger als das Leben selbst. Das ist durch die schrecklichen Dinge erwiesen, die geschehen, einschließlich des Akts des Selbstmords, um die zentralen Wahrheiten vor dem Verschwinden zu bewahren.

Der todernste Patient

Für einen Psychotherapeuten, der an seine Arbeit glaubt, ist der Verlust eines Patienten durch Selbstmord eines der schrecklichsten Ereignisse. Die ersten 25 Jahre meiner klinischen Praxis konnte ich dieser Erfahrung entgehen; aber dann beendeten zwei meiner Patienten kurz nacheinander ihr Leben. In beiden Fällen stand ich am Anfang der Arbeit und wusste nicht mit ausreichender Dringlichkeit auf die vorhandenen Signale zu antworten. Man fühlt alle Gefühle, die es da gibt: Verlust, Trauer, Schock, vielleicht rasende Wut, Schuld, Angst, Scham, Selbstzweifel und andauernde Hilflosigkeit. Jene, die etwas anderes behaupten, nähren nur die Verleugnung.

Ich habe es immer als meine heilige Pflicht betrachtet, jeden einzelnen solcher Tode zu verhindern, aber manchmal gehen meine besten Intentionen an dem vorbei, wozu ich am Ende tatsächlich in der Lage bin.

Ich habe einen Kollegen, mit dem ich über diese ganze Angelegenheit von Verantwortung gesprochen habe. Er ist ein Existenzialist und verfolgt mit seinen Patienten eine Doktrin der radikalen Freiheit. Er erklärt den Leuten, dass, soweit es ihn betrifft, die Entscheidung, zu leben oder zu sterben, ihre Entscheidung sei. Sie könnten sich für jede dieser Richtungen entscheiden; wenn sie aber entschieden zu leben, dann werde er sich für die psychotherapeutische Arbeit zur Verfügung stellen. Er sagt, dass er nie anders gedacht habe, und dass, wenn Patienten den Tod wählten, er überhaupt nicht leiden würde. Es sei einfach eine Wahl, die die Person getroffen habe. Er sagt, es sei ein Recht, das niemals aufs Spiel gesetzt werden sollte.

Ich halte meinen Kollegen für ernsthaft fehlgeleitet. Er erzählte mir, dass sich sechs seiner Patienten im Verlaufe von 15–20 Jahren seiner Tätigkeit als existenzieller Analytiker das Leben genommen haben. Sechs ist eine hohe Zahl, und irgendwie überrascht es mich nicht. Ich vermute, mein Kollege hört die Nachricht vom Tod seiner Patienten, schließt deren Akten und geht nach Hause, um Passagen aus Sartres *Das Sein und das Nichts* (1993[1943]) zu lesen. Radikale Freiheit, tatsächlich. Zur selben Zeit habe ich gelernt, dass ich nicht immun bin gegen das Geschehen dieser Tragödie.

Hat der Existenzialist bei der letzten Betrachtung doch recht? Die Entscheidung, zu leben oder zu sterben, liegt schließlich bei jedem einzelnen von uns, oder so ähnlich könnte man argumentieren. Mein Kollege jedoch ignoriert die Phänomenologie der Verzweiflung. In den Tiefen der Depressionen, die zum Selbstmord veranlassen, gibt es keine sinnvollen Wahlmöglichkeiten, die zur Verfügung stehen. Die Person befindet sich innerhalb eines Erlebens einer unmöglichen, unerträglichen Situation. Es gibt eine einzige Tür, durch die sie oder er hindurchgehen kann: die Pforte zur Selbstzerstörung. Ein Therapeut, der in diesen Situationen den Menschen sagt, dass sie frei seien zu entscheiden, was ihnen gefällt, stellt eine Einladung aus, durch diese Tür zu gehen. Umgangen wird der gesamte komplizierte Kontext, der die unerträgliche Situation überhaupt hergestellt hat. Man muss mit diesem Kontext kämpfen, bevor man philosophische Doktrinen menschlicher Freiheit verkündet. Es gibt keine sinnvolle Freiheit unter der dunklen Sonne der Melancholie. Was würde passieren, wenn mein existenzialistischer Freund in einen 2000 Meter tiefen Brunnen geworfen würde und dann gefragt würde, ob er wählen wolle, zu leben oder zu ertrinken? Sechs Tote. Auf der anderen Seite, was immer man macht, kann es immer einige Todesfälle geben.

Mit Blick auf die Verletzlichkeit des Klinikers, wie können wir mit hoch gefährdeten Menschen arbeiten und unsere eigene Gesundheit bewahren? Ich kann diese Frage nur für mich selbst beantworten: Ich finde, ich kann im Schatten dieser Gefahr arbeiten, solange ich weiß, dass ich alles in meiner Macht Stehende tue, um mich der damit einhergehenden Krise zu widmen. Wenn eine Person sein oder ihr Leben beendet und ich weiß, ich habe nicht alles Mögliche getan, dann wird mein Leiden groß sein. So oder so wird es eine schreckliche Sache sein, damit fertig zu werden.

Es gibt keine einfachen Antworten. Ich habe einen anderen Kollegen, ein ziemlich naiver junger Mann, der berichtet, großen Erfolg bei der Selbstmordprävention zu haben, indem er von seinen Patienten eine schriftliche Zusicherung einfordert, sich nicht das Leben zu nehmen. Solche Techniken beruhigen die Angst des Therapeuten, aber bringen den Patienten gar nichts. Jemanden dazu zu bringen, ein Papier zu unterschreiben, ist offenkundig, schlicht und beleidigend dumm. Wenn ich in Schwierigkeit stecken würde und mein Therapeut auf so eine Sache bestehen würde, würde ich mir einen anderen Therapeuten suchen; oder ist es auch möglich, dass ich das Papier unterzeichnen würde und mich dann sowieso von einer Brücke stürzen würde. Vielleicht ist meinen Therapeuten aufzusuchen eine Sache, um der menschlichen Welt eine letzte Chance zu geben, für mich einen Unterschied zu machen. Das kleine armselige Stück Papier, das ich unterschreibe, könnte der Tropfen sein, der das Fass zum Überlaufen bringt.

Man macht das, wovon man glaubt, dass es in jeder einzelnen Situation notwendig ist. Ich habe Patienten überwältigen müssen, die versuchten, aus dem Fenster meiner eigenen Praxis zu springen. Ich habe Tabletten, Pistolen, Messer, Rasierklingen, Stricke und andere Waffen der Selbstzerstörung von Menschen wegnehmen müssen, die dazu bereit wirkten, diese zu benutzen. Einmal musste ich eine Patientin körperlich davon abhalten, sich ihre Augen mit ihren Fingern auszustechen. Ich musste bei mehreren Anlässen suizidale Patienten mithilfe der Polizei einweisen lassen. Natürlich sind Kliniken kein Allheilmittel; Patienten bringen sich auch immer wieder in Kliniken um. In meinen ersten Jahren während der Ausbildung brach ich eines nachts die Tür eines Apartments einer Patientin ein, weil ich nach ihr schauen wollte und dachte, Gas gerochen zu haben. Wie sich herausstellte, war es falscher Alarm gewesen. Es war ziemlich peinlich, weil sie gar nicht zu Hause, sondern mit ihrem Freund im Kino war.

Diese Dinge sind alles konkrete Handlungen, zu denen man durch die Unmittelbarkeit einer Bedrohung von jemandes Leben getrieben ist. Man möchte auf den Grund der Situationen kommen, die das Leben für diese Personen unerträglich machen, aber wenn sie tot sind, kommt damit nicht allzu weit. Also tut man, was man zu tun hat, um einen Patienten am Leben zu halten.

Ein scheinbares Paradox

Es ist eine allgemeine Weisheit unter erfahrenen Klinikern, dass Menschen inmitten schwerer Depression sich selten selbst umbringen. Stattdessen steigt zu Beginn einer sichtbaren Verbesserung das Risiko eines solchen Todes (Atwood, 1972). Dieses paradoxe Phänomen ist schon seit Urzeiten bekannt. Die Erklärung, die ich während meiner Studienzeit hörte, hat mit der für eine Person verfügbaren Energie zu tun. Wenn sie oder er am Boden ist, wurde gesagt, dann ist keine Energie vorhanden, um Pläne für irgendetwas zu gestalten und auszuführen, auch nicht für den eigenen Tod. Aber wenn die Verbesserung eintritt, kommt die Energie zurück, und dann ist eine Art Fenster der Anfälligkeit vorhanden, in dem gerade genug von der Depression vorhanden ist, um einen Selbstmord auszulösen.

So eine Idee macht überhaupt keinen Sinn. Wie viel Energie benötigt der Akt der Selbstzerstörung tatsächlich? Wie viel Joule genau werden benötigt, um sich selbst aus einem Fenster zu werfen oder einen Behälter Lysol (Desinfektionsmittel) an seine Lippen zu führen? Das scheinbare Paradox wird durch die Tatsache erklärt, dass der Patient entschieden hat, im geheimen Territorium einer verzweifelten Seele, sein Leben zu Ende zu bringen. Sobald diese Entscheidung getroffen wurde, hebt sich die depressive Stimmung. Eine Antwort wurde gefunden und angenommen, ein Plan wurde beschlossen. Es ist dann lediglich eine Frage der Zeit, bis er umgesetzt wird. Menschen werden euphorisch, sobald sie sich entschieden haben. Natürlich behalten sie es für sich, weil sie wissen, dass andere versuchen werden, sie daran zu hindern – zumindest jene, die nicht Existenzialisten sind.

Wenn der Wille zu sterben stark ist, benötigt es enorme Anstrengungen, diejenigen tatsächlich davon abzuhalten, alles zu beenden. Wie könnte man auch jemals denken, dass die Gefahr steigt, wenn ihre Ursache abklingt? Wenn man sich besser fühlt, wirkt das Leben vielversprechender, und man entscheidet sich weniger wahrscheinlich – nicht noch wahrscheinlicher – dafür, den Tod zu wählen. Das Phänomen fließt aus geheimen Entscheidungen, die getroffen wurden, kommt von versteckten Absichten her, die dann in offene Handlungen übertragen werden. So sieht man nur die Oberfläche: Die Person zeigt äußerlich Signale eines gebesserten Gefühls, aber dann fixiert sie den Schlauch am Abgasrohr und stirbt an einer Kohlendioxidvergiftung. Wenn man mit jemanden spricht, der euphorisch ist angesichts des bevorstehenden Selbstmords, kann man fühlen, dass etwas nicht stimmt, weil er oder sie immer noch keine Zukunft hat, obwohl die Stimmung dieser Person gut ist. Menschen an der Schwelle, sich das eigene Leben zu nehmen, geraten vollständig aus dem Konzept, wenn man sie nach dem Morgen, der nächsten Woche und dem nächsten Monat fragt. Sie sind auch nicht in der Lage, zu erklären, warum es ihnen bessergeht. Der Pfad zur Befreiung vom Leiden benötigt Geheimhaltung, um weiter erreichbar zu bleiben. Wenn dieser Pfad abgeschnitten ist, zum Beispiel im Falle, dass jemand den bevorstehenden Selbstmord entdeckt und Maßnahmen zu dessen Abwendung ergreift, kehrt die Depression mit Vergeltung zurück.

Die Stimmungssteigerung kurz vor dem Tod ist eines der Signale, das häufig gegeben ist. Andere beinhalten Dinge wie die Rückgabe aller geliehenen Bücher oder anderer Gegenstände, oder jemandem die ausstehende Rechnung zu bezahlen, die Bereinigung jeder zuvor ungeklärten Situation, damit keine Unordnung hinterlassen wird. Mein Freund Larry schickte mir, kurz bevor er sich selbst erschoss, ein Vierpersonenzelt zurück, das mir gehörte. Wir beide hatten dieses Zelt in den frühen 1970ern benutzt, als wir in Wisconsin am Franklin Lake kampierten. Das war ein Signal an mich, aber ich hatte es nicht richtig gedeutet.

Es ist verblüffend, wie besorgt um andere und wie eigentümlich freundlich Menschen werden, wenn sie auf der Schwelle stehen, ihr eigenes Leben zu beenden. Hier finden wir ein genuines Paradox: Es gibt kaum etwas Destruktiveres für andere menschliche Wesen als den Akt der Selbsttötung. Es lässt die Überlebenden mit einem anhaltenden Trauma zurück, das dann häufig weitergereicht wird und über Generationen zu schrecklichen, psychopathologischen Mustern beiträgt. Und dennoch schicken sie Zelte zurück, die sie sich ausgeliehen haben! Natürlich gibt es keine allgemeinen Regeln; manchmal gibt es keinerlei Anzeichen von dem, was passieren wird, noch nicht einmal die anscheinend gute Stimmung. Verzweiflung schließt einen ein, und der Tod wird gewählt.

Es gibt einige, die das Phänomen Suizid erforschen, die sich vorstellen und hoffen, dass diese Tragödie eines Tages grundsätzlich ausgeräumt werden kann. Sie malen sich aus, es könnte möglich werden, zuverlässig die Risikofaktoren zu identifizieren, die mit diesem Akt verknüpft sind – kulturelle, soziale, psychologische und biologische. Der Traum besteht dann darin, dass präventive Maßnahmen ergriffen werden könnten, um das Leben der Gefährdeten zu schützen. Nach meinem Gefühl sollten wir immer alles Mögliche tun, um den Akt der Selbstdestruktion abzuwenden. Aber ich fürchte, dieses Ereignis gehört zu den tragischen Dimensionen unseres Lebens dazu. Es ist ein unausweichlicher Aspekt der conditio humana. So lange es Menschen auf dieser Welt gibt, wird es Depression und Verzweiflung geben, und es wird immer Selbstmorde geben.

7 Die Dunkle Sonne der Melancholie

Ich war viel weiter draußen, als ihr gedacht habt
Und nicht winkend, sondern ertrinkend.

Stevie Smith

Kürzlich las ich den langen Brief eines Psychiaters, mit ausführlichen Beschreibungen seiner Behandlung einer sehr depressiven Künstlerin, einer Frau, deren chronische Misere ihre Fotografien beeinflusst hat. Sie war sehr erfolgreich in ihrer Arbeit, welche Genialität darin aufwies, Bilder qualvoller Momente menschlicher Tragödien festzuhalten. Der Arzt sagte ihr, sie solle ein Antidepressivum nehmen, weil, wie er es ausdrückte, »Depression eine behandelbare Erkrankung ist, und es macht keinen Sinn, unnötig zu leiden.« Sie war allerdings besorgt, dass die Tabletteneinnahme ihre künstlerische Arbeit beeinträchtigen könnte. Der Psychiater versicherte ihr, dass sie sogar noch mehr Energie für ihre Fotografien zur Verfügung haben würde und dass keine Gefahr bestünde. Also stimmte sie zu und ließ sich auf eine medikamentöse Behandlung ein, um ihre düsteren Stimmungen zu erhellen. Nach einigen Wochen begann die Intensität der Depression, unter der sie litt, tatsächlich nachzulassen. Aber sie bemerkte auch, dass sie ihr Interesse an der Fotografie von Tragödien verloren hatte, und dass sie stattdessen Fotos von Szenen mit glücklichen Menschen aufnehmen wollte. Es entstand ein Problem, weil die neuen Fotografien zwar technisch von höchster Qualität waren, aber sich niemand dafür interessierte, Bilder von Glücksmomenten anzusehen oder zu erwerben. So zerbrach ihre Karriere als Künstlerin. Die Patientin war sehr aufgebracht, weil sie dachte, dass die Medikation tatsächlich die Basis ihrer Kunst zerstört hatte. Also beendete sie die Medikation, und nach einer Zeit kehrte ihre Trübsal zurück. Nun war sie in der Lage, zu ihrer Arbeit als Fotografin von Tragödien zurückzukehren, aber sie hatte auch wieder angefangen zu leiden, sogar noch schwerer als zuvor. Schließlich, nach einigem Hin und Her, nahm sie die antidepressive Behandlung wieder auf und akzeptierte die Tatsache, dass ihre Leidenschaft für ihre Kunst dabei war, sich unwiderruflich zu verändern.

Der Psychiater erhob in seinem Brief die Frage, ob diese Behandlung als Erfolg betrachtet werden sollte. Die Qualen der Patientin hatten nachgelassen, aber ihre Karriere als Fotografin dunkler Momente menschlicher Existenz war zu einem Ende gekommen. Das Leiden hatte wesentlich nachgelassen, aber auf Kosten der äußerst kreativen künstlerischen Arbeit. Der Arzt sagte nicht, was sie stattdessen machte, aber ich denke, dass sie einen anderen Weg gefunden hat, ihren Lebensunterhalt zu bestreiten, und weniger weinte.

Dies sind meine Reaktionen auf das Schreiben dieses Mediziners. Eine Künstlerin wurde zum Schweigen gebracht, vielleicht zerstört. Es ist dem Arzt, der über die sogenannte Behandlung schrieb, anzurechnen, dass er zumindest sein Ergebnis infrage stellte. Aber er kommt in Misskredit, weil er eine Künstlerin unterdrückt hat, deren Arbeit, wie die aller Künstler, eine Wahrheit mitzuteilen hatte. Die Patientin lächelt vielleicht mehr, aber meine Frage zu alledem ist folgende: Na und? Wer hat gesagt, dass eine Person mehr lächeln und weniger weinen sollte? Wer bestimmt, dass weniger Leiden empfehlenswerter sei als mehr Leiden? Ich glaube nicht, dass Gott uns dieses Lebensprinzip verkündet hat. Was, wenn es einen guten Grund für das Leiden gibt? Was, wenn es einen Kontext im Leben der Fotografin gibt, der die Quelle ihres Gespürs für Tragik, für ihre Resonanz auf menschliche Verzweiflung ist? Was, wenn ihre Bilder von den dunklen Momenten des Lebens eine zentrale Wahrheit ihrer persönlichen Lebensgeschichte in sich tragen? Wir werden es niemals wissen, weil ihr Arzt in seiner Weisheit, ihre »Depression« behandelte. Ich würde das nicht einen Erfolg nennen. Ich würde es eine Verletzung unbestimmbaren Umfangs und Ausmaßes nennen.

Ich werde häufig depressiv, und soweit es mich betrifft, ist Depression in dieser Welt, die meiste Zeit sowieso, die einzige Stimmung, die Sinn macht. Hier folgt meine endgültige Theorie der Depression: Sie wird verursacht durch die deprimierenden Dinge, die uns geschehen. Zusammen mit vielen anderen Dingen macht es mich depressiv, dass die Depression selbst von der Psychiatrie und Psychologie zu einem Krankheitsprozess verdreht wurde, zu etwas, wie uns die medizinische Gemeinde mitteilt, was »behandelbar« sei. Depression wird niemals behandelbar sein. Der Grund hierfür liegt darin, dass sie der conditio humana selbst innewohnt. Das menschliche Leben enthält viele deprimierende Dinge. Diesen Dingen zu begegnen bedeutet, davon deprimiert zu werden. Die Idee, man könnte Depression »behandeln« macht wenig Sinn. Manchmal habe ich den deprimierenden Gedanken, dass Unsinn die Welt regiert.

Was ist mit den Menschen, die so depressiv werden, dass sie nicht mehr funktionieren können, sich selbst tot wünschen oder gar nicht mehr von ihren Betten aufstehen können? Lege ich nahe, es gäbe keine Behandlung für sie? Ich sage nicht, es gibt keine Hilfe für eine Person, die sich im Griff von etwas befindet, das Depressionen verursacht. Es gibt Hilfe: nämlich die Unterstützung und das Verständnis, das eine Person vielleicht glücklicherweise von anderen erhält, die sich für das interessieren, was auch immer passiert ist.

Das Thema, Menschen in einer Depression Hilfe zu geben, ist immens kompliziert. Es ist niemals Sache medizinischer Behandlung, aber immer dessen, eine menschliche Antwort zu finden, die jemandem etwas bedeutet. Einige Situationen, die Depressionen vorausgehen, sind so schrecklich, dass es schwer ist, sich irgendeine Antwort vorzustellen, die unterstützend sein könnte. Zum Beispiel ist der Selbstmord des eigenen Kindes ein Ereignis, das fast immer in eine tiefe und anhaltende Depression mündet. Die Idee einer »Behandlung« des sich ergebenden Unglücks ist eine Beleidigung der Intelligenz. Wenn der eigene Sohn oder die eigene Tochter Selbstmord begeht, dann sollte man depressiv sein – schrecklich, schrecklich depressiv.

Ich las kürzlich vom Fall einer Frau, deren Sohn sich umgebracht hatte, und die in der Folge so verstört war, dass sie unter anderem psychiatrische Hilfe suchte. Der Arzt verschrieb ihr Antidepressiva für ihre Depression, da er dachte, dass es das Beste sei, alles anzubieten, was ihr Leiden erleichtere. Als Ergebnis der Medikamenteneinnahme ließ ihr Schmerz etwas nach. Zu diesem Zeitpunkt fühlte sie alle ihre Gefühle weniger intensiv. Sogenannte Antidepressiva sollten umbenannt werden: Sie sind Anti-intensiv-Fühlen-Medikamente, nicht spezifisch für depressive Affekte. Aber einer Person Antidepressiva zu geben, deren Sohn sich umgebracht hat, macht wenig Sinn. Es gibt keine Behandlung für solche eine Person.

Wenn jemand zu mir käme, dessen Sohn Selbstmord begangen hätte, würde ich ihr oder ihm dann sagen, dass keine Hilfe zu finden sei? Ich würde so etwas zu niemandem sagen. Aber in diesem Fall steht nichts in meiner Macht, weil die einzig vorstellbare Hilfe, damit eine Person sich besser fühlt, darin bestünde, den Selbstmord des Kindes ungeschehen zu machen, die Verkehrung der Realität an sich. Insoweit ich nicht Gott bin, würde ich mir Sorgen machen, dass ich so einer Person wenig oder gar nichts anbieten könnte.

Vielleicht bin ich nicht jeder Situation gegenüber, die sich ergeben könnte, gerecht. Bevor ich jemandem sagen würde, es gäbe keine Hilfe, würde ich mich nach den Umständen des Todes erkundigen. Wenn der Junge sein Leben beendet hätte, weil er gerade die Diagnose einer unheilbaren Krebserkrankung erhielte, dann wäre das was anderes. Bei dem mir kürzlich begegneten Fall ging es nicht darum. Der 35-jährige Sohn war chronisch abhängig von zahlreichen Drogen und Alkohol. Er war niemals fähig gewesen, eine eigene berufliche Laufbahn einzuschlagen. Er hatte nur überlebt, weil seine Mutter ihm Geld für Nahrung und Miete gegeben hatte. Er hatte vergebens verschiedene Rehabilitationsprogramme, die Anonymen Alkoholiker und sogar Psychotherapie ausprobiert. Stets fiel er in sein Suchtverhalten zurück und verließ sich auf das Geld seiner Mutter. Sie hatte eine Menge davon, nachdem sie den Stiefvater ihres Sohnes, einen Multimillionär, geheiratet hatte. Nach einigen Jahren fortdauernder Sucht und der stets vorhandenen finanziellen Unterstützung seiner Mutter entschied der Stiefvater, dass er und seine Frau, die Mutter des Jungens, die Sucht und die daraus resultierende Selbstzerstörung des jungen Mannes erst »ermöglichten«. Also setzte er seiner Frau gegenüber durch, die Strategie einer »harten Liebe« einzuschlagen. Dem Jungen wurde mitgeteilt, dass ab einem bestimmten Datum in zwei Monaten die mütterlichen Abgaben unwiderruflich eingestellt würden. Der Junge dankte der Mutter für all ihre Hilfe, die sie ihm über die Jahre zur Verfügung stellen konnte, und setzte sich eine Überdosis Heroin, an der er verstarb. Der Tod war eine direkte Reaktion auf die Aussetzung der Unterstützung. Die Mutter und ihr Ehemann versuchten sich zu sagen, dass sie alles Erdenkliche versucht hatten, und dass der Junge entschieden hatte, sich selbst zu zerstören. Es sei so zum Besten, sagten sie sich, und zumindest wüssten sie, dass ihr Sohn jetzt seinen Frieden gefunden habe. Aber während die Wochen und Monate dahingingen, nahm die Mutter ein Gefühl der Leere und Verzweiflung gefangen, das letztlich so quälend wurde, dass sie sich psychiatrische Hilfe suchte. Ihr Arzt gab ihr sofort Medikamente, die ihre Leiden besserten. In der Folge ließ ihr Schmerz ziemlich rasch nach. Aber nun befand sie sich in einem mehr oder weniger betäubten Zustand, eben dem, was antidepressive Medikamente leisten. Sollte man die chemische Betäubung der der Agonie der Mutter als eine sinnvolle Behandlung ihrer Depression bezeichnen? Wie ich sagte, Depression ist nicht behandelbar. Das ist so, weil es die Reaktion auf depressiv machenden Dinge ist, die geschehen.

Wenn die Mutter zu mir gekommen wäre, hätte ich sie nicht weggeschickt. Ich hätte mir ihre Geschichte angehört und sie gefragt, wie sie den Tod ihres Sohnes verstehe. Ich hätte etwas über die Quellen seiner ursprünglichen Sucht erfahren wollen. Süchte entstehen nicht aus dem Nichts; sie tauchen auf, wenn jemand abhängig von einer Substanz oder Aktivität wird, die ein Antidot gegen quälende Affekte dieser oder jener Sorte sind. Ich hätte vielleicht die Mutter nach diesen Zuständen befragt und wodurch sie verursacht worden seien. Ich würde nachfragen, wodurch sie sich von ihrem Ehemann hatte überzeugen lassen, die finanzielle Unterstützung ihres Sohnes einzustellen. Ich wäre neugierig zu erfahren, wie sie sich ihrem Ehemann gegenüber fühle, da sich jetzt herausgestellt hatte, dass dieser strenge Rat fatale Folgen hatte. Ich hätte wissen wollen, ob sie sich verantwortlich fühle für den Tod des Sohnes. Ich hätte ihr nicht versprochen, dass sie sich besser fühlen werde, durch was auch immer ich ihr anbieten könnte. Aber ich würde mich zur Verfügung stellen, wenn sie sich dazu entschlösse zu versuchen, einen neuen Sinn in der Tragödie, die die Familie befallen hatte, zu finden. Ich wäre darauf eingestellt, dass jede Bemühung, das anzugehen, den Schmerz eher intensivieren als abmildern könnte.

Ich weiß nicht, was genau jener Frau passiert ist, aber meine Erfahrung ist, dass es Eltern in solchen Situationen meistens ziemlich schlecht ergeht. Das ist so, weil eine Katastrophe unvorstellbaren Ausmaßes geschehen ist. Vielleicht hat sie Krebs bekommen und ist gestorben. Oder vielleicht hat sie ihr Leben verschwendet und ihren Körper mit einer Alkoholsucht zerstört. Vielleicht versuchte sie, eine Bewegung gegen die Gefahren der Drogensucht ins Leben zu rufen, und brannte dabei aus. Die Schuld des Überlebenden, die ein Elternteil in diesen Situationen erlebt, liegt jenseits des Beschreibbaren, und die Konsequenzen sind niemals schön. Ich möchte nicht sagen wollen, dass Eltern nicht einen kreativen Weg als Reaktion auf den Selbstmord eines Kindes finden können – Menschen erweisen sich zu Dingen in der Lage, die wir nicht vorhersehen können. Aber am häufigsten ereignet sich in der Folge eines solches Ereignisses nur Verheerendes für alle Beteiligten.

Wenn ich sage, dass es keine Behandlung für Depressionen gibt, sage ich nicht, es gäbe keine Hilfe, die zur Verfügung gestellt werden könnte. Wenn eine Person depressiv ist, dann könnte er oder sie von der George-Washington-Brücke in New York City springen. Wenn ich mich selbst unter das Geländer stelle und den Springer auffange, dann habe ich der Person geholfen, zu überleben – zumindest für eine Weile. Aber das ist keine Behandlung von Depression, welche einsetzt, weil alles in Dunkelheit gehüllt worden ist. Es gibt keine Behandlung für Depression, weil Depression keine Krankheit ist.

Was ist mit den Menschen, die schrecklich depressiv werden – lethargisch, mit Schlafstörungen, Appetitverlust, sinkendem Selbstwert, Suizidalität – ohne dass ihnen etwas geschehen ist, das niederschlagend war? In früheren Jahren wurde das »endogene Depression« genannt. Aus meiner Sicht ist die sogenannte endogene Depression ein Mythos, eine psychiatrische Fantasie – keine Realität. Jede Depression ist durch etwas depressiv Machendes verursacht – ohne Ausnahme. Manchmal aber wissen Menschen nicht, was es ist, oder wollen es nicht wissen. Es ist ein Paradox, dass menschliche Wesen in tödliche Stimmungen stürzen und es die ganze Zeit vermeiden oder nicht in der Lage sind anzuschauen, was sie dorthin gebracht hat. Naive Beobachter untersuchen das Leben von jemandem und finden keine der Standardindikatoren für den Beginn einer Depression – Verlust, Enttäuschung, Versagen – und ziehen die unberechtigte Schlussfolgerung, dass diese »von innen« heraus, endogen entstanden sei. Damit ist üblicherweise die neurochemische Ebene im Gehirn einer Person gemeint. Merkwürdigerweise klammern sich Patienten an solche Erklärungen, weil die Depression tatsächlich als von »von nirgendwo kommend« erlebt wurde, als ob es keine Verbindungen zu gegenwärtigen oder vergangenen Lebensumständen einer Person gäbe. Jedoch bedeutet dieses, dass die Depression irgendwie aus ihrem Kontext gerissen wurde – von deprimierenden Ereignissen. Der Prozess der Dekontextualisierung ist in der Regel mit einer Vorstellung verknüpft, nach der die eigenen depressiven Gefühle einem Defizit oder einem Defekt zugeschrieben werden, der irgendwo in einem selbst verortet ist. Der erste Schritt zur Hilfe für eine solche Person besteht darin, diesem Muster der Selbstbeschuldigung entgegenzutreten. Das geschieht, indem die einhüllende Schwermut in ihrem gestaltenden Schauplatz wieder hergestellt wird, ihrem ursprünglichen menschlichen Kontext. Dort wird eine leidvolle Geschichte stehen, die vielleicht nie zuvor erzählt wurde. Diese Geschichte muss man entdecken. Die Stimmungen von jemandem chemisch zu betäuben, hätte das Gegenteil von dem zur Folge, was unter den meisten Umständen Sinn macht.

Ich möchte nicht in die Geschichte eingehen als jemand, der unter allen Umständen gegen die Anwendung von medikamentösen Wirkstoffen ist. Wir leben in einer Drogenkultur; es ist menschlich, Drogen zu nutzen. Ich persönlich liebe sie. Aber hinsichtlich der Anwendung von Medikamenten in den sogenannten psychiatrischen Behandlungen depressiven Erlebens habe ich nicht viel zu Gesicht bekommen, was mich darin ermutigen könnte, dass es funktioniert. Jedoch habe ich unter ungewöhnlichen Umständen Anlässe beobachten können, in denen Antidepressiva eine Person zu unterstützen schienen.

Ich habe einen Kollegen meiner Profession, einen Professor wie ich, der wiederkehrenden depressiven Episoden ausgesetzt ist. Er fand heraus, dass Pferdewetten an der Rennbahn seine ansonsten extrem dunklen Stimmungen heben. Also funktioniert die Erregung des Spielens als Neutralisation seines depressiven Leidens. Kürzlich kam er zu mir und sagte: »Hallo George, hast Du gewusst, dass Prozac[2] eine Wunderdroge ist? Es wirkt aus der Ferne!« Ich fragte ihn, was er meine. Er sagte, dass er vor Kurzem sehr depressiv gewesen sei, weil seine Frau ihn nicht mehr zu den Pferderennen gehen ließ. Wenn er dennoch hinginge, würde sie ihn an der Tür erwarten und versuchen, ihm mit der Bratpfanne eins

2 Prozac: Handelsname in den USA für den Wirkstoff Fluoxetin; in Deutschland unter dem Handelsnamen Fluctin als Antidepressivum vertrieben.

überzuziehen. Sie finde, dass er das Collegegeld seiner Kinder vergeude. Sie sei schockiert über sein Spielen. In der Folge hatte er nichts, was ihm dabei half, seine schreckliche Stimmung zu heben, und seine Depressionen wurden schwerer und schwerer. Aber dann begann seine Ehefrau, die selbst unter dem Zustand ihrer Ehe litt, auf Drängen ihres Hausarztes Prozac einzunehmen. Sobald der Wirkstoff in ihrem Körper war, berichtete mein Kollege, wurde sie bezüglich seines Spielens lockerer und war weniger besorgt über die zukünftigen finanziellen familiären Verpflichtungen. Wenn er heute am Ende des Tages von einem Rennen nach Hause kam, grüßte sie ihn sogar mit einem Martini oder vielleicht einem Kuss an der Tür. In der Folge ließen seine depressiven Stimmungen nach. Er sagte, »Meine Frau nimmt das Prozac, und ich fühle mich besser. Es ist ein Wunder und es funktioniert aus der Ferne. Was für eine tolle Droge!«

Behaupte ich, dass die Neurochemie keiner Rolle bei der Stimmung einer Person spielt? Es genügt zu sagen, dass jede Stimmung, jede Erfahrung mit ihrer spezifischen Neurophysiologie verknüpft ist. Es gibt keine Ausnahmen, weil alles biologisch ist. Ich möchte dieses Thema dennoch vermeiden, weil jede Diskussion in unserer gegenwärtigen intellektuellen Welt in einen Dualismus abgleitet. Es gibt keinen Gewinn aus solch einem Denken. Depression entsteht aus depressiv machenden Ereignissen.

Neulich sprach ich mit einem Mediziner. Er beschrieb die Depressionen, die aus dem Konsum von Steroiden resultieren können. Insbesondere sprach er über die Gefahr suizidaler Depression und überhaupt über Depression bei jungen Leuten, die diese Drogen nehmen. Ihm zufolge werden die Depressionen durch diese Drogen verursacht. Er erläuterte dann sein Verständnis von der zugrundeliegenden Neurochemie. Ich habe eine ganze Anzahl von Fällen junger Leute durchgesehen, die auf sogenannte Steroide stehen, die einen erheblichen Umfang von Präparaten ausmachen. Im Allgemeinen versuchen sie, ihre körperliche Leistungsfähigkeit zu verbessern, um ihre Aussichten auf die Erfüllung sportlicher Träume zu steigern. Der Drang, so etwas zu machen, steht offensichtlich häufig im Zusammenhang mit depressiven Gefühlen im Hintergrund. Tatsächlich brechen diese jungen Leute manchmal zusammen und töten sich vielleicht sogar selbst. Aber die suizidalen Handlungen entstehen aus einem Gefühl, in ihren großartigen Selbstverbesserungsprojekten geschlagen worden zu sein, in der Überzeugung, wertlose Versager zu sein – und nicht durch die Droge selber. Menschen möchten gern materielle Ursachen für die Entstehung von depressiven Zuständen finden. Wenn man so etwas entdecken würde, könnten wir diese vielleicht gänzlich aus der menschlichen Existenz verbannen. Das ist ein utopischer Traum, der niemals in Erfüllung gehen wird. Depression entsteht aus depressiv machenden Ereignissen. Das ist der Anfang, die Mitte und das Ende der Geschichte.

Der menschliche Ursprung der Depression

Was ist es, das jemanden anfällig für Depression macht und dann zu wiederkehrenden Anfällen dieses furchtbaren Erlebens führt? Was ist den Menschen widerfahren, die schrecklich über sich selbst denken, sich wertlos fühlen, sich nicht zum Funktionieren bringen und, egal, was passiert, für ewig in emotionaler Dunkelheit verweilen? Es ist etwas geschehen, das als Indikator genommen wird, dass eine Person unbestreitbar völlig wertlos ist, wenn nicht gar bösartig und zerstörerisch. Es gibt Vieles, das eine Person an solch einem Ort verbleiben lässt. Wenn wir herausfinden können, was es war, wird das im Allgemeinen einen Hinweis darauf liefern, was, wenn überhaupt, für diese Person getan werden könnte. Wenn die Depression auf dem Weg entsteht, den Freud (1916–1917g [1915]) in seinem berühmten Aufsatz »Trauer und Melancholie« beschrieb, etwas, das meiner Erfahrung nach selten bei der Entstehung dieses subjektiven Zustandes beteiligt ist, dann wird die Hilfe, die man anbieten sollte, bestehen in der Erkundung erlebten Verlustes, der Ambivalenz, die die Beziehung zum verloren gegangenen Menschen gefärbt hat, der Bewahrung des verlorenen Objekts mittels einsetzender Identifikation und der Exploration der dunklen Aspekte dieser Identifikation, in der die Person sich die negativen Eigenschaften des Verlorenen einverleibt hat. In solch einem Fall ist die Depression tatsächlich eine arretierte Trauerreaktion. Die persönliche Reise führt in das Gebiet, wo der Trauerprozess abgeschlossen wird. Natürlich wird dieses einen langfristigen und genauen Blick auf die Faktoren beinhalten, die der Durcharbeitung der Trauer an erster Stelle im Wege standen; etwas, was Freud wenig beachtet hat.

Die interessanteste Idee in Freuds Aufsatz findet sich in der kurzen Aussage über den »Schatten des Objekts, der auf das ICH fällt«. Er wollte die Selbstbeschuldigungen innerhalb einer Depression als Angriff auf das verlorene Objekt betrachten, der sich gegen einen selbst wendet, sodass die reaktive Wut angesichts dessen, dass man von jemanden im Stich gelassen wird, von dieser Person abgewandt wird, und seine/ihre enttäuschenden und ihre wütend machenden Eigenschaften irgendwie in das »Ich«, (das Ego) transportiert werden, wo das Selbstsein des Patienten erlebt wird. Es war die Idee einer Erweiterung des gut bekannten Phänomens der Identifikation, welche während des Trauerprozess auftritt, wo Merkmale des verlorenen Objekts plötzlich als Merkmale der trauernden

Person wiederkehren. Eine zusätzliche Quelle seiner Denkweise hier ist das Thema seines eigenen Lebens, in seiner Kindheit wurzelnd, in dem er sich selbst für die Schocks beschuldigt, die durch Entbehrung und Verlassenheit in Beziehung zu seiner eigenen Mutter entstanden sind (Atwood & Stolorow, 1993, Kap. 2). Ich denke nicht, dass Selbstkritik und Selbstverachtung von Menschen im Griff von Melancholie hauptsächlich aus der Quelle stammen, die Freud identifizierte. Ich kann nicht sagen, dass ich viele Fälle schwerer Depression gesehen hätte, die gut zu dem in »Trauer und Melancholie« dargestellten Schema passen würden.

In Freuds Betonung der Identifikationsprozesse während des Trauerns findet sich jedoch etwas Wichtiges. Er hob etwas hervor, was man alltäglich vorfindet. In verzögerten Trauerreaktionen ist fast immer eine identifikatorische Reaktion anwesend. Ein Verstehen dessen hilft, Dinge zu erklären, die ansonsten aus dem Nirgendwo zu stammen scheinen. Zum Beispiel verlor einer meiner Kollegen seine geliebte, junge Ehefrau und im Verlaufe der vorbeiziehenden Monate und Jahre vertiefte sich seine Depression. Schließlich, nach vielen Jahren des Leidens, beschrieb er eine Empfindung, alle seine Gefühle verloren zu haben, eine Erfahrung der Taubheit und der Leblosigkeit. Er suchte einen Psychiater auf, der, als er die beschriebenen Symptome hörte, die Diagnose einer klinischen Depression aussprach. Angesicht des unglücklichen Verlaufs seiner Befindlichkeit wollte der Arzt antidepressive Medikamente verschreiben. Aber mein Kollege hielt Rücksprache mit mir, bevor er sich auf die medikamentöse Therapie einließ. Ich legte ihm vorsichtig die Möglichkeit nahe, dass seine Depression mit ihren begleitenden Symptomen von Taubheit und der Leblosigkeit eigentlich eine Identifikation mit der verstorbenen Ehefrau sein könnte, eine Projektion seiner selbst in den Zustand, nichts zu fühlen und nichts zu sein, so wie er sich ihren Todeszustand vorstellte. Er befand sich, wie ich es mir vorstellte, mit ihr im Tod und überbrückte dabei die Kluft, die von ihm trennte. Während ich ihm diese Interpretation vorschlug, begann er zu weinen. Seine sogenannte klinische Depression hob sich etwas, während die Traurigkeit anströmte. Es ist so wichtig, dergleichen zu verstehen.

Eine andere Geschichte, die mir in den Sinn kommt, handelt von einer jungen Frau, die unter einer sehr schweren Depression litt. Wie mein Kollege berichtete sie von hartnäckigen Gefühlen der Taubheit und einem Eindruck, dass alles Lebende in ihr zu einem Ende gekommen sei. Ihre Geschichte handelte von einer Tragödie, dem plötzlichen Tod ihrer vier Jahre alten Tochter. Sie war von dem Leben des Kindes wegen einer angeborenen Herzerkrankung vollständig in Anspruch genommen und gab sich dem grenzenlos hin. Ihr eigenes emotionales Leben wurde mit dem physischen Überleben des Kindes verschränkt. Als die

Tochter starb, erstarrte die Zeit und das Leben endete. Die Mutter hatte drei Jahre später einen einfachen, eleganten Traum, der ihre Situation einfing. In dem Traum gab es einen reißenden Fluss mit ganz klarem Wasser. Sie sah ihre Tochter in dem Fluss. Sie lag mit unbeweglichen Augen, die geradeaus nach oben starrten, auf dem Boden des Flusses, während der Fluss über sie hinweg floss. Ein eigentümlicher Wechsel ereignete sich: Plötzlich war es die Mutter, meine Patientin, die in dem Wasser lag, dann wechselte es zurück zum Kind, dann war es die Mutter, dann das Kind. Der Traum symbolisierte, wie die Zeit für sie aufgehört hatte, genauso wie sie für das kleine Mädchen aufgehört hatte. Sie war mit dem Kind im Tod identifiziert. Innerhalb dieser Erfahrung fühlte sie eine Leblosigkeit, eine Kälte, eine gefrorene Unbeweglichkeit, selbst als das Wasser der Zeit über sie hinwegfloss.

Sie brauchte zehn Jahre, um ein Leben wiederaufzunehmen, an dem sie teilhaben konnte. In der Zwischenzeit wurde sie sehr, fast überwältigend anhänglich, weil ein tiefliegender Teil von ihr niemals erfahren hat, wie es ist, emotional gehalten und verstanden zu werden. Genau genommen war sie emotional getötet worden, als sie selbst noch ein Kind war. Das war ein verkomplizierender Faktor in der Situation, in der sie durch die schützende Liebe zu ihrer Tochter stellvertretend eine Möglichkeit für ihre Wiederbelebung gefunden hatte. Mit der Tragödie des Kindstods starb sie erneut. Ihr Bedürfnis, aus der emotionalen Leblosigkeit ihrer frühen Jahre herauszukommen, ging auf unsere Beziehung zwischen mir und ihr über. Wir litten beide eine lange Zeit schrecklich unter diesem Bedürfnis. Es ist dennoch alles gut gelaufen.

Wie ich weiter oben erwähnte, entstehen die meisten sehr schweren Depressionen, einschließlich insbesondere jener, in denen der Selbsthass bestimmend ist, nicht aus der von Freud beschriebenen Sequenz. Er dachte, dass die Selbstbeschuldigungen und die Angriffe gegen das Selbst sekundär zum Verlust des Objekts seien, und letztendlich eine Wendung der Aggression (zurück) gegen das Selbst darstellten. Schwere Depressionen beinhalten häufig eine wütende Haltung gegen sich selbst. Deren Quelle liegt aber nicht in der Verlusterfahrung. Auf eine gewisse Weise ist Freuds Formel der Melancholie eine Umkehrung des vorherrschenden Weges in Richtung dieser menschlichen Erfahrung. Der damit bedingte Verlust ist ein Verlust des Selbst. Die Depression ist an den Versuch gekoppelt, sich *gegen* die Gefahr des Objektverlustes zu schützen.

Die Geschichte läuft, grob gesagt, folgendermaßen. Die Person, die der sogenannten Melancholie ausgesetzt ist, einschließlich dem Selbsthass als einem der hervorstechendsten Merkmale, war mit einem Elternteil verwickelt, dessen/deren emotionale Verfügbarkeit an Bedingungen geknüpft war: an die Fügsamkeit des Kindes mit den Vorstellungen davon, wie das Kind sein sollte, wie er oder sie sich verhalten sollte und sogar wie das Kind denken und fühlen sollte. Die Identität des Jungen oder des Mädchens entleiht ihren Zusammenhalt der elterlichen Vision, anstatt auf einer unabhängigen Basis von kindlicher Autonomie und Wirksamkeit errichtet zu werden. Solch ein Vorgang enthält ein Über-Bord-Werfen von eignen, kindlich authentischen Möglichkeiten, ist ein Akt tiefgreifender Selbstzurückweisung und Selbstaufgabe. Auf diese Weise geht das, was Donald Winnicott (1965) das wahre Selbst des Kindes nannte, im Raum verloren, wird vergessen, wird als fehlerhafte Präsenz entsorgt. Ich habe viel darüber von meinem lieben Freund Bernhard Brandchaft gelernt (Brandchaft et al., 2010). Das Band zu den Eltern wird geschützt durch das Schlucken der elterlichen Vorstellungen. Die Kraft hinter dieser Erlebensstruktur ist eine unendliche Bedrohung, welche im Kern des Seins eines Kindes gespürt wird. Es gibt nur zwei Wahlmöglichkeiten: sich dem elterlichen Druck zu fügen und das Band zu erhalten, oder die Verbindung zu zerstören und so für immer in Isolation und Chaos zu stürzen.

Jedoch kann sich eine Person nicht selbst aufgeben, ohne einen Preis zu zahlen. Am Zahltag kommt großes Leid auf. Vielleicht beginnt ein Mann, der auf große oder kleine Ereignisse reagiert, zu realisieren, dass sein Leben schon vor langer Zeit abgetreten wurde, dass er sich selbst in eine Identität hineinbegeben hat, die niemals seine eigene war, und dass seine gesamte Situation auf diesem Planeten eher von anderen verfasst als von ihm gewählt worden ist. Vielleicht wird das Leben dann plötzlich zu einem Foltergefängnis, einer Falle, aus der es kein Entkommen gibt. Er weiß, dass nichts richtig für ihn ist, aber er hat keine Grundlage, auf der er etwas ändern könnte. Wenn er versucht, seine Lebensbedingungen zu verändern, richten sich vergangene Barrieren wieder auf, frühe Kindheitsängste, verlassen zu werden, kehren zurück. In keinem Fall findet er eine innere Basis, um seine Situation anhaltend zu verändern. Oder vielleicht reagiert eine Frau auf einen Schock, erwacht zur Erkenntnis, dass ihr ganzer Lebensweg, möglicherweise einschließlich Ehe und Familie, von verschiedenen Menschen vorgegeben worden war, denen sie Autorität zugesprochen hatte. Vielleicht ist sie diesbezüglich in die Fußstapfen ihrer Mutter getreten, sich selbst zu ergeben, um vorbestehende Rollen und Verantwortlichkeiten auszufüllen, ohne sich selbst zuvor erlaubt zu haben, danach zu fragen, was sie authentischerweise ersehnte. Solche Situationen sind jenseits des Beschreibbaren lähmend und machen depressiv.

Das Problem in solchen Fällen ist, dass die elterlichen Pläne, in denen es keinen Platz für authentische Initiativen des Kindes gibt, unter die Haut des Kindes geraten und zu einer Eigenschaft der Beziehung des Kindes zu sich selbst geworden sind. Sobald dieses passiert, wird die Identität des Kindes, anstatt sich aus spontanen Sehnsüchten und deren Veränderungen im Verlaufe des Lebens zu formen, von außerhalb eingeführt: aus einem Vorrat äußerlich definierter, vorgefertigter Bilder, vielleicht jenen, die die Träume der Eltern ausmachen, Träume, die die lebensgeschichtlichen Traumata der Eltern reparieren und ungeschehen machen. Auf diese Weise wird das Leben des Kindes versklavt in einem Prozess der Reparatur von Verletzungen, die zu den persönlichen Welten jener gehören, die vorher gelebt haben. Tragischerweise werden die ursprünglichen Verletzungen hierdurch an die nächste Generation weitergereicht.

Was ist mit jenen Situationen depressiver Zustände, wo eine Person beginnt zu glauben, dass sie aktiv böse ist, ein Dämon, ein Mörder, der schlimmste Sünder dieser Welt, jemand, der er es verdient zu leiden und zu sterben? Das scheint im Leben derart häufig zu passieren, dass es sich dem außenstehenden Beobachter kaum zeigt, außer in dramatischen Verbrechen, die vom Kind oder am Kind begangen werden. Kann die Geschichte verlorener Authentizität solche Dinge erhellen? Die Vergangenheit solcher Fälle führt üblicherweise zurück zu einem Szenario der Verstrickung mit elterlichen Vorstellungen, wie ich es beschrieben habe. Eine besondere Verwicklung liegt in der spezifischen Erfahrung des Kindes von seiner oder ihrer Wirkung auf die Eltern. In Momenten, während derer autonome Strebungen und echte Gefühle, wie auch immer sporadisch oder zögerlich, zum Ausdruck kommen, wird das Eltern-Kind-System gesprengt und katastrophale Ängste sowie unerträgliches Leiden im Elternteil erzeugt. Manchmal gesellen sich zu diesen Gefühlen Handlungen rasender Wut und Schmerz. Das Kind sieht, wie die Zerstörung jene befällt, auf die das Kind angewiesen ist. Die Gewalt, die sie mit dem Aufkeimen der Individualität ihres Kindes erleben, erscheint dann grenzenlos verheerend. Das bedeutet, dass der Bruch des Eltern-Kind-Bandes nicht nur in einer Isolation des Kindes und dessen Versinken im Chaos mündet, sondern sich auch wie die Folter und die Tötung der Eltern anfühlt. Manchmal verbinden sich familiäre Geschehnisse zu einer Verstärkung all dieser Gefühle – ein Elternteil stirbt, begeht Selbstmord, wird krank oder psychotisch.

Ich kannte ein junges Mädchen, das seine Wahlmöglichkeiten angesichts seiner Situation folgendermaßen beschrieb: Sie könnte ein *lebendes Monster* sein – psychisch und geistig lebendig sein und ihre spontane Initiative und Gefühle zeigen; oder sie könnte eine *tote Prinzessin* sein – Vaters kleines Herzblatt, gefügig im Einklang mit seinen Bedürfnissen nach sexueller Intimität und Verehrung. Als sie von der von ihr erwarteten Rolle abwich, zum Beispiel, wenn sie sich wütend über sein Eindringen beschwerte, begann seine eigene emotionale Verfassung, zwischen erschreckender Wut und gar noch mehr ängstigender suizidaler Depression hin-

und herzuschwanken. Verhielt sie sich gefällig und überließ sich seinen freundlichen Aufmerksamkeiten, stabilisierte er sich und wurde sogar beschwingt.

Entlang dieses Pfades entsteht der Gedanke, man sei unauslöschlich schlecht. Freud betrachtet die Vorstellung einer Person, schlecht zu sein, als eine nach innen gerichtete Wendung der Vorwürfe, die gegen ein treuloses Objekt gerichtet waren, welches das Verbrechen beging, einen im Stich zu lassen. Ich behaupte, dass ein häufiger Ursprung in der Angst des Kindes liegt, dass er oder sie herzlos das Objekt im Stich lässt und zerstört, als auch im Selbstverlust, der einsetzt, um dieses Desaster abzuwenden. Das ist damit gemeint, wenn ich sage, dass Freuds Schema eine Art Inversion der gängigeren Ursprünge der schweren depressiven Zustände darstellt. Aber wie auch immer der spezifische Ablauf ist, Depression entsteht immer aus depressiv machenden Dingen, wie sie eben geschehen. Die Sonne, die in diesem Territorium der menschlichen Seele scheint, ist sehr dunkel. Sie geht auf, wenn schlechte Dinge passieren.

8 Was ist ein Geist?

> Eins ums andere schon schläft mir und fliehet dahin.
> Doch ihr Schlafenden wacht am Herzen mir, in verwandter
> Seele ruhet von euch mir das entfliehende Bild.
> Und lebendiger lebt ihr dort.
>
> *Friedrich Hölderlin*

Was ist ein Geist wirklich? Hier ist meine Theorie über Geister. Sie sind nicht buchstäblich die Seelen der von uns Gegangenen. Sie sind nicht böse Geister, die gekommen sind, uns zu peinigen. Geister sind virtuelle Menschen, analog der virtuellen Teilchen in der Physik, die nicht wirklich in einem eindeutigen und bleibenden Sinne existieren, aber dennoch eine Form des Seins besitzen, das nicht einfach Nichtsein ist. Virtuelle Menschen – Geister – sind Möglichkeiten dessen, wer wir sind, wer wir gewesen sind und wer wir hätten werden können; sie sind Möglichkeiten, denen es niemals erlaubt war, sich in der Realität zu verwirklichen. So gibt es einen Geisterarzt namens George Atwood, der seine Karriere der Naturwissenschaft widmete und seinen Vater sehr glücklich und stolz machte. Er wurde Kosmologe. Es gibt auch einen radikalen Anarchisten namens Atwood, der sein Leben dafür gab, alle existierenden sozialen Strukturen einzureißen. Es gibt sogar einen George Atwood, der sein ganzes Leben als Psychiater arbeitete, seinen schwer beeinträchtigten Patienten zugetan. Jede Person trägt viele Geister mit sich. Wir leben mit unseren verlorenen Möglichkeiten, und manchmal können diese uns heimsuchen oder sogar angreifen.

Es kommt mir vor, als sei der menschliche Zustand, der bipolare Störung genannt wird, häufig durch die plötzliche Ankunft mächtiger Geister aus der Vergangenheit verursacht, die niedergeschmettert wurden. Eine Person wandelt entlang ihres oder seines Lebens, wenn eine Möglichkeit dessen, wer aus dieser Person hätte werden können, plötzlich Macht gewinnt und dann in die Gegenwart einbricht. Der manische Zustand ist eine Erfahrung solchen Hineinplatzens. Es gibt eine alte Vorstellung in unserem Fach, dass Manie eine Abwehr gegen Depression ist (Winnicott, 1958). Es kann Anlässe geben, wo jemand auf der Flucht vor etwas wirklich Deprimierendem ist. Die Intensität einer solchen

Flucht produziert vorübergehende Euphorie, aber echte Manie ist wirklich immer eine Geisterattacke.

Der Geist entspringt einer Möglichkeit von einem selbst, die niedergeschmettert wurde. Zunächst löscht die Person vollständig eine ihrer Möglichkeiten aus, einen Weg zu sein, der sich ansonsten verwirklicht hätte. Dann später schlägt diese Art des Seins, aktiviert durch einen Teil im innersten Kern einer Person, gegen das Zerstören zurück und befördert das Gemüt einer Person in himmlische Höhen. Die ursprüngliche Vernichtung geschieht in einer anfänglichen Teilung des individuellen Selbstseins. Dort findet sich ein Teil, der grundsätzlich mit jenen Vorstellungen verbündet ist und diese verkörpert, um die sicheren Verbindungen zu anderen Menschen aufrechterhalten. Dieser Teil kritisiert den anderen Teil vernichtend, der im Widerspruch zu anderen Menschen steht und sein eigenes unabhängiges Schicksal sucht. Der erstere unterdrückt den letzteren, ist anfänglich siegreich – aber letzterer kehrt zurück und nimmt Rache: Er wirft eine Ladung C-4-Sprengstoff in die gemütliche kleine Welt des ersteren, und dann geht das Rennen los!

Trägt diese Theorie angesichts des gesamten gegenwärtigen Gedankenguts, das man über die genetische und neurochemische Basis bipolarer Störungen hört? Ja, macht sie, weil die biologischen Erklärungen dieses Phänomens fast ausnahmslos Vermutungen darstellen, mit nur geringem wissenschaftlichen Rückhalt. Solche Vorstellungen sind Manifestationen dessen, was in zukünftigen Jahren rückblickend als ein sehr dunkles Zeitalter der Psychiatrie betrachtet werden wird. Die übliche Erzählweise vom dunklen Zeitalter besagt, dass es Zeiten voller Aberglauben und Ignoranz waren, beherrscht von Dingen wie Seelen und Geister. Die Erleuchtung kam angeblich mit der Ankunft der Naturwissenschaft. In der modernen Psychiatrie finden wir etwas, was sich als aufklärerische Wissenschaft präsentiert, aber eigentlich eine Art magischen Denkens darstellt. Das ernst zu nehmende wissenschaftliche Verständnis dieser Angelegenheiten konzentriert sich auf Geister. Das ist ein scheinbares Paradox, aber alles das ist oberflächlich. Was bipolare Störung genannt wird, ist durch Geister hervorgebracht, und die betreffenden Geister kommen bewaffnet mit Sprengstoff daher.

Wenn das wahr ist, warum ist es dann so, dass so viele ansonsten intelligente Menschen dieses magische Denken abkaufen? Was erzeugt die reduzierende Sicht, Biologie sei der Schlüssel? Die Antwort liegt darunter. Dort findet man die Barrikaden gegen genau jene Geister, von denen ich spreche, errichtet in dunklen Seelenbereichen der Ärzte selbst. Man muss darüber nachdenken, was von einer Person erfordert wird, um die medizinische Ausbildung in unserem Land zu ertragen und zu überleben. Diese Ausbildung ist eine Lokomotive, die über die

Persönlichkeit hinweg dampft. Jeder Anteil von Rebellion und Widerstand muss überwunden werden. Das ist deshalb möglich, weil sie so häufig die Wiederholung einer ursprünglichen Zerschlagung der Seele darstellt, die sich vor langer Zeit ereignete. So sind Ärzte beruflich damit beschäftigt, Geister zu zerschlagen und zu vernichten, innerhalb und außerhalb. Sie haben ein Eigeninteresse, deren Existenz zu leugnen, und diese Leugnung noch zu verstärken, indem sie Medikamente den Körpern jener einflößen, die von den Geistern bewohnt sind. Geister sind überall. Jedoch, und trotz der vereinten Kräfte gegen sie, haben sie großen Einfluss auf den Lauf des menschlichen Geschehens.

Die Geister der Toten

Es gibt tatsächlich nicht nur Geister der eigenen verlorenen Möglichkeiten, sondern auch unterbrochener Möglichkeiten, jener, die wir verloren haben, jener geliebten Seelen, die verstorben sind und keine Chance hatten, ihre Träume zu erfüllen, oder unsere Träume für sie. Diese Geister kommen in unseren dunklen Momenten zu uns, und unser Leiden angesichts deren Unmöglichkeit, lebendig zu sein, wird unerträglich. Zu genau der Zeit könnte der Geist der verlorenen Person in uns eintreten und in unseren eigenen Lebenszweck verwandelt werden, was einen Weg darstellt, die unterbrochene Reise fortzusetzen. Viele von uns sind von solchen Geistern bewohnt.

Häufig jedoch erhält der in Besitz nehmende Geist solch eine Präsenz, dass er denjenigen, der in Besitz genommen wurde, fast verdrängt. In diesem Fall rufen die verdrängten Möglichkeiten dieser Person einen weiteren Geist hervor. Ein dialektischer Prozess ergibt sich dann, Geist gegen Geist, ein Vor und Zurück, das immer fortwährt.

Jemand, der mir sehr viel über diese Angelegenheit beigebracht hat, war ein junger Mann, der unter einer sehr schweren Depression litt. Sein Erleben war von einer Thematik der Unmöglichkeit dominiert, um irgendetwas für sich zu bitten oder seinen eigenen Willen durchzusetzen. Es gab eine ausgeprägte Selbstverleugnung, die in seinem Leben sichtbar war: Wieder und wieder, in unterschiedlichen Situationen – an seinem College, wo er seinem Studium nachging, bei Verabredungen mit Freundinnen, bei Besuchen seines jüngeren Bruders und seiner Eltern – bemerkte er, dass er etwas wollte, war aber dann gezwungen, diese Sache beiseite zu legen, um einem beliebigen Anwesenden gefällig zu sein, was auch immer es kostete. Eine Art Masochismus schien beteiligt zu sein, indem er absichtlich Entscheidungen traf, die seine eigenen Interessen opferten und bei ihm

Frustration und Leid verursachten. Ein sehr extremer Fall einer solchen Wahl ereignete sich eines Tages, als er sich mit einem elektrischen Rasenmäher über den rechten Fuß fuhr und dabei seinen großen Zeh abtrennte.

Während wir über dieses Muster sprachen, wurde ersichtlich, dass dessen Ursprung im Verlust eines geliebten älteren Bruders zu finden war. Das geschah, als mein Patient sieben Jahre alt war. Während er im Vorgarten der Familie spielte, entschied der zwei Jahre ältere Bruder plötzlich, schneller als ein vorbeifahrendes Auto zu rennen und überquerte die Straße genau davor. Eine Tragödie ereignete sich, bei der der Junge vom Auto getroffen und getötet wurde. Er war der Erstgeborene von drei Söhnen und Liebling seiner Mutter – infolge des Sterbefalls verfiel sie in eine schwarze Depression.

Mein Patient verbrachte in den darauffolgenden Tagen und Wochen viel Zeit außerhalb des dunklen Schlafzimmers seiner Mutter, während er im Flur stand und ihrem leisen Weinen lauschte. Einmal öffnete er die Tür und ging hinein, in der vagen Hoffnung, sie zu trösten. Schreckliche Worte kamen dabei aus ihrem Mund, als sie ihn aus ihren mit Tränen gefüllten Augen erblickte: *»Warum konnte es nicht Du sein?«*

Sofort erblickte er sich von außerhalb: Sein ganzer Kopf war erhellt wie eine Kürbislaterne mit einer Fratze, Licht von innen herausstrahlend. Was war dieses unheimliche Licht? Es war das Licht des Lebens selbst, dass hell in dem kleinen Jungen glühte, in einem unerträglichen Kontrast zur Leiche seines Bruders, die in der dunklen Kälte des Grabes lag.

Dann erschien genau in dieser Nacht ein Traum: Mein Patient, ein verwüstetes Kind, träumte, er sei irgendwie in einer Höhle tief unten in der Erde, auf einem weichen Bett aus formbaren Ton stehend. Eine unsichtbare Macht nahm Besitz von dem Ton und begann die Form eines menschlichen Körpers zu modellieren: erst den Kopf, dann die Schultern, Arme und Oberkörper, dann Hüfte, Bauch, Beine und Füße. Ein Golem kam aus der unterirdischen Höhle hervor. Viele Jahre später verstanden Patient und ich diesen Golem als die Rematerialisierung seines toten Bruders, der von da an in ihm weiterlebte. Das Licht, das aus dem Kopf meines Patienten herausströmte, wurde deshalb gedämmt, während er die Last auf sich nahm, die unterbrochene Reise des heranwachsenden Bruders fortzuführen und zu vollenden.

Die Schwierigkeiten des jungen Mannes, sich selbst durchzusetzen, rührten tiefgründig daraus, vom Leben seines eigenen Lebens zurückgetreten zu sein, um die Existenz des verstorbenen Jungen in sich aufzunehmen. Das ist ein häufig anzutreffendes Muster in Familien, in denen eines der Geschwister stirbt, insbesondere wenn der Verlust eine langanhaltende Depression bei den überlebenden

Eltern (oder einem Elternteil) auslöst. Die überlebenden Kinder versuchen, die verletzte Familie und sich selbst zu heilen, indem sie den Verlorenen in sich selbst wiedergebären. Solch eine Verwandlung unterbricht natürlich ihre eigene, ungehinderte Entwicklung, weil sich eine anhaltende Dualität herauskristallisiert: ein Konflikt zwischen dem Bedürfnis, die erschütterte Familie zu reparieren, indem man das tote Kind dem Leben zurückgibt, und dem Bedürfnis, solch eine Last loszuwerden und das eigene, einzigartige Schicksal des Kindes auszuleben.

Ich arbeitete mit diesem Mann viele Jahre lang. Er verbrachte zahllose Stunden damit zu weinen, und nicht nur seinen geliebten Bruder zu betrauern, sondern auch seine eigene, unterbrochene Kindheit. Das Licht seines Lebens wurde langsam heller, und schließlich konnte er mehr sein Leben leben.

Geister und Kreativität

Die Geister verlorener Leben und verlorener Möglichkeiten sind häufig stark an kreativen Prozessen beteiligt. Tatsächlich, gäbe es keine Geister, würde wahrscheinlich nichts Kreatives geschaffen werden und die Welt könnte in Mustern des immer Gleichen erstarren.

Ein Geist dringt in jemanden ein, verdrängt ihn oder sie aus dem Bild, aber die verdrängte Person möchte wieder zurückkehren. Und so malt er oder sie Bilder. Aber die gemalten Bilder könnten Abbilder der eigenen Abwesenheit sein, was, wenn man einen Moment darüber nachdenkt, einfach perfekt ist. Vincent Van Gogh illustriert dieses in seinem Gemälde von 1888, *Vincents Stuhl mit Pfeife*. Ähnlich wie in der eben erzählten traurigen Geschichte war er vom Geist seines älteren Bruders besessen, der verstorben war. Ihm wurde sogar der Name des Verstorbenen gegeben; durch die Wiederauferstehung eines toten Jungen wurde er selbst abwesend, sein Licht wurde gedimmt und begann zu erlöschen. Aber beim Malen des Stuhls, in dem niemand sitzt, begann das Licht zu flackern und heller zu werden, wie trübe auch immer. Kreativität kann eine Erhellung dessen sein, was zuvor von der Dunkelheit umhüllt wurde.

Martín Ramírez war auch ein Künstler, ein sogenannter kataton Schizophrener, für die letzten Jahrzehnte eingeschlossen in kalifornischen psychiatrischen Kliniken (Anderson, 2007). Ein wiederkehrendes Thema seiner unglaublichen Zeichnungen ist ein Zug, der aus einem dunklen Tunnel komplexer, mysteriöser Struktur herauskommt und dann in einen anderen hineinfährt. Die Tunnelöffnungen in diesen Bildern wirken eigentümlich vaginal, wobei die Ausgänge Geburtskanäle sind, während die Eingänge Rückwege in die Gebärmutter sind.

Der Zug in jedem seiner Werke, phallisch in seiner Form, scheint im Sonnenlicht zu leuchten, aber nur für kurze Zeit, bis er seine Reise zurück in die Dunkelheit fortführt (siehe Abbildung). Es sind Geisterzüge. Sie tragen die nicht realisierten Möglichkeiten seines eigenen Seins, symbolisiert in jenem kurzen Stück der Reise außerhalb der Tunnel. Man kann anhand der Abbildungen sehen, dass dieser Mann kaum Gelegenheit hatte, sein eigenes Leben aufzubauen, dass er für die meiste Zeit in ein Nichtsein gehüllt war. Der Akt des Zeichnens während seiner Unterbringungen war wahrscheinlich die einzig verfügbare Ausdrucksform für die Reinheit seines eigenen Lebensgeistes. Das Hervorkommen aus dem Tunnel ist ein Geburtssymbol, ein Gelangen ins Sein durch das Zeichnen, sodass die künstlerische Arbeit eigentlich ein Bild ihrer eigenen Funktion erschafft. In den langen Jahren seiner Einkerkerung war Martin Ramírez die kleine Lok, die existieren konnte – aber nur vorbeieilend.

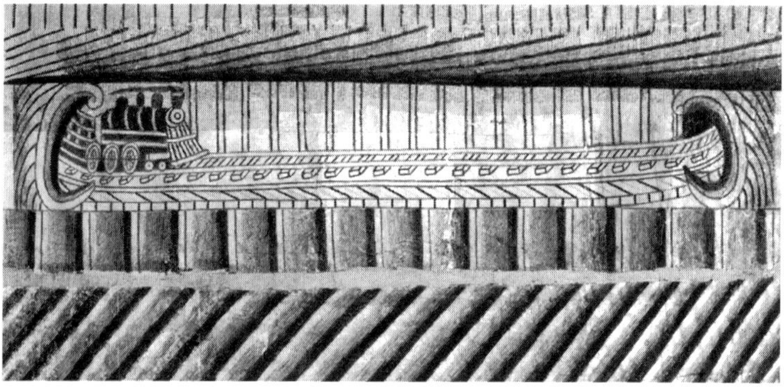

Martín Ramírez (1895–1963): Untitled (Train), 1953. Bleistift und Kreide auf Papier.

Denken Sie an den Philosophen Jaques Derrida, der ebenfalls einen Bruder hatte, der kurz nach seiner Geburt verstarb. Derridas Mutter reagierte auf den Verlust ihres Kindes, indem sie sich beeilte, erneut schwanger zu werden. Und so wurde Jaques geboren. Aber sie trauerte nicht. Während sie ihr neues Kind anschaute, erblickte sie die Seele dessen, der es nicht geschafft hatte. Jaques begab sich in diese Tragödie hinein, ohne es überhaupt selber zu wissen, und tröstete seine Mutter damit, das Kind zu werden, das verstorben war. Aber war seine Identität seine eigene? Das ist die Frage, die Derridas Dekonstruktivismus zugrunde liegt. Dekonstruktion als eine Vision, eine Doktrin, eine Antwort auf jede kleine oder große Frage bricht all das auf, was wie eine definitive Schlussfolgerung, eine abschließende Feststellung aussehen könnte, und bereitet den Boden für etwas kreativ Neues in der Welt. Derrida war immer auf der Suche nach einer Gelegenheit für die Geburt seiner eigenen Seele. Seine Lebensgeschichte ist traurig, weil er niemals ganz ankam. Man könnte sagen, er war ebenso eine Lok, für immer im Begriff, aus dem Tunnel herauszukommen. Ich traf einmal eine Person, die mir von ihrer intimen Beziehung mit ihm, einige Jahre vor seinem Tod, erzählte. Sie sagte, es habe sich angefühlt, als wäre er nicht wirklich da gewesen.

Was hätte Derrida zu solch einer Interpretation gesagt, wenn man sie ihm vor seinem Tode präsentiert hätte? Es wäre ziemlich schwierig geworden, weil er sich so gefühlt haben könnte, als sei er auf eine endgültige Formel reduziert worden, eine Formel, entsprechend derer sein Leben eben genau ein Widerstand gegen solch eine Festlegung gewesen war. Wenn er dieser Idee zugestimmt hätte, hätte er an seiner eigenen Reduktion teilgenommen; hätte er die Idee abgelehnt, hätte er deren Wirksamkeit unter Beweis gestellt. Es wäre interessant gewesen, seine Drehungen und Wendungen zu beobachten, aber irgendwie bezweifele ich, dass viel Produktives dabei herausgekommen wäre.

Lassen Sie uns uns als letztem Beispiel Rainer Maria Rilke zuwenden, jemandem, dessen Schriften reichlich von Geistern handeln. Er war von der Seele seiner Schwester bewohnt, die, ähnlich wie Derridas Bruder, gestorben war, bevor er geboren wurde. Beachten Sie seinen Namen, der ihm von seiner Mutter gegeben worden war: René Karl Wilhelm Josef Maria Rilke. Der Name »Rainer«, den man üblicherweise mit diesem Mann verknüpft, erscheint nicht in dieser Reihe. Es ist eine Vermännlichung des Namens »René«, der ihm ursprünglich als Erstname gegeben worden war. Er veränderte ihn unter dem Einfluss seiner Muse und Liebhaberin Lou Andreas Salome.

Rilkes Vornamen bilden eine Reihe aus männlichen Namensgebungen, eingebunden anfangs und am Ende von weiblichen Namen: René(e) und Maria. Seine Mutter verlor eine Tochter, bevor er geboren wurde, und benannte und erzog ihn, um deren Seele wiederauferstehen zu lassen. Sie schloss seinen Namen und seine Seele in einer Vision von einer wiederauferstandenen Frau ein. Sie kleidete ihn in Mädchenkleidung, ermutigte ihn, mit Puppen zu spielen, und interpretierte jede seiner frühen kreativen Ausdrucksformen – wie das Zeichnen und Malen mit Wasserfarben – als grundlegend feminine Produktionen. Sie war darauf bedacht, dass ein Kind, das als Junge geboren war, von Geburt an dazu erzogen wurde, ein Mädchen zu sein.

Die Seele der toten Schwester nahm den Raum im Inneren des Jungen ein. Obwohl dieser weibliche Geist niemals ganz er wurde, wechselte sie mit seinem

Erleben des männlichen Kindes ab, das er auch geworden war. Manchmal wurde ihre Anwesenheit als fremde, mystische Maske gefühlt, die er anzog; das Problem kam hervor, als diese Maske mit seinem Gesicht zu verschmelzen begann, nicht mehr zu beseitigen war und seine Identität als Junge verdrängte (Rilke, 1910). Oder war es das Mädchen, zu dem er erzogen wurde, dessen Identität durch die Maske eines Jungen verdrängt worden war? Zu anderen Zeiten brach der fremde Geist von innen heraus, trocknete seine gesamte Kreativität aus und verfolgte seine eigenen, unabhängigen Pläne. Dieser Geist könnte wieder das Mädchen gewesen sein, das aus dem Inneren des Jungen hervorkommt, oder der Junge, der aus den Tiefen des Mädchens hervorbricht, das seine Mutter in ihm sah. Mit Rilke ist es immer ein »beides/und« und niemals ein »entweder/oder«. Dies ist einer der Fälle, in denen auf die Gründung des ersten Geistes die Schaffung eines zweiten Geistes erfolgt. Eine Dialektik ergibt sich hieraus, in der beide um die Vorherrschaft herum oszillieren und nur in der Intensität der kreativen Ausdrucksformen zusammenkommen. Der Schlüssel zu Rilkes poetischer Genialität liegt in seiner Fähigkeit, beide Seiten seiner androgynen Natur in sich zu vereinen. Diese Fähigkeit bewahrte ihn auch vor dem Wahnsinn.

Auf der Reise des Schöpfers findet sich fast immer eine Teilung innerhalb der Seele, die – lässt man sie unbeachtet –in ihren Tiefen die Möglichkeit des Wahnsinns in sich trägt. Der Akt der Schöpfung, auf der anderen Seite, stellt einen Schutz gegen die seelische Zerstörung dar, indem ein Weg zur Verfügung gestellt wird, mit dem die Teilung überschritten und vereint werden kann. Es gibt zahllose Beispiele, die man in den Lebensgeschichten von Künstlern, Schriftstellern, Philosophen und Wissenschaftlern findet. Die Notwendigkeit, das zusammenzubringen, was entzweigerissen worden ist, begründet eine dauerhafte Spannung, eine, die zu einer wachsenden Kreativität führt. Das ist ein Thema, das man ein Leben lang untersuchen könnte.

9 Wahnsinn und Genie postcartesianischer Philosophie

Ein ferner Spiegel[3]

> Man muss noch Chaos in sich haben, um einen tanzenden Stern gebären zu können.
>
> *Friedrich Nietzsche*

Wenn die Aufgabe einer postcartesianischen Psychoanalyse dahingehend verstanden wird, die Muster emotionaler Erfahrungen zu untersuchen, die subjektives Leben organisieren, kann man erkennen, dass diese Aufgabe innerhalb eines Bezugsrahmens verfolgt wird, der Annahmen bezüglich der Ontologie des Individuums absteckt. In diesem Kapitel diskutieren wir Anschauungen, wie sie aus dem Denken von vier großen Philosophen hervorgegangen sind, auf die wir uns beziehen wollen: Søren Kierkegaard, Friedrich Nietzsche, Ludwig Wittgenstein und Martin Heidegger. Unsere Absicht im Folgenden besteht darin, zentrale Gedanken dieser verschiedenartigen Denker zu beschreiben, um herauszufinden, wie prägende persönliche Kontexte in ihren wichtigsten Einsichten in menschliches Leben Gestalt angenommen haben. Durch psychologische Kontextualisierung philosophischer Anschauungen hoffen wir, die jeweils spezielle Zielrichtung, die mit diesen Annahmen verbunden ist, zu erkennen, um sodann eine Öffnung und Erweiterung der Verstehenshorizonte zu versuchen, die unweigerlich auch die psychoanalytische Untersuchung begrenzen.

Eine echte postcartesianische Theorie beschäftigt sich nicht nur mit den Phänomenen von Erleben und Verhalten, die immer schon das Gebiet der Psychoanalyse waren, sondern auch mit deren eigenen philosophischen Voraussetzungen und ihren psychologischen Fundierungen. Die Aufgaben der Selbstanalyse und der Selbstreflektion, die in der Psychoanalyse prägend sind seit deren Beginn im Leben und Arbeiten von Sigmund Freud, erlangen insofern neue Zentralität bei unserer Unternehmung, dass wir uns dafür einsetzen, die bewussten und unbewussten Grundannahmen unserer Arbeit zu untersuchen. Diese Reise der Selbstreflektion

---

3 Dieses Kapitel wurde zusammen mit Robert D. Stolorow und Donna M. Orange verfasst.

ist eine Angelegenheit beider, der Philosophie der Psychoanalyse und der Psychoanalyse der Philosophie. Wir versuchen, die zugrunde liegenden Voraussetzungen psychoanalytischer Erkundung ins explizite Bewusstsein zu heben, und ebenso zu verstehen, wie es dazu kommt, dass unsere philosophischen und theoretischen Grundannahmen zum Ausdruck bringen, wer wir als individuelle Personen sind.

Bei der Erforschung der psychologischen Quellen philosophischer Ideen stellen wir uns einer in intellektuellen Kreisen der Gegenwart weit verbreiteten Anschauung entgegen, die im Cartesianismus verwurzelt ist. Diese Anschauung – erstaunlich, dass sie so lang noch nach dem Leben und Tod von Descartes verbreitet ist – erwuchs aus der durchgängigen Überzeugung – man könnte auch fast sagen, aus einem mystischen Glauben – von der Autonomie des geistigen Lebens. Die Hervorbringungen des Geistes sind aus dieser Sicht wie unabhängige, autarke Schöpfungen zu behandeln – verifiziert, falsifiziert oder auf andere Art anhand von Kriterien evaluiert, die abseits von dem persönlichen Kontext existieren, aus dem sie entstehen. Jeder Versuch, Überlegungen über die Ursprünge anzustellen, auf denen Verstehen und Entwicklung intellektueller Werke beruhen, wird beispielhaft als unverzeihlicher Trugschluss einer Argumentation *ad hominem* betrachtet. Es wird deshalb gesagt, dass die Untersuchung individueller Details aus dem Leben eines Denkers, wenn auch eventuell begrenzt von Interesse für eine einfache Biografie, prinzipiell für sich genommen keine Relevanz für die breiter angelegte Unternehmung bei der Entwicklung oder Evaluation der Werke dieses Denkers haben können. Es wird behauptet, dass intellektuelle Konstruktionen ein Eigenleben besitzen, die zum öffentlichen Diskurs gehören, jenseits und unabhängig von den historischen Besonderheiten spezifischer, persönlicher Lebensumstände eines Verfassers.

Scheinbar gut begründete Warnungen vor den Trugschlüssen von *Ad-hominem*-Argumentationen werden manchmal von der Ansicht begleitet, dass das Wieder-Einfügen von intellektuellen Werken in die Lebenswege seiner Autoren diese Arbeiten unvermeidlich herabmindert, indem deren tatsächliche oder potentielle Bedeutung nur auf die Bedingungen einer individuellen Biografie »reduziert« wird. Lassen Sie uns diese Abtrennung kreativer Konstruktionen von den persönlichen Kontexten ihrer Herkunft als eine Form des Wahnsinns betrachten – ein Cartesianischer Wahnsinn – der die ungebrochene organische Einheit des Lebens und Denkens entzweit. Lassen Sie uns auch vorstellen, dass die Betrachtung eines Werkes in ihrem Gesamtkontext, vollständig eingebettet in das Leben, das es zum Ausdruck bringt, zu unserer Wertschätzung dieses Werkes beitragen und uns beim Verstehen, der Evaluierung und Weiterentwicklung unterstützen könnte. Der Wahnsinn, Denken vom Leben selbst zu isolieren, kann also durchaus gesehen werden als Herabminderung der Werke, die ihm zum Opfer fallen, indem sie ihres Lebensblutes entleert werden.

Woher kommt die Idee dieser Separierung in erster Linie? Welche Absicht kann man in der Isolierung des Denkens vom Sein erkennen, etwa durch eine Barriere zwischen dem Denker und den Ergebnissen seiner oder ihrer Bemühungen? Wir vermuten diese Absicht in der Verdichtung einer vollständigen Identifikation des Urhebers mit seinem Werk, sodass er oder sie in die Lage versetzt wird, stellvertretend auf einer Art ätherischen Ebene zu leben, jenseits persönlicher Begrenzungen seiner oder ihrer Situation als Individuum (vgl. Rank, 1932). Wer der Urheber vor seinem Werk gewesen ist – jenes traurige, sterbliche, vielleicht zutiefst entwertete oder sogar verachtete menschliche Wesen – ist beseitigt, überwunden und über Bord geworfen. Die Identität des Urhebers wurde auf diese Weise einer Transformation und Neuerfindung unterzogen. Er oder sie könnte sich sogar ausmalen, dass die Flucht vollkommen war, indem das Werk das Leben, aus dem es hervorging, vollständig ersetzt. Jedoch stellt sich so eine Vorstellung unvermeidlich als illusorisch heraus, zumal Spuren der Bedingungen des Schaffens jeder Idee unvermeidlich der Idee anhaften und in jeder ihrer Anwendungen und Erweiterungen weitergetragen werden. Mehr noch, in dem Ausmaß, in dem sich der Riss zwischen Werk und Leben vertieft, wird das Werk notwendigerweise zu abstrakt, gestelzt und blutlos intellektuell. Was letztlich eintritt, ist ein Gefühl der Verzweiflung und Fragmentierung, während der Sog von all dem, was verleugnet wurde, beginnt, sich neue Geltung zu verschaffen. Eine zirkuläre Bewegung tritt hierdurch ins Leben, in der die berauschende Identifikation mit der eigenen Schöpfung mit einem sich intensivierenden, beunruhigenden Gefühl innerer Uneinigkeit alterniert.

Postcartesianische Psychoanalyse gemahnt uns fortwährend unserer eigenen Endlichkeit, fordert uns in jeder Phase heraus, zu verstehen, wie die Strukturen unserer privaten Welten in unseren Theorien wiedererscheinen. Die Bemühungen, Vergessenheit individueller Existenz durch Identifikation mit dem eigenen Werk zu erreichen, wird auf diese Weise unterwandert, und wir werden stattdessen dazu getrieben, uns zu erinnern, uns selbst erneut einzulassen auf unsere Lebensgeschichten, uns darüber bewusst zu werden, wie unsere Entdeckungen bei der psychoanalytischen Erforschung der menschlichen Existenz unvermeidlich auch Wiederentdeckungen unserer selbst sind. Psychoanalyse ist die persönlichste aller Wissenschaften, und es gehört zu ihrem Wesen, ihre Theoretiker mit all ihren Ideen in ihre eigene empirische Domäne einzuschließen. In unserer Arbeit als Therapeuten wird schon seit Langem anerkannt, dass die Wirkmacht analytischer Erfahrung vergrößert wird durch die gleichzeitige Reflektion des

Analytikers oder der Analytikerin über die Verwicklungen seiner oder ihrer eigenen persönlichen Realität in jeder Phase der Behandlung. Wir sagen, dass eine parallele Reflektion auf der Ebene der Theoriekonstruktion und für die philosophische Grundlegung unserer Disziplin notwendig ist.

In der Geschichte der Psychoanalyse, waren die Bereiche der Selbstanalyse und Selbstreflektion häufig Quellen für die fruchtbarsten theoretischen Ideen. Das zeigt sich häufig in den frühen Phasen unseres Gebiets anhand der Selbstanalysen, durchgeführt von Freud und Jung, lebenslangen Explorationen, mit denen ihre bedeutendsten Innovationen eng verknüpft sind. Man könnte ebenso auf Jungs (1921) Theorie der psychologischen Archetypen verweisen, welche aus Betrachtungen über die subjektiven Faktoren hervorgingen, die die frühen konzeptionellen Rahmenarbeiten von Freud und Adler einfärbten. Der Wert solcher Reflektionen wird auch durch die Entwicklung des intersubjektiven Standpunkts in der Psychoanalyse illustriert, die aus den Studien persönlicher Subjektivität verschiedener Systeme von Persönlichkeitstheorien (Atwood & Stolorow, 1993) hervorgingen. Unsere These hier ist, dass die Aufgabe der Selbstanalyse um die philosophischen Voraussetzungen erweitert werden muss, die der psychoanalytischen Erkundung zugrunde liegen, welche, wie alle spezifischen theoretischen Ideen in dem Fachgebiet, notwendigerweise auch die persönlichen Daseinsformen des Analytikers verkörpert. Unser Zugang zu dieser großen Aufgabe besteht in der Erforschung individueller Welten ausgewählter postcartesianischer Philosophen, mit dem Ziel, die psychischen Quellen der je spezifischen Zurückweisung Cartesianischer Doktrin eines jeden Denkers zu erfassen. Wir hoffen, die gewonnenen Einsichten aus dieser Untersuchung als fernen Spiegel zu nutzen, auf den wir zurückgreifen können, um einen klärenden Blick zu erhaschen, wie unser eigenes Abrücken von der Cartesianischen Sicht ebenfalls Muster unserer spezifischen persönlichen Welten widerspiegelt. Zudem glauben wir, dass ein solches Unterfangen von Selbstreflektion in sich die Möglichkeit birgt, neue Ideen zu erschaffen und neue Wege der Erkundung für unsere Disziplin zu eröffnen.

Søren Kierkegaard

In den Schriften Kierkegaards findet man eine Anzahl zusammenhängender Gedankenbereiche, die zu den philosophischen Grundlagen einer postcartesianischen Psychoanalyse beitragen. Zu diesen Bereichen gehören seine Ideen zur individuellen Existenz, seine Auffassung von Subjektivität und subjektiver Wahrheit und seine Untersuchungen zu Selbstentfremdung in *Die Krankheit zum Tode*

(1849). Wir wollen uns seiner Lebensgeschichte zuwenden, die uns zum persönlichen Hintergrund seines Denkens führt.

Kierkegaard litt als junger Mann unter etwas, das er in seinem Tagebuch *das große Erdbeben* nannte. Seine Biografen haben nie verstanden, worüber er mit dieser Metapher sprach. Es war ein Erdbeben in seiner Seele, das einen Spalt öffnete, der breiter war als der Grand Canyon. Diese Spaltung zerstörte seinen inneren Zusammenhalt. Sein Lebenswerk war, daran anknüpfend, der dauernde Versuch, diesen Bruch zu heilen und sein Ganzsein wiederzuerlangen.

Das Erdbeben war durch eine Serie von Verlusten verursacht, die zu einem unerträglichen Kummer führten. Jeder Verlust, den ein Mensch erleidet, bedroht die Eintracht der Seele, weil er die Person mit einem Bruch zwischen Vergangenheit und Zukunft konfrontiert. Wer jemand in einer Welt gewesen ist, zu der auch die geliebte Person gehörte, ist nicht dasselbe Individuum, das man in einer Welt wird, aus der die geliebte Person verschwunden ist. Die Qualen des Trauerns sind die erfahrbaren Auswirkungen bei unserer Erfahrung, die Reise von der einen Welt zur anderen zu bewältigen. Manchmal ist es zu schwierig, den Übergang abzuschließen. Ein Riss entsteht zwischen dem »Ich« der Vergangenheit und dem »Ich« der Gegenwart und der Zukunft. Das Vorherige verbleibt in einem Zustand mystischer Vereinigung mit denen, die entschwunden sind, während das Letztere sich fortbewegt. Das ist die Geschichte Kierkegaards, der – im Laufe seiner Kindheitsjahre und als junger Erwachsener – im Grunde genommen seine ganze Familie verloren hat: Mutter, Vater und fünf Geschwister. Es gab einen Bruder, der bis in seine späten Jahre hinein überlebte, ein Theologe, aber er konnte Søren nicht viel geben.

Uns half ein klinischer Fall, dessen sich einer von uns (G. A.) angenommen hatte und der sich vor einigen Dekaden mit der Beschäftigung der wichtigsten Werke des Philosophen überschnitt, Kierkegaard zu verstehen. Die Geschichte handelt von einem 30-jährigen Mann, der wegen bedrängender auditiver Halluzination Hilfe suchte. Wieder und wieder wurde diese ansonsten in ihrer Arbeit hochfunktionale Person durch die Geräusche von Glockengeläut beeinträchtigt und desorientiert. Er wurde danach gefragt, ob er irgendeine Idee diesbezüglich hätte. Er antwortete, er habe keine.

Er war vier Jahre zuvor in die Vereinigten Staaten gekommen, nachdem er in Kanada gelebt hatte. Er war ein sehr erfolgreicher Geschäftsmann in einer großen Firma und berichtete, seine Tätigkeit und das Leben zu genießen, das er gefunden hatte, nachdem er sein ursprüngliches Zuhause verlassen hatte. Wenn man ihn bat, etwas über seinen Hintergrund zu erzählen und über die Gründe für die Einwanderung nach Amerika, wirkte er eigentümlich unwillig, über seine Vergangenheit zu sprechen: »Das war ein anderes Leben – das war damals, und das ist jetzt – ich möchte nicht weiter darauf eingehen.«

Nach einer Reihe von Treffen kam eine gar fürchterliche Geschichte zum Vorschein, eine, die eng mit den beeinträchtigenden Halluzinationen zusammenhing, unter denen er litt. Als junger Mann war er mit seiner Jugendliebe verlobt gewesen und wollte heiraten. Am Tag vor dem großen Ereignis waren er und einige andere der Hochzeitsgesellschaft zu seiner Kirche gereist, um für die Zeremonie zu üben. Auf dem Weg zurück krachte ein Auto in das Fahrzeug, in dem seine Verlobte, deren Eltern, sein Bruder und seine Mutter saßen, die allesamt bei der Explosion des Fahrzeugs in den Flammen starben. Er war an der Schwelle zu einer fröhlichen Hochzeit gewesen, die mit geliebten Freunden und der Familie gefeiert werden sollte. Nun waren die ihm engstens verbundenen Menschen seiner Welt auf schreckliche Weise getötet worden.

Es hat keine wirkliche Trauer gegeben, kein Weinen, kein ausgedehntes Betrauern irgendeiner Art; stattdessen verfiel der Mann in eine todesähnliche Starre. Nach einigen Monaten, immer noch in einer Art verlängerten Schocks, verspürte er einen mächtigen Impuls, sein Land zu verlassen und sein Leben zu verändern. Eine geschäftliche Gelegenheit war zur Hand, und so schnitt er sich im Wesentlichen von der Existenz, die er gekannt hatte, ab, und zog in eine nördliche Stadt der Vereinigten Staaten. Sogar sein persönliches Hab und Gut ließ er zurück und trat in ein neues Leben und eine neue Karriere ein. Einige wenige Jahre vergingen, in denen er sich beruflich und sozial erfolgreich in seinem neuen Land etablierte. Aber dann tauchten die Halluzinationen auf. Während er weiter über die Glocken sprach, die in seinen Ohren klangen, benutzte er das Wort »läuten«, um deren Klang zu charakterisieren. Ein Bild von einer Glocke kam dem Analytiker in den Sinn. Also fragte er ihn, ob die Töne, die er hörte, die Hochzeitsglocken der geplanten Hochzeit seien, die dann aber einen tragischen Abbruch durch den Autounfall erfahren hatte. Er fragte ihn weiterhin, ob es einen Teil von ihm gebe, der sich immer noch auf die Zeremonie vorbereite, sich vielleicht sogar vorstelle, am Altar auf seine Braut zu warten. Eine Reihe von Jahren vergingen, die ihm dabei halfen, sich mit dem unerträglichen, unverständlichen Trauma von alledem zu arrangieren. Während dieses Prozesses wurde deutlich, dass sich ein Spalt in ihm geöffnet hatte, zwischen dem Teil des jungen Mannes, der zutiefst mit den Menschen seines früheren Lebens verbunden war, und dem Teil, der sich auf den Weg gemacht hatte, eine insgesamt neue Existenz zu erschaffen. Er hatte sein Erleben der Verluste dissoziiert, aber auf Kosten der Einheit seiner Seele. Die Halluzinationen der läutenden Glocken waren Rufe seines vorherigen Lebens, die versuchten, den Riss zu heilen und ihn zu sich selbst zurückbringen.

Kierkegaard hörte ebenfalls läutende Glocken des Todes. Belastet durch eine Serie unerträglicher Verluste seiner geliebten Familienmitglieder teilte er sich letztlich in ein »Ich«, das getrennt von seinen Familienmitgliedern existierte und das weiterlebte, während ein anderes »Ich« mit den Toten verbunden blieb und dissoziiert wurde. Aber er fühlte den Ruf der Verstorbenen, die einen immerwährenden Anspruch auf sein Herz behielten. Es gibt eine berühmte Passage in seinen persönlichen Tagebüchern, die diesen Anspruch auf sehr schöne Weise beschreibt. Sie betrifft ein wiederkehrendes Erlebnis, das er auf einem einsamen Spaziergang vor der Weite des Ozeans hatte.

> »[Dies] war immer einer meiner Lieblingsorte. Und während ich eines stillen Abends dort stand, als das Meer sein Lied in tiefer und ruhiger Feierlichkeit aufspielte, während mein Auge nicht ein einziges Segel in der Weite des Wassers erblickte und das Meer den Himmel begrenzte, und der Himmel das Meer; während auf der anderen Seite der betriebsame Lärm des Lebens verklang und die Vögel ihr Abendgebet sangen – kamen die wenigen, die mir am Herzen lagen, aus ihren Gräbern hervor, oder eher erschien es mir so, als ob sie nicht gestorben waren. Ich fühlte mich so zufrieden in deren Mitte, ich ruhte in ihrer Umarmung und es war, als ob ich außerhalb des Körpers war, mit ihnen in den oberhalb liegenden Äther schwebte – und das heisere Kreischen der Möwen erinnerte mich daran, dass ich alleine dastand, und alles verschwand vor meinen Augen, und ich kehrte schweren Herzens zurück, um mich in die betriebsame Welt zu mischen, jedoch ohne solch glückselige Momente zu vergessen« (1834–1842).[4]

Kierkegaard dissoziierte und zerbrach in Einzelteile. Im Griff seiner eigenen Fragmentierung wurde er dann zu sich selbst zurückgerufen und zu allen, die ihm weggenommen worden waren. Seine anschließende Reise enthielt eine Vor- und Zurückbewegung zwischen Tod und Leben, ohne die Möglichkeit, sich gänzlich auf eine der Seiten einzulassen.

Eine seiner berühmtesten Arbeiten, *Entweder – Oder* (1843), verweist im Titel auf die Spaltung im Herzen dieses Mannes. Die dort angesprochene hauptsächliche Teilung besteht zwischen dem, was er als »ästhetisch« und »ethisch« bezeichnete. In späteren Arbeiten sprach er von der eng zusammenhängenden Spannung zwischen dem »Religiösen« und dem »Ästhetischen«. Diese Di-

4 Mangels Zugriff auf eine autorisierte deutschsprachige Übersetzung habe ich eine eigene Übersetzung gewagt (A. d. Ü.).

chotomien entsprechen intellektuellen Parallelen der inneren Teilung: zwischen dem Teil von ihm, der mit seinen Liebsten in der Ewigkeit, in die sie geschritten waren, verbunden blieb, und dem Teil, der sich mit der zeitlichen Welt der Unmittelbarkeit beschäftigte und versuchte, mit tatsächlich lebenden Wesen in Verbindung zu treten. Untersucht man, wie die Kategorien in Verbindung zueinander stehen, ist unverkennbar der Schatten des Erdbebens anwesend, das ihn von seinem unaufhörlichen Trauern sowie von seinen Familienmitgliedern trennt. Søren Kierkegaard stand zwischen zwei Welten: der gegenwärtigen Welt und dem Jenseits. Sein Leben und seine Arbeit bezeugen den Versuch eines eigentümlichen Balanceakts, mit beiden Welten verbunden zu bleiben. Insoweit wie er nichts und niemandem vollständig gerecht werden konnte, konnte dieser unglückliche Mann jedoch keinem von beiden treu bleiben.

Das wird am deutlichsten anhand der tragischen Geschichte seiner Beziehung zu einer jungen Frau, Regina Olsen, sichtbar, die er zwar innig liebte, sich aber gezwungen fühlte, sie aufzugeben. Sich von ganzem Herzen für ein Leben mit seiner Geliebten zu entscheiden, hätte von ihm gefordert, das Band zur Ewigkeit fortzuwerfen. Stattdessen schickte er Regina fort. Aber ein innerer Teil von ihm wandte sich zurück an die Welt und an seine Verlobte, wobei er an der Hoffnung festhielt, dass er sich irgendwie erneut mit ihr vereinen könnte. Er opferte seine Liebe für Regina im Interesse seines Engagements mit dem Unendlichen; aber er schaute zum Himmel, zu Gott selbst, um sein Opfer unnötig werden zu lassen und auf wundersame Weise seine Herzensdame zurückzuerhalten. Das findet sich symbolisiert in seiner eigentümlichen, aber interessanten Diskussion der Geschichte von Abraham und Isaac in *Furcht und Zittern* (1843), worin der Vater sich verpflichtet, seinen Sohn zu opfern, der dann aber verschont wird. Es fand sich ein Wahnsinn in Kierkegaards immerwährender Dualität, der dazu führte, dass er sich selbst und seiner Regina unermesslich schadete. Sie verlor den einen, den sie liebte, und sein Herzenswunsch kehrte nie mehr zu ihm zurück.

Kierkegaards Genialität, vorzufinden in allen seinen Schriften, liegt in einer Reihe von Dingen. Man könnte zunächst seine Rekonzeptualisierung der menschlichen Person als ein existierendes Individuum nennen. Was bedeutet der Begriff *Existenz* innerhalb seines Denkrahmens? Ein guter Ausgangspunkt, um dem nachzugehen, ist seine *Abschließende unwissenschaftliche Nachschrift zu den philosophischen Brocken* (1846), in der seine berühmte Kritik an der Hegelschen Philosophie erscheint. Seine These, vereinfacht dargestellt, lautet: »Ein logisches System ist möglich … ein existentielles System ist nicht möglich« (ebd.). Was er sagte, ist, dass ein System von Postulaten und verknüpften Deduktionen konstruiert werden kann, das eine innere Konsistenz und Kohärenz aufweisen wird; aber ein allumfassendes System von Ideen über die menschliche Existenz kann nicht konstruiert werden. Der Grund dafür liegt darin, dass das letztere zwangsläufig den Denker einschließen muss, der nicht über sich hinausgehen kann und außerhalb seiner eigenen Erschaffung verweilen kann. Kierkegaard betrachtete Hegel als jemanden, der dieses unmögliche Ziel zu erreichen strebte, aber befand es als armselig und komisch. Er zeigte auch auf, dass Hegels Einführung der Bewegung des Logischen in seiner Theorie der Dialektik das Existentielle mit dem Logischen vermischt und so überhaupt keinen Sinn ergibt.

Wie steht sein Denken hier in Verbindung mit der Tragödie seines Lebens? Ein existentielles »System« wäre ein geschlossenes System, eine menschliche Schöpfung, die den Denker in einer Schleife allumfassender Reihen von Erklärungen festhält, ja den Denker selbst einschließt. Unmöglich, sagt Kierkegaard. Er litt unter der Anwesenheit zweier Systeme: des Familiensystems, bestehend aus ihm in Beziehung zu den Toten in der Ewigkeit; und des Systems in endlichem Raum und endlicher Zeit, geschaffen in seiner Beziehung zu den Lebenden, einschließlich Regina. Keines der beiden enthielt das andere, und Kierkegaard identifizierte unbewusst das allumfassende Streben Hegelscher Philosophie mit seinen eigenen persönlichen Unmöglichkeiten. Der ultimative Traum von Hegels vollendeter Synthese der Welt war ein Spiegel von dem unmöglichen Traum dieses Mannes, eine ganze Person zu werden.

Eine zweite Gewichtung in seinen Gedanken, die unsere Welt verändert hat, liegt in seiner Formulierung, dass »Wahrheit Subjektivität ist« (vgl. 1846/1946a, S. 210). Die Vorstellung beinhaltet, dass das Konzept von Wahrheit zwei Seiten aufweist, wenn wir ausreichend intensiv darüber nachdenken. Eine ist empirisch, die Wahrheit äußerer Fakten und Situationen. Über eine bestimmte Aussage oder Meinung könnte man sagen, sie besitze diese Wahrheit, wenn sie passend mit der tatsächlichen Welt in Einklang gebracht wird. Aber es gibt eine zweite Wahrheit, die in der eigenen Weise eines Individuums liegt, wie es seine oder ihre Situation erlebt. Hier könnte eine Person eine Meinung in Erwägung ziehen, eine Vorstellung ausgestalten oder eine Einstellung zeigen, die hinsichtlich externer Bedingungen falsch erscheint. Aber innerlich mag sie auf eine Weise beibehalten werden, die all dem, was diese Person ausmacht, treu bleibt. Solch ein Glauben wäre subjektiv wahr.

Kierkegaard versuchte in diesen Gedanken einen Weg zu finden, um Religion und Wissenschaft miteinander in Einklang zu bringen, aber vor allem, um gegen eine Diskreditierung des Glaubens durch »wissenschaftlich objektive« Bewertungen zu bekämpfen. Aber die Bedeutung seiner Überlegungen reicht über solche Konflikte hinaus und stellt eine Grundlage bereit, um sich der Subjektivität zuzuwenden, als einem Gebiet mit eigener Vorrangstellung und eigener Rechtmäßigkeit. Wir glauben, dass seine Ideen zu den philosophischen Strömungen im 19. Jahrhundert beitrugen, die schließlich zur Phänomenologie führten. Durch das Hervorheben des Subjekts in diesen Überlegungen verwarf er die Hegemonie des Objekts und etablierte eine Art Balance zwischen den beiden. Hierin sehen wir erneut eine intellektuelle Ausdrucksform, die auf dramatische Weise sein Bedürfnis nach Integration und Aussöhnung seiner inneren Bindungen parallelisiert und symbolisiert, sowohl zu all den Toten, die emotional für ihn real geblieben sind, als auch im Engagement im Außen mit den tatsächlich lebenden menschlichen Wesen.

Der dritte Punkt Kierkegaards, den wir erwähnen möchten, findet sich seinem Werk *Die Krankheit zum Tode* (1948). Dies ist ein Buch über die menschliche Verzweiflung, verstanden als zentraler Ausdruck unterschiedlicher Formen der Selbstentfremdung und Selbstvergessenheit. Er spricht mit beispielloser Eloquenz zu uns über die Weisen, wie wir den Kontakt zu uns selbst als existierende menschliche Wesen verloren haben, und darüber, wie diese Vergessenheit selbst unbewusst geworden ist. Das zentrale Merkmal seiner Analyse liegt in der Beziehung zu Gott, dem Schöpfer, in dessen Sein alle individuellen menschlichen Wesen grundlegend begründet sind. Es gibt da ein Bild in seiner reichhaltigen Vorstellungskraft von der menschlichen Person als grundsätzlich in das Himmelreich eingebettet, und von Personen, die den Kontakt zu dieser Wahrheit verloren haben, als Opfer schrecklichster Verzweiflung, die im menschlichen Leben vorkommen kann. Er war, wenn wir uns in unserem Verständnis vom großen Erdbeben nicht irren, der ursprünglich Leidtragende dieser Krankheit zum Tode. Abgeschnitten von seinen Bindungen zu denen, die verschwunden sind, versunken in der Unmittelbarkeit der lebenden menschlichen Wesen, wurde er von seinen eigenen tiefen Leidenschaften und Sehnsüchten nach Wiedervereinigung mit Geliebten, vom Tod Davongestohlenen, getrennt. In Kierkegaards wirklichem Leben konnte die Spaltung von Himmel und Erde nicht erfolgreich geheilt werden; in seiner Philosophie der Verzweiflung dagegen wurde eine Vision von Anerkennung und Zuversicht in die eigene Grundfeste im Göttlichen entwickelt, während er zur gleichen Zeit in der Welt der lebenden Menschheit gedieh.

Friedrich Nietzsche

Nietzsche war ein Mann, der in den letzten Jahren seines Lebens offiziell und medizinisch für verrückt erklärt wurde. Die Genialität dieses Denkers ist jedoch, wie die aller vier unserer Philosophen, aufs engste verknüpft mit einem tieferen

Wahnsinn, der ihn seine ganze Lebensgeschichte lang heimsuchte, lange auch einer Diagnose seiner sogenannten Geisteskrankheit vorausgehend. Wie Kierkegaard war er ein Kind von Verlusterfahrungen. Auch war er ein in sich gespaltener Mann mit einem lebenslangen Projekt des Suchens – aber nicht des Findens – nach einer Einigung sich bekriegender Strebungen in seiner Natur. Seine Biografen betonen zumeist die Rolle des Todes seines geliebten Vaters in früher Kindheit. Sie verweisen zurecht auf seine Reaktionen auf diese Tragödie als bedeutende Quelle seiner späteren philosophischen Beschäftigungen. Worin genau jedoch bestand die Auswirkung seines frühen Traumas, und wie verhielt es sich in Bezug auf seine Genialität und seinen Wahnsinn?

Nietzsche erlitt eine überaus schreckliche Katastrophe, als er vier Jahre alt war. Es besteht Unklarheit in den historischen Aufzeichnungen über die genaue Todesursache seines Vaters. Aber man weiß, dass er infolge einer Gehirnerkrankung oder -verletzung starb und dass dem eine Periode qualvoller Kopfschmerzen vorausgegangen war. Der zukünftige Philosoph reagierte auf diese Tragödie, indem er sich mit dem verlorenen Vater identifizierte und seine eigene Identität anhand der Vorstellung vom Vater wiederaufbaute. Dabei war es notwendig, seine am Boden zerstörte Mutter und Familie zu beruhigen, indem er sich den Mantel der väterlichen Rolle selbst anzog (Arnold & Atwood, 2005). In einer im Alter von 13 Jahren verfassten Autobiografie erzählt er die Geschichte eines Traumes, der auf dramatische Weise sein junges Leben repräsentiert, das vom Vorhaben der Wiedergeburt seines Vaters mitgerissen wurde. Er berichtet, der Traum sei ihm bald nach dem Ableben seines Vaters gekommen.

> »In der damaligen Zeit träumte mir einst, ich hörte in der Kirche Orgelton wie beim Begräbniß [meines Vaters]. Da ich sah, was die Ursache wäre, erhob sich plötzlich ein Grab und mein Vater im Sterbekleid entsteigt demselben. Er eilt in die Kirche und kommt in kurzem mit einem kleinen Kinde im Arm wieder. Der Grabhügel öffnet sich, er steigt hinein und die Decke sinkt wieder auf die Öffnung. Sogleich schweigt der rauschende Orgelschwall und ich erwache« (Nietzsche, 1858).

Das Kind, das ins Grab genommen wurde, war unzweifelhaft der junge Nietzsche selbst, jetzt festgehalten in der tödlichen Umarmung einer verzehrenden Identifikation, die seine Fähigkeit, sich selbst zu behaupten und auszudrücken, für den Rest seines Lebens beeinträchtigen wird. Des Denkers Wahnsinn wurzelt in der Spaltung zwischen den inkompatiblen Entwürfen, für den verstorbenen Vater zu leben oder für sich selbst zu leben.

Eine Teilung hatte sich ergeben zwischen dem Jungen und dem väterlichen Ersatz, der er wurde; sein Lebensweg benötigte ein entsprechend dialektisches Muster, dominiert von einem Bedürfnis, die zwei Teile seiner selbst zusammenzubringen, das niemals anhaltende Erfüllung fand. Das spiegelt sich überall in den Arbeiten von Nietzsches Genius. Seine Werke waren Bemühungen, zwei Dinge aneinander anzupassen, die letztendlich nicht zusammengebracht werden konnten – die inkompatiblen Programme, der verstorbene Vater zu werden und diesen zu ersetzen auf der einen Seite, sowie er selbst zu sein und zu werden auf der anderen Seite. Man findet ein Echo seines Ringens in der Dichotomie von Apollonischem und Dionysischem; in der eigenartigen Dualität Zarathustras (Nietzsche, 1882), der die Lehre predigt vom Gebot, dass menschliche Wesen sie selbst sein sollen, aber zur gleichen Zeit selbst als väterlich-führender Prophet spricht; und in einer irgendwie eher indirekten Weise in seiner Sicht vom menschlichen Wissen als vorgegeben perspektivisch.

Nietzsches Perspektivismus wohnt einem seiner berühmtesten Sätze inne, welches in dem Aphorismenbuch *Jenseits von Gut und Böse* (1886) erscheint: »Allmählich hat sich mir herausgestellt, was jede grosse Philosophie bisher war: nämlich das Selbstbekenntnis ihres Urhebers und eine Art ungewollter und unvermerkter memoires« (ebd.). Die sich in dieser Aussage zeigende Einsicht der Einbettung der Philosophie in das Leben des Philosophen ist mit seinem Verständnis davon verknüpft, dass unser gesamtes Denken perspektivisch ist. Für niemanden ist ein Blick aus Gottes Auge auf die menschliche Existenz möglich. Das Ziel, eine Formulierung von Wahrheit zu erreichen, die eine individuelles Leben überschreitende Gültigkeit besäße, wird dementsprechend bedeutungslos. Ein spezifischer Weg, den Nietzsche fand, um dieser Idee Geltung zu verschaffen, war seine bekannte Feststellung: *»Gott ist tot«* (1886).

Man blickt auf beeindruckende Gedankensysteme, auf aus Abstraktionen zusammengesetzte Kathedralen, und Nietzsche teilt uns mit, dass diese großartigen Gebäude untrennbar an die Lebenskontexte, an die eigene persönliche Existenz des Philosophen geknüpft sind. Es gibt dort keine Realitäten oberhalb oder jenseits der Unmittelbarkeit menschlicher Existenz, und die gesamte Geschichte der Vorschläge für solch einen alles übergreifenden Bereich erweist sich als nichts anderes als allzu menschliche, persönliche Perspektiven. Erhabenes, komplexes Gedankengut wird in gelebte Erfahrung integriert. In diesem vereinheitlichenden Akt entdeckt man eine Manifestation von Nietzsches anhaltender Suche nach Ganzheit. Die Feinfühligkeit dieses Mannes für die perspektivische Natur philosophischen Denkens wurde vielleicht durch das Wechselspiel der dualen, im Widerstreit stehenden Perspektiven vergrößert, von denen sein Leben besessen war: der seines Vaters, den er zu ersetzen suchte, und der vom ursprünglichen Kind, dessen Identität er zurückzugewinnen suchte.

Bedenken Sie in diesem Zusammenhang die Lehre von der ewigen Wiederkehr des Gleichen. Diese Idee kann betrachtet werden als Verdinglichung und Verallgemeinerung von Nietzsches Verhaftetsein in dem Projekt, mit seinem Leben das seines Vaters zu wiederholen und zu verlängern. In seinem Denken ist jede Person dazu bestimmt, endlos Leben zu wiederholen, die schon einmal gelebt worden sind, immer wiederkehren, ohne Ende, bis hin zu genau den immer gleichen Situationen. Nietzsches Auffassung, dass er, »bloss mein Vater noch einmal« sei (eine Aussage, die in seiner späten Autobiografie, *Ecce homo. Wie man wird, was man ist* [1908], erscheint), spiegelt genau die Idee wieder, dass wir auf ewig zu Leben zurückkehren, die sich bereits ereignet haben.

Ein Wahnsinn wohnt dieser Lehre inne. Nietzsches Gesamtphilosophie räumt mit den Zuflucht bietenden Illusionen auf, die der Westlichen Zivilisation durch Platon, durch die christliche Metaphysik und die damit verbundenen Ideen zur Verfügung gestellt worden waren: Dies wird bewerkstelligt, indem die Welt menschlicher Existenz als im Wesentlichen chaotisch vorgestellt wird, nur in der Bedeutung, die wir ihr selber geben. Er teilt uns mit, dass es nichts Beständiges gibt, auf das wir uns im Fluss des endlosen Werdens der Welt verlassen können. Solch eine Sicht kann den Denker in Richtung eines depressiven Nihilismus treiben. Es gibt nichts, worauf man sich verlassen kann, mit der einzigen Ausnahme: der ewigen Wiederkehr des Gleichen. Nietzsches Doktrin widerspricht sonderbarerweise dem, was seine Philosophie andererseits mitteilt: Sie schreibt dem Fluss des Werdens eine »permanente Struktur« zu, ein grundlegendes Sein, bestimmt durch die ewige Wiederkehr seiner selbst. Dies spiegelt erneut wieder, wie der junge Nietzsche mit dem familiären Chaos angesichts des Todes des Vaters fertig wurde, indem sich selbst in ein väterliches Duplikat verwandelte.

Ludwig Wittgenstein

Betrachtet man Ludwig Wittgensteins Leben, schreit ein Umstand nach einer Erklärung: seine intensive Sehnsucht, tot zu sein. Wenn wir diesen Philosophen verstehen wollen, lassen Sie uns auch zu begreifen suchen, wie seine verschiedenen Ideen mit einer fortwährenden Suizidalität in Beziehung stehen. Die biografische Forschung offenbart etwas sehr Interessantes, das in dieser Sache von Relevanz ist. Er hatte drei Brüder, die sich als junge Männer selbst töteten. Es erscheint sehr wahrscheinlich, dass sein eigener Wunsch zu sterben eng mit dem Akt der

Selbstvernichtung seiner Brüder in Beziehung stand. So kann man die Frage aufwerfen: Was geschah diesen Menschen, um das für gewöhnlich stärkste Motive zu untergraben, das ein menschliches Wesen fühlt: den Willen zu leben?

Die Jungen wuchsen in einer Familie auf, die von deren Vater, einem reichen österreichischen Stahlmagnaten, beherrscht wurde, der von allen seinen Söhnen erwartete, seinem Weg zu folgen und Ingenieure zu werden (Monk, 1990). Das war eine Situation von überwältigendem Narzissmus, in der die Jungen für ein Leben vorgesehen waren, die persönliche Reise des Vaters zu verlängern und zu bestätigen. Er war die Sonne, und sie waren die Planeten: Die Bedeutung ihrer individuellen Anstrengungen, sich selbst etwas aufzubauen, bestand darin, wie sie seine Strahlen widerzuspiegeln vermochten. Drei dieser Kinder lehnten letztlich das Schicksal ab, das für sie vorgeplant war, indem sie ein Leben der Willfährigkeit entschieden ablehnten und auf das eigene Leben verzichteten. Ludwig passte sich anfänglich den väterlichen Vorstellungen an und wurde Ingenieur. Er wäre mit ziemlicher Sicherheit auf die gleiche Weise wie seine Brüder geendet, wenn er nicht zur Philosophie gefunden hätte.

Zuerst angezogen von der mathematischen Logik, suchte Wittgenstein den anerkannten Logiker Gottlob Frege auf, der ihm riet, nach Cambridge zu gehen und dort bei Bertrand Russell zu studieren. Russell hatte gerade, zusammen mit Alfred North Whitehead, die *Principia Mathematica* (1927) veröffentlicht. Diese neue Mentorenfigur fungierte fast von Anfang an als väterlicher Stellvertreter. Russell war außerordentlich von Wittgensteins philosophischer Ernsthaftigkeit und Leidenschaft beeindruckt und glaubte, dass die kommenden wichtigen Stufen in der westlichen Philosophie gut aus der Arbeit seines Protegés hervorgehen könnten. Zur gleichen Zeit sah Russell Wittgensteins tiefgehende emotionale Not und war besorgt, dass er sich stattdessen am Ende selbst umbringen könnte.

Auf einer persönlichen Ebene geben Wittgensteins philosophische Bestrebungen ein Ringen darum wieder, seine Identität von der verwirrenden, mystifizierenden Sprache seiner Ursprungsfamilie zu entflechten. Er wurde sozusagen einer Gehirnwäsche durch den bemächtigenden Druck des selbstzentrierten väterlichen Universums unterzogen. Herman Wittgenstein war ein epistemologischer Tyrann, der für all jene, die mit ihm in Verbindung zu bleiben suchten, die Realität definierte. Die Gedanken des Philosophen können deshalb als ein Unternehmen angesehen werden, sich selbst umzuprogrammieren, schlussendlich auf die Möglichkeit ausgerichtet, sich selbst von dem väterlichen Programm zu befreien und seinen eigenen Platz in der Welt zu behaupten.

Wittgensteins erstes Buch, das einzige, das zu seinen Lebzeiten veröffentlicht wurde, der *Tractatus Logico-Philosophicus* (1974 [1922]), stellt eine Bemühung dar, die Beziehung zu erhellen zwischen den Worten unserer Sprache und dem, was er »die Sachlagen« nannte, die in der von uns wahrgenommenen Welt erscheinen. Besonders zwei Behauptungen tauchen in dem Buch auf, von denen wir glauben, dass sie von persönlicher Bedeutung getragen sind: *»So etwas wie ein Subjekt gibt es nicht. [...] Das Subjekt gehört nicht zur Welt«* (ebd., S.69). Auf einer philosophischen Ebene erinnert uns das daran, dass wir die erste Person Singular nicht vergegenständlichen sollten: Das »Ich« ist nicht ein Ding in der Welt. Uns wird mitgeteilt, dass das erlebende Subjekt – was jeder von uns als unser eigenes »Ich« betrachtet – nicht Inhalt dieser von uns wahrgenommenen Welt ist; stattdessen ist es das, worüber Wittgenstein als »Grenze« dieser Welt sprach, ein Standpunkt, von dem aus wir das definieren, was wir »Welt« nennen, mitsamt seinen Inhalten.

Wenn wir die Aussagen aus ihrem üblichen philosophischen Zusammenhang herausheben und über die persönliche, lebensgeschichtliche Bedeutung nachdenken, die sie enthalten könnten, tritt eine wissenschaftstheoretische Rebellion seitens Wittgenstein in Erscheinung – eine, die gegen den mächtigen Vater angezettelt wurde, der der alles definierende Lenker der Existenz seines Sohnes zu sein versuchte. Der Sohn sagt:

> »Ich« bin nicht ein Ding, das zu Deiner Welt gehört, nicht irgendetwas, was irgendwer definieren oder kontrollieren könnte. Mein Sein liegt außerhalb des Irrsinns Deiner Selbstsüchtigkeit. Darüber hinaus wisse Folgendes: »Ich« bin nicht ein Gegenstand im Inventar Deiner Besitztümer, um benutzt zu werden, wie es Dir gefällt!

Die Sogwirkung der bemächtigenden väterlichen Autorität muss dennoch sehr stark geblieben sein; sie stellte eine ständig gegenwärtige Gefahr dar, zurück unter seine Kontrolle zu geraten und erneut die gehorsame Erweiterung eines unwiderstehlichen Willens zu werden. Das ist nicht nur einfach eine Angelegenheit von einem Kind, das gegen einen Elternteil ankämpft, der streng und kontrollierend ist. Wittgensteins Abgrenzung von seinem Vater war eine Angelegenheit, sein ureigenes Sein als jemand unabhängig Realen zu retten. Eine Krise ereignete sich in seinem jungen Leben, in der erkannte, dass die weitere Reise auf dem von seinem Vater vorgegebenen Weg zur Folge hätte, dass er ein dauerhafter Posten auf der Liste der vielen Besitztümer seines Vaters werden würde. Es würde bedeuten, die Vernichtung zu akzeptieren.

Ein Hinweis auf die gefühlte Gefahr, in die auslöschende Konformität seiner Jugend zurückzukehren, findet sich in einem Merkmal von Wittgensteins Leben, das Biografen zwar bemerkt, aber nicht vollständig verstanden haben. Es war seine Unfähigkeit, sich zu verstellen, zu lügen, die Wahrheit zu verbergen, unter dem Druck der Umstände, in denen er sich befand. Wenn er sich auch nur einer Verheimlichung näherte, was außergewöhnlich selten geschah, geriet er in eine Krise, in der er sich selbst sofort umbringen wollte. Unser Verständnis von dieser Unfähigkeit zu lügen ist, dass die Darstellung von irgendetwas anderem als dem, was er fühlte und von dessen Wahrheit er wusste, eine Gefahr darstellte, erneut in die Falschheit einer Identität verschlungen zu werden, die auf dem Bedürfnis gründet, vom Vater akzeptiert zu werden, anstatt auf seiner eigenen spontanen Intentionalität und Authentizität. Wenn es einzig die Möglichkeit eines falschen Lebens gäbe, dann gäbe es nur den Tod.

Der Philosoph verschaffte seiner Befreiung von der Versklavung Geltung, indem er die Beziehungen zu seinem Vater abbrach und sich sogar weigerte, die beachtliche Erbschaft anzunehmen, als der Vater schließlich verstorben war. Wittgenstein sah in der Annahme des Geldes ein Aufopfern seines sehr unsicheren Gespürs persönlicher Existenz. Herz und Seele des Wahnsinnes dieses Mannes liegen in der Vernichtungsgefahr, die ihn sein ganzes Leben lang verfolgte. Wir können demnach seine Philosophie als Suche nach einer Antwort auf seine ontologische Vulnerabilität betrachten.

Seine Schriften bestehen zum größten Teil aus auf die Sprache ausgerichteten aphoristischen Meditationen. Er reicht uns Gedankenketten, die verschiedene Verwirrspiele offenzulegen versuchen, denen wir erliegen. Dabei argumentiert er, viele – vielleicht alle – klassischen Probleme der Philosophie entstünden als sekundäre Manifestationen dieser linguistischen Verwirrspiele. Wittgenstein beteiligt sich selbst und seine Leser an Dialogen, die bestimmte Beispiele der Art, wie gesprochen und gedacht wird, betrachten, um diese dann einer schonungslosen Reflektion und Analyse zu unterwerfen. Im Prozess dieser Gespräche bildet sich eine tiefgründige Kritik der gesamten cartesianischen Tradition heraus, eine Zerlegung metaphysischer Konzeptionen und Unterscheidungen, die sonst unser Denken einwickeln und uns innerhalb von Strukturen unbewusster Verwirrspiele gefangen halten. Zentral für seine transformierenden Nachforschungen ist sein Verständnis der menschlichen Existenz in Begriffen wie »Geist«, betrachtet als ein »denkendes Ding« – eine tatsächliche Entität mit einem Inneren, das auf eine Welt hinausschaut, von der es im Grunde genommen entfremdet ist. So eine Idee, einmal postuliert, führt unaufhaltsam in einen Dualismus: Man beginnt sich zu fragen, wie diese Entität »Geist« sich auf seltsame und mysteriöse Weise mit einer anderen Entität, dem »Körper«, verbindet. Er führt überzeugende Argumente an, dass bestimmte linguistische Verwirrungen, basierend auf der menschlichen Tendenz, Hauptwörter in Materielles zu verwandeln, die Wurzel solcher ansonsten unbegründeter Ideen darstellen.

In Wittgensteins Universum gibt es keinen »Geist« mit Innenräumen, keine intrapsychischen Räume, in denen Ideen und Gefühle in einem »seltsamen Zustand« im Umlauf sind, keine Mysterien, die wir benötigen, um davon fasziniert zu sein, wie die geistige Entität und ihre vermeintlichen Inhalte sich mit dem physikalischen Objekt, das wir Körper nennen, in Beziehung setzen. Langjährige Traditionen der Metaphysik werden dementsprechend untergraben, und das Gelände der Philosophie öffnet sich neuen und klärenden Wegen zur Erforschung unserer Existenz. Prominente Ideen gegen die Stimmigkeit des Solipsismus[5] als einer philosophischen Position und auch gegen die Möglichkeit einer individuellen »privaten Sprache« widerlegen entschieden die Idee, dass es irgendeinen Sinn macht, über das menschliche Leben in Begriffen eines isolierten »Ich« oder Ego nachzudenken. Wittgenstein war ein postcartesianscher Philosoph par excellence.

Wittgenstein betrachtete manchmal seine eingehenden Untersuchungen unserer linguistischen Ausdrucksformen und verknüpften Gedankenmuster als eine Form von auf Philosophie und Gesellschaft angewandter »Therapie«. Es entspricht unserer Sicht, dass die von ihm unserer Zivilisation angebotene Therapie genauestens seine persönlichen Bemühungen widerspiegelt, die wir zuvor beschrieben haben. Dort bestand sein Lebensziel darin, sich selbst von den umschlingenden Verwirrungen, Invalidierungen und Vernichtungen zu befreien, die das Familiensystem seiner Jugend durchzogen. In dieser Hinsicht war er darin erfolgreich, einzigartige persönliche Angelegenheiten mit wichtigen Strömungen und Bedürfnissen der umfassenderen Kultur zu verbinden. Seine philosophische Reise erlaubte es ihm somit, eine Bedeutung für sein Leben jenseits des einengenden Orbits von tödlichem Narzissmus seines Vaters zu finden. Es half ihm, das tragische Schicksal seiner Brüder zu vermeiden.

Wir wollen uns jetzt einer von Wittgensteins (1953) wichtigsten, kennzeichnenden Ideen zuwenden, der vom sogenannten *Sprachspiel*. Es ist ein schwer fassbarer Begriff, den er niemals innerhalb seiner verschiedenen Dialoge formal definierte, weshalb man beachten muss, wie er diesen in den verschiedenen Kontexten anwandte, und hieraus seine Bedeutung extrahieren. Natürlich ist seine bekannteste Formulierung, dass »die Bedeutung der Gebrauch ist«, nirgendwo sonst zu finden, was eine entschiedene postcartesianische Sicht auf die Semantik darstellt.

---

5 Erkenntnistheoretische Lehre, die alle Gegenstände der Außenwelt (auch sogenannte andere Ichs) nur als Bewusstseinsinhalte des eigenen Ichs sieht.

Wir denken bei einem Wittgensteinschen Sprachspiel an eine Reihe von Wörtern und Sätzen, nebst ihren gebräuchlichen Verwendungen, die ein quasi-organisches System so formen, dass, wenn man eines oder zwei Elemente in dem System verwendet, man in das Ganze katapultiert und zum Gegenstand seiner impliziten Regeln wird – auf gewisse Weise Gefangener der innerhalb seiner Horizonte möglichen Diskurse. Ein Sprachspiel, das, in welchen Sphären unseres Lebens auch immer, manifest wird, schließt uns in ein endliches System von Elementen und Möglichkeiten ein und setzt uns Regeln aus, denen wir wissentlich oder unwissentlich zu folgen neigen. Solch eine Struktur »spielt« buchstäblich mit unseren Gedanken, formt und lenkt unsere Erfahrungen entsprechend vorgeformter Pfade und beschränkt diese innerhalb vorgefertigter Grenzen. Wittgenstein wollte, dass wir dieser Systeme gewahr werden, in die wir alle eingebettet sind. Dieses wäre ein Teil seiner Therapie für die gesamte Kultur. Es ist das Ziel, uns zu einer größeren Klarheit zu geleiten, über das, was wir denken, wer und was wir sind. Damit wird das erhellt, was er mit unserer »komplizierten Form des Lebens« meinte.

Das ursprüngliche Sprachspiel in der Lebensgeschichte dieses Mannes findet sich in dem Kommunikationssystem seiner frühen Familie, welches seine Existenz – und die seiner verlorenen Brüder – als Spielsachen designierte, fast gleichsam Schachfiguren, die zu den kontrollierenden Vorstellungen und Besitztümern des Vaters gehörten. Eine klare Erkenntnis dieser Mystifikationen und bemächtigenden Invalidierungen seiner frühen Familienwelt wäre offensichtlich hilfreich für die Versuche dieses Mannes, seinen eigenen Weg zu finden. Er versuchte mit aller Macht mittels seiner philosophischen Reflektionen, seine Fachwelt – und die gesamte Welt – von ihrer »Behexung« durch die Sprache zu befreien, wenn auch seine eigene Befreiung von dem Zauberbann, in den ihn sein Vater geschlagen hatte, sehr unsicher blieb.

Martin Heidegger

Martin Heidegger war zeitlebens von einer einzigen Frage besessen: von der Bedeutung des Seins. Die Beantwortung dieser Frage war das große ontologische Ziel seines Lebenswerkes, oder zumindest den Weg zu bereiten, um darauf eine Antwort zu finden. Er wollte wissen, was es für etwas – für alles – bedeutete zu existieren, ein Sein zu besitzen. Zu Beginn von Heideggers opus magnum, *Sein und Zeit* (1967 [1927]), definiert er »Dasein« – sein Wort für die charakteristische menschliche Form des Seins – als ein Sein, für das das Sein ein Problem ist. Wendet man Nietzsches Bemerkung an, dass jede Philosophie ein persönliches Selbstbekenntnis und eine unbewusste Denkschrift (memoir) darstellt, ist die Aussage eine Offenbarung über den subjektiven Lebenshintergrund von Heideggers gesamtem Denken. Er war ein Mann, für den das Sein ein Problem war, ein Mann, der seiner eigenen Existenz unsicher war, dessen Gespür für die eigene Wirklichkeit fragil und unvollständig war.

Sein und Zeit (1967 [1927]) ist wohl eine der wichtigsten und einflussreichsten philosophischen Arbeiten des zwanzigsten Jahrhunderts. Ein zentrales Thema dieses Bandes wird in seiner berühmten Behauptung gefasst: »daß nicht zunächst ›ist‹ und auch nie gegeben ist ein bloßes Subjekt ohne Welt« (ebd., S. 116). Die erste Hälfte dieses Werkes widmet sich der Entschleierung der holistischen Struktur menschlicher Existenz, die von dem traditionellen metaphysischen Dualismus, insbesondere Descartes' (1989 [1641]), im Laufe der Geschichte zum Gemeinsinn unserer Kultur verwandelt wurde. Descartes' Metaphysik teilte die endliche Welt in zwei unterschiedene Grundsubstanzen – *res cogitans* und *res extensa* – Denksubstanzen (Geist), ohne Ausdehnung im Raum, und ausgedehnte Substanzen (Körper und andere materielle Dinge), die nicht denken. Dieser metaphysische Dualismus konkretisiert die Idee einer vollständigen Trennung zwischen Geist und Welt, zwischen Subjekt und Objekt – eine radikale Dekontextualisierung beider, von Geist und Welt in Bezug aufeinander, als ob sie festgehalten wären in ihrer nackten, isolierten »Dingheit«.

Im Gegensatz dazu suchte Heidegger (1967 [1927]) die Einheit unseres Seins zu erhellen, die in der Cartesianischen Bifurkation auseinandergebrochen war. Demnach ist das, was er »Dekonstruktion« der traditionellen Metaphysik nannte, eine Bereinigung von ihren Verschleierungen und Verhüllungen, um die ursprüngliche kontextuelle Ganzheit aufzudecken, die davon überdeckt worden war. Auf die Einheit unseres Seins (d.h. unsere Verständlichkeit für uns Selbst) und deren Kontext wird in *Sein und Zeit* bereits früh verwiesen, nämlich in der Bezeichnung des menschlichen Seins als Dasein.

Ähnlich wie Kierkegaard, Nietzsche und Wittgenstein war Heidegger ein zutiefst gespaltenes Individuum, angetrieben in seinem Denken, Ganzheit anzustreben. Seine Bewegung in Richtung Integration erscheint in seiner Interpretation der konstitutiven Strukturen unseres Existierens als ein »In-der-Welt-sein« (1967 [1927]). Mit den Bindestrichen, die den Ausdruck *In-der-Welt-sein* vereinen, weist er in seinen Erläuterungen des Daseins darauf hin, dass der traditionelle ontologische Spalt zwischen unserem Sein und unserer Welt definitiv geschlossen werden muss und dass unser Sein und unsere Welt in ihrer unauflöslichen Einheit sich stets wechselseitig kontextualisieren. Wenn wir uns selbst unverhüllt verstehen, erfassen wir uns selbst als ein reiches, kontextualisiertes Ganzes, als In-der-Welt-sein, in dem unser Sein von der Welt durchtränkt ist, in der wir verweilen. Und die Welt, die wir bewohnen, ist in menschliche Bedeutungen und Bedeutsamkeiten getaucht.

Was könnte einen Denker dazu veranlassen, solch eine Suche nach der verlorenen Einheit unseres Seins auf sich zunehmen? Unsere Antwort lautet, dass er nach einer Rückversicherung vor der konstanten Drohung vernichtender Isolation suchte, die für ihn der Suche nach individualisierter Selbstheit innewohnte.

Es ist nur wenig über Heideggers frühe Kindheit und prägende Entwicklungserfahrungen geschrieben worden. Man kann dennoch rückschließen, dass die individualisierte Selbstheit ein emotional bewegendes und problematisches Thema für ihn darstellte. Dies wird mit besonderer Deutlichkeit in seinem konflikthaften Ringen gezeigt, sich von der katholischen Kirche und vom Erbe seiner katholischen Familie zu trennen und doch Anschluss zu behalten (Safranski, 1994). Heideggers Vater war Mesner an der Katholischen Kirche St. Martin in der kleinen Provinzstadt Meßkirch, wo die Familie unter der Obhut der katholischen Kirche lebte. Seine Kindheit war von den Sitten und Praktiken der katholischen Kirche bestimmt. Seine Eltern, die aus einfachen Verhältnissen stammten, hatten nicht die finanziellen Mittel, ihren Kindern eine höhere Ausbildung zu ermöglichen. Nur mithilfe finanzieller Unterstützung der Kirche erhielt Heidegger die Möglichkeit, das Priesterseminar zu besuchen. Seine zunehmend ambivalente Bindung zu der Kirche war also durch seine finanzielle Abhängigkeit von ihr erschwert, welche 13 Jahre Bestand hatte. In der Folge seiner Beschäftigung mit Philosophie begann sein Denken sich von der katholischen Gedankenwelt abzuwenden. Diese Abwendung, zusammen mit dem Hindernis auf dem Weg zur Individualisierung, das die geforderte Konformität mit der katholischen Lehre ihm in den Weg stellte, wird lebhaft in einer Passage hervorgehoben, die von Sarkasmus getränkt in einem Brief an Engelbert Krebs im Jahre 1914 zu finden ist:

> »Das *motu proporio* [bezieht sich wahrscheinlich auf eine päpstliche Maßnahme, die von katholischen Priestern und Lehrern fordert, einen Glaubensschwur zu unterzeichnen, der eine Abkehr von modernistischen Ideen bedeutet] hat uns noch gefehlt. Vielleicht könntest Du als ein ›Akademiker‹ eine bessere Prozedur vorschlagen, bei der sämtlichen Leuten, die sich einfallen lassen, einen selbständigen Gedanken zu haben, das Gehirn ausgenommen und durch italienischen Salat ersetzt wird« (zit. nach Ott, 1988, S. 83).

Heideggers wachsender Konflikt wegen seiner Bindung an die katholische Kirche wurde am Ende (wenn auch nur vorübergehend) psychosomatisch gelöst. Nur zwei Wochen bevor er dem Orden der Gesellschaft Jesu als Novize beitrat, wurde er wegen gesundheitlicher Bedenken, »Herzproblemen«, abgewiesen. Als diese Schmerzen zwei Jahre später wiederkehrten, unterbrach er seine Ausbildung zum Priester. Es scheint ersichtlich, dass sein emotionaler Konflikt über die Veränderung seiner selbst im Verhältnis zur katholischen Kirche und somit zu seiner Ursprungsfamilie so intensiv an ihm zehrte, dass seine wachsende Unzufriedenheit mit dem Katholizismus nur somatisch als Herzschmerz erlebt werden konnte und dass er nur mittels eines psychosomatischen Symptoms seiner spirituellen Existenz habhaft werden konnte.

Es gibt zwei Belege, die die Interpretation unterstützen, dass für diesen Philosophen individualisierte Selbstheit aufs Stärkste mit der Gefahr vernichtender Vereinzelung verknüpft war. Der erste betrifft Heideggers Darstellung (1967 [1927]) eigentlicher (authentischer) oder eigener Existenz in *Sein und Zeit*. In dieser Darstellung basiert authentisches Existieren darin, sich das Sein-zum-Tode unausweichlich zu eigen zu machen. Gelöst von den schützenden Illusionen konventioneller Alltäglichkeit (*das Man*), existiert jener authentisch, der den Tod nicht nur als fernes Ereignis begreift, das noch nicht eingetreten ist oder anderen geschieht (wie das »leere Gerede« *des Man* es fassen würde), aber als Gewissheit, die für seine oder ihre Existenz grundlegend ist, als seine oder ihre »eigenste« und »unüberholbare« Möglichkeit, als eine Möglichkeit, die sowohl gewiss ist und als solche unbestimmt über ihr »Wann« und die deshalb immer als eine konstante Bedrohung über einem schwebt. Authentisches Existieren tritt in der Stimmung von Angst zutage, in welcher man sich »unheimlich« fühlt – das heißt, man fühlt sich nicht mehr sicher in einer täglichen Welt zu Hause, der es jetzt nicht mehr gelingt, dem Sein-zum-Tode auszuweichen. Heidegger behauptet, dass der Tod als die eigenste Möglichkeit »unbezogen« ist, dadurch, dass der Tod Anspruch auf das Individuum erhebt und damit Beziehungen zu anderen zunichte macht. Der eigene Tod ist unteilbar. »Keiner kann dem anderen das Sterben abnehmen. [...] Der Tod ist, sofern er ›ist‹, wesensmäßig je der meine. [...] dass der Tod ontologisch durch Jemeinigkeit [...] konstitutiert wird« (ebd., S. 240). Insofern ist das authentische Sein-zum-Tode als unsere eigenste, unbezogene Möglichkeit in Heideggers Sicht das, was uns individualisiert und vereinzelt. In der Philosophie von *Sein und Zeit* gehören individualisierte Selbstheit und vernichtende Vereinzelung zusammen.

Der zweite Hinweis auf diese peinigende Koppelung findet sich biografisch – in einer ergreifenden Episode, in der Heidegger ein Exemplar seines gerade veröffentlichen Werkes *Sein und Zeit* auf das Sterbebett seiner Mutter legt. Kurz danach stirbt sie in einem Zustand äußersten Aufruhrs und Enttäuschung über die Abwendung ihres Sohnes von der katholischen Kirche. Ihr das Buch zu überlassen war ein letzter, erfolgloser Versuch, Akzeptanz für seinen besonderen Weg zu erfahren, auf den sein lebenslanges Denken ihn hingeführt hat, und ein Versuch, das Band zu ihr zu flicken, das durch seinen Prozess der Selbstverwirklichung durchtrennt worden war.

Zur selben Zeit, in der Heidegger aufs Schmerzhafteste von seiner Mutter zurückgewiesen wurde, begann auch Hannah Arendt, seine Geliebte und stützende Muse, sich von ihm zurückzuziehen und ihre Beziehung abzubrechen. Zusätzlich wurde seinem opus magnum von der akademischen Gemeinschaft Unverständnis entgegengebracht. Diese drei isolierenden Traumata, so glauben wir, stürzten Heidegger in eine Krise persönlicher Vernichtung, in der ihm sein Gespür seiner Selbstheit zu entgleiten drohte und seine Welt um ihn herum zusammenzufallen schien. Im Kontext dieser Gefühle des Selbstverlusts und Verlusts seiner Welt wandte er sich dem Nationalsozialismus als einem Weg zu, sich selbst und seine Welt instand zu setzen (Stolorow, Atwood & Orange, 2010). Heideggers persönliche Version des Naziseins war eigentlich eine Form des Wahnsinns – ein Traum der Wiederauferstehung, in dem er sich das Sein ausmalt, wie es selbst versucht, über die Welt hereinzubrechen, wie es seit den Zeiten der alten Griechen nicht mehr geschehen war. Nach dem Krieg, offensichtlich als Reaktion auf die Begegnung mit dem Denazifizierungs-Komitee, in deren Folge ihm ein Lehrverbot für die Universität verhängt wurde, erfuhr er einen seelischen Zusammenbruch und unterzog sich einer stationären psychiatrischen Behandlung. Hiernach zog er sich weitestgehend in ein Leben eigenbrötlerischer, philosophischer Reflektionen in seine »Studierzelle« zurück. Seine Schriften wurden bestimmt vom Thema der Wiederkehr – der Wiederkehr zum Zuhause-Sein oder heimisch sein, zu Heim und Herd und zu den Heiligen und den Göttern, die verschwunden waren. In der Einführung dieser Metaphorik und dem begleitenden Hypostasieren und Theologisieren des Seins kann man einen lebhaften Ausdruck seiner Sehnsucht erkennen, die Verbindungen zurückzugewinnen, die ihm beim Streben nach individualisierter Selbstheit verloren gegangen waren – wie jenen zu seiner Mutter und der katholischen Familie seiner Kindheit – eine gestärkte Rückkehr, auf brillante Weise vorausgeahnt Jahrzehnte zuvor in der ursprünglichen Einheit des In-der-Welt-Seins. Sowohl in Heideggers Philosophie als auch in seiner persönlichen Erfahrungswelt waren Authentizität und Heimatlosigkeit, eigenste Selbstheit und radikale Unbezogenheit untrennbar miteinander verflochten.

Wir haben einen bemerkenswerten Parallelismus im Verlauf unserer psychobiografischen Reflektionen über die Leben und Werke von Kierkegaard, Nietzsche, Wittgenstein und Heidegger entdeckt. Alle vier dieser großen postcartesianischen Philosophen versuchten in ihren Philosophien Fragmente zu vereinen, die sich in den cartesianischen Bifurkationen vergegenständlichten, genauso wie sie in ihren kreativen Arbeiten die Uneinigkeiten innerhalb ihrer persönlichen seelischen Welten zu vereinen suchten, die durch mannigfaltige emotionale Traumata zerbrochen waren. Ihre Bemühungen, cartesianische Spaltungen wieder zusammenzuführen, spiegelten ihr Streben nach persönlicher Ganzheit wieder. Das Gleiche kann über uns gesagt werden. Wir wissen aus Erfahrungen erster Hand von der verheerenden Wirkung traumatischer Verluste (Kierkegaard, Nietzsche), der tiefgreifend unterminierenden Auswirkung eines epistemologisch tyrannischen Elternteils (Wittgenstein), und der vernichtenden Einsamkeit, die aus dem Streben nach Selbstverwirklichung resultieren kann (Heidegger). Unser Bewusstsein für diese zerbrechenden Erfahrungen und für ihre Auswirkungen auf unser psychoanalytisches Denken lässt uns immer phänomenologisch, immer kontextuell und immer perspektivisch bleiben, offen für neue Möglichkeiten des Verstehens, die noch entdeckt werden müssen.

Literatur

Anderson, B. D. (2007). *Martin Ramirez.* Marquand Books Inc., Seattle.

Angelou, Maya (1969). *I know why the caged bird sings.* New York, NY: Random House. Dt.: *Ich weiß, warum der gefangene Vogel singt.* Zürich: Unionsverlag, 2000.

Arnold, K. & Atwood, G. (2005). Nietzsche's madness. In Schultz, W. *Handbook of Psychobiography*, New York: Oxford Press, S. 240–264.

Atwood, G. E. (1972). Suicidal intentions and the depressive mood. *Psychotherapy: Theory, Research and Practice*, *9*(3), 284–285.

Atwood, G. E. (1978). On the origin of messianic salvation fantasies. *International Review of Psychoanalysis, 5*(1), 85–96.

Atwood, G. E. & Stolorow, R. D. (1984). *Structures of Subjectivity: Explorations in Psychoanalytic Phenomenology.* Hillsdale, NJ: Analytic Press.

Atwood, G. E. & Stolorow, R. D. (1993). *Faces in a Cloud: Intersubjectivity in Personality Theory.* Jason Aronson: Northvale, NJ.

Atwood, G. E., Stolorow, R. D., & Orange, D. M. (2002). Shattered worlds/psychotic states: a post-Cartesian view of the experience of personal annihilation. *Psychoanalytic Psychology*, *19*(2), 281–306.

Atwood, G. E., Stolorow, R. D., & Orange, D. M. (2011). Madness and genius in post-Cartesian philosophy: a distant mirror. *Psychoanalytic Review.*

Binswanger, L. (1963). *Being in the World. Selected Papers of Ludwig Binswanger.* New York: Basic Books.

Bleuler, E. (1911). *Dementia praecox oder Gruppe der Schizophrenien.* Leipzig/Wien: Deuticke; Neuausgabe mit einem Vorwort von Bernhard Küchenhoff. Gießen: Psychosozialverlag, 2014. Engl.: *Dementia Praecox or the Group of Schizophrenias.* Madison, Connecticut: International Universities Press, 1950.

Brandchaft, B. (1993). To free the spirit from its cell. In R. D. Stolorow, G. E. Atwood, & Brandchaft, *The Intersubjective Perspective,* Northvale, NJ: Jason Aronson, S. 57–76.

Brandchaft, B., Doctors, S., & Sorter, D. (2010). *Toward an Emancipatory Psychoanalysis.* New York: Routledge. Dt: *Emanzipatorische Psychoanalyse. Systeme pathologischer Anpassung – Brandchafts Konzept der Intersubjektivität.* Brandes und Apsel, 2015.

Bleuler, E. (1950 [1911]) *Dementia Praecox or the Group of Schizophrenias.* Madison, Connecticut: International Universities Press.

Buber, M. (1923). *Ich und Du*. Leipzig: Insel-Verlag. Engl.: *I and Thou*. (W. A. Kaufmann, Trans) New York: Scribner, 1970.

Dante Alighieri (2001 [1321]). *Die Göttliche Komödie*. Stuttgart: Reclam.

Descartes, R. (1989 [1641]). Meditations. Buffalo, NY: Prometheus Books.

Des Lauriers, A. M. (1962) *The Experience of Reality in Childhood Schizophrenia*, New York: International Universities Press.

Dickinson, E. (2011). *Guten Morgen, Mitternacht. Gedichte und Briefe*. Zweisprachig. Zürich: Diogenes, 2. Auflage.

Federn, P. (1953). Ego Psychology and the Psychoses. E. Weiss (Hrsg.) New York: Basic Books. Dt.: *Ichpsychologie und die Psychosen*. Bern/Stuttgart: Huber. Neuausgabe mit einer Einleitung von Eduardo Weiß: Frankfurt a. M.: Suhrkamp, 1978.

Freud, S. (1900a). *Die Traumdeutung*. GW II/III. Engl.: *The Interpretation of Dreams*. New York: Harper Collins, 2004.

Freud, S. (1911c 1910). Psychoanalytische Bemerkungen über einen autobiographisch beschriebenen Fall von Paranoia (Dementia paranoides). *GW VIII*, S. 239–316. Engl.: Psychoanalytic notes on an autobiographical account of paranoia. *Standard Edition*, 12:9–79, London: Hogarth Press, 1957.

Freud, S. (1916–1917g [1915]). Trauer und Melancholie. *GW X*, S. 428–446. Engl.: Mourning and Melancholia. *Standard Edition*, 14: 237–258, London: Hogarth Press.

Freud, S. (1924e). Der Realitätsverlust bei Neurose und Psychose. *GW XIII*, S. 363–368. Engl.: The loss of reality in neurosis and psychosis. *Standard Edition*, 19. London: Hogarth Press, S. 183–187.

Fromm-Reichmann, F. (1954). An intensive study of 12 cases of manic-depressive psychosis. In D. Bullard (Hrsg.), *Psychoanalysis and Psychotherapy: Selected Papers of Frieda Fromm-Reichmann*. Chicago: University of Chicago Press, S. 227–274.

Greenberg, J. (1964). *I Never Promised You a Rose Garden*. Orlando, Fla.: Holt, Rinehart, & Winston. Dt.: *Ich hab dir nie einen Rosengarten versprochen: Bericht einer Heilung*. Reinbek: Rowohlt, 14. Auflage 2015.

Heidegger, M. (1962 [1927]). *Being and Time*. New York: Harper and Row. Dt.: *Sein und Zeit*. Zuerst erschienen als Sonderdruck aus »Jahrbuch für Philosophie und phänomenologische Forschung« Band VIII herausgegeben von Edmund Husserl. Tübingen: Max Niemeyer, 1967.

Hoelderlin, Friedrich (1969). *Werke und Briefe*. Frankfurt: Insel-Verlag.

Janov, A, (1970). *The Primal* Scream. New York: Dell Publishing. Dt.: *Der Urschrei*. Frankfurt a. M.: Fischer, 1982.

Jung, C. G. (1907). *Über die Psychologie der Dementia Praecox. Ein Versuch*. Halle a. d. S.: Verlagsbuchhandlung Carl Marhold. Engl.: The psychology of dementia praecox. In G. Adler, H. Read, & R. F. C. Hull (Eds. and Trans.). *The Collected Works of C. G. Jung: Vol. 3. The Psychogenesis of Mental Disease* (S. 1–152). New York: Bollingen Foundation.

Jung, C. G. (1921). *Psychologische Typen*. Zürich: Rascher. Engl.: *Psychological Types*. In *The Collected Works of C. G. Jung*, vol. 6, Princeton, N. J., Princeton University Press, 1971.

Jung, C. G. (1962). *Erinnerungen, Träume, Gedanken*. Aufgezeichnet und herausgegeben von Aniela Jaffé. Zürich/Stuttgart: Rascher. Engl.: *Memories, Dreams, Reflections*. New York: Vintage, 1989.

Kafka, F. (2006 [1925]) *Der Prozess*. Köln: Anaconda. Engl.: *The Trial*. New York: Schocken Books, 1998.

Karon, B. & VandenBos, G. (1994). *Psychotherapy of Schizophrenia: the Treatment of Choice*. Northvale, NJ: Jason Aronson.

Karon, B. (2008). An »incurable schizophrenic«. *Pragmatic Case Studies in Psychotherapy*, *4*(1), 41–54.

Kierkegaard, S. (1834–1842). *The Journals of Soren Kierkegaard*. Excerpted in Bretall, R. (Hrsg.) *A Kierkegaard Anthology*, Princeton, N.J.: Princeton University Press, 1946, S. 3.

Kierkegaard, S. (1843). *Either/Or: a Fragment of Life*. Princeton, N.J.: Princeton University Press. Dt.: *Entweder – Oder. Teil I und II*. München: dtv, 1975.

Kierkegaard, S. (1843). *Fear and Trembling*. Princeton, N.J.: Princeton University Press, 1941. Dt.: Furcht und Zittern. Düsseldorf und Köln: Eugen Diederichs, 1950.

Kierkegaard, S. (1846). *Concluding Unscientific Postscript*. Excerpted in Bretall, R. (Hrsg.) *A Kierkegaard Anthology*, Princeton, N.J.: Princeton University Press, 1946. Dt.: Abschließende unwissenschaftliche Nachschrift zu den Philosophischen Brocken. Gütersloh: Gütersloher Verlagshaus, 1982.

Kierkegaard, S. (1849). *The Sickness Unto Death*. Princeton, N.J., Princeton University Press, 1941. Dt: Die Krankheit zum Tode. München: Rowohlt, 1969.

Klein, M. (1934). A contribution to the psychogenesis of manic depressive states. In dies., *Contributions to Psychoanalysis* (S. 282–310). London: Hogarth Press.

Laing, R.D. (1959). *The Divided Self*. London: Tavistock. Dt. *Das geteilte Selbst*. Reinbek: Rowohlt, 1976.

Janov, A. (1970/1977). *The Primal Scream*. New York: Abacus. Dt. *Der Urschrei. Ein neuer Weg der Psychotherapie*. Frankfurt a.M.: Fischer, 1975.

McKinley, J.C. & Hathaway, S.R. (1944). A multiphasic personality schedule (Minnesota): hysteria, hypomania, and psychopathic deviate. *Journal of Applied Psychology, 28*(2), 153–174.

Miller, A. (2012 [1979]). *Das Drama des begabten Kindes und die Suche nach dem wahren Selbst*. Frankfurt a.M.: Suhrkamp. Engl.: *Drama of the Gifted Child*. New York: Basic Books. (Original work published in 1979 as *Prisoners of Childhood*)

Monk, R. (1990). *Ludwig Wittgenstein: the Duty of Genius*. New York: Free Press.

Nietzsche, F. (1858). Aus meinem Leben (Out of my life). In *Der Werdende Nietzsche*, ed. E. Forster-Nietzsche. München: Musarion-Verlag, 1924, S. 3–40.

Nietzsche, F. (1882). Die fröhliche Wissenschaft. Chemnitz: Schmeitzner. Engl.: *The Gay Science*. Excerpted in Kaufman, W. (Hrsg.) *The Portable Nietzsche*. New York: Random House, 1974, S. 93–101

Nietzsche, F. (1886). Jenseits von Gut und Böse. Leipzig: C.G. Naumann. Engl.: *Beyond Good and Evil*. New York: Penguin Books, 1973.

Nietzsche, F. (1892). Also sprach Zarathustra. In *Friedrich Nietzsche: Werke in drei Bänden*, Band 2. München: Hanser, 1954. *Thus Spoke Zarathustra*. New York: Penguin Books, 1966.

Nietzsche, F. (1908). *Ecce Homo*. Leipzig: Insel-Verlag. Engl.: *Ecce Homo*. New York: Vintage Books, 1967.

Orange, D.M. (1995). *Emotional Understanding: Studies in Psychoanalytic Epistemology*. New York: Guilford. Dt.: *Emotionales Verständnis und Intersubjektivität. Beiträge zu einer psychoanalytischen Epistemologie*. Frankfurt a.M.: Brandes & Apsel, 2004.

Orange, D.M., Atwood, G.E., & Stolorow, R.D. (1997). *Working Intersubjectively: Contextualism in Psychoanalytic Practice*. Hillsdale, NJ: Analytic Press. Dt.: *Intersubjektivität in der Psychoanalyse: Kontextualismus in der psychoanalytischen Praxis*. Frankfurt a.M.: Brandes & Apsel, 2015.

Ott, H. (1988). *Martin Heidegger. Unterwegs zu seiner Biographie*. Frankfurt a.M., New York: Campus. Engl.: *Martin Heidegger: a Political Life*. New York: Basic Books, 1993.

Rank, O. (1932). *Art and Artist*. New York: Alfred A. Knopf. Dt.: *Kunst und Künstler. Studien zur Genese und Entwicklung des Schaffensdranges*. Gießen: Psychosozial-Verlag, 2000.

Rilke, R.M. (1910). *Die Aufzeichnungen des Malte-Laurids Brigge*. Leipzig: Insel-Verlag. Engl.: *The Notebooks of Malte Laurids Brigge*. New York: W.W. Norton, 1992.

Rilke, R.M. (1930). Brief an Clara Rilke vom 21. Juni 1906. In R. Sieber-Rilke & C. Sieber, Rainer Maria Rilke. *Briefe aus den Jahren 1906 bis 1907*. Leipzig: Insel-Verlag.

Safranski, R. (1994). *Ein Meister aus Deutschland. Heidegger und seine Zeit*. München: Carl Hanser. Engl.: *Martin Heidegger: Between Good and Evil*. Cambridge: Harvard University Press, 1998.

Sartre, J.P. (1993 [1943]). *Das Sein und das Nichts*. In König, Traugott (Hg.), Gesammelte Werke in Einzelausgaben. Philosophische Schriften Band 3: Versuch einer phänomenologischen Ontologie. Reinbek: Rowohlt, 19. Auflage. Engl.: *Being and Nothingness*. New York: Washington Square Press, 1966.

Schatzman, M. (1973). *Soul Murder: Persecution in the Family*. New York: Random House. Dt.: *Die Angst vor dem Vater. Langzeitwirkungen einer Erziehungsmethode/Eine Analyse im Fall Schreber*. Reinbek: Rowohlt, 1974.

Schreber, D.P. (1903). *Denkwürdigkeiten eines Nervenkranken*. Leipzig: Oswald Mutze. Engl.: *Memoirs of My Nervous Illness*. New York: New York Review of Books, 2000.

Searles, H. (1965). *Collected Papers on Schizophrenia and Related Subjects*. London: Hogarth Press.

Sechehaye, M. (1951). *Autobiography of a Schizophrenic Girl*. New York: Signet. Dt.: *Tagebuch einer Schizophrenen: Selbstbeobachtungen einer Schizophrenen während der psychotherapeutischen Behandlung*. Frankfurt a.M.: Suhrkamp, 14. Auflage 1973.

Semrad, E. (1980). *The Heart of a Therapist*. Eds: Rako, S. & Mazer, H. Northvale, NJ: Jason Aronson.

Stolorow, R.D. & Atwood, G.E. (1979). *Faces in a Cloud: Intersubjectivity in Personality Theory* [First Edition]. Jason Aronson: Northvale, NJ.

Stolorow, R.D., Brandchaft, B. & Atwood, G.E. (1987). *Psychoanalytic Treatment: an Intersubjective Approach*. Hillsdale, NJ: Analytic Press. Dt.: *Psychoanalytische Behandlung: Ein intersubjektiver Ansatz. Geist und Psyche*. Frankfurt a.M.: Fischer, 1996.

Storolow R.D. & Atwood G.E. (1992). Context of Being: The Intersubjective Foundations of Psychological Life. New York: Routledge.

Stolorow, R.D., Atwood, G.E., & Orange, D.M. (2002). *Worlds of Experience: the Interweaving of Philosophy and Psychoanalysis*. New York: Basic Books.

Stolorow, R.D., Atwood, G.E. & Orange, D.M. (2010). Heidegger's Nazism and the hypostatization of being. *International Journal of Psychoanalytic Self Psychology*, 5, 429–450.

Stolorow, R.D. (2007). *Trauma and Human Existence*. New York: Analytic Press.

Stolorow, R.D. (2011). *World, Affectivity, Trauma: Heidegger and Post-Cartesian Psychoanalysis*. New York: Routledge.

Sullivan, H.S. (1953). *The Interpersonal Theory of Psychiatry*. New York: W.W. Norton & Co. Dt.: *Die interpersonale Theorie der Psychiatrie*. Frankfurt a.M.: Fischer, 1980.

Tausk, V. (1919). Über die Entstehung des ›Beeinflussungsapparates‹ in der Schizophrenie. *Internationale Zeitschrift für Psychoanalyse, 5*, 1–33. Engl.: On the origin of the influencing machine in schizophrenia. *Psychoanalytic Quarterly*, 2 (1933), 519–556.

Tempone, V.J., Capehart, J., Atwood, G.E., & Golding, S.L. (1966). The overtraining reversal effect under two types of discrimination, *Psychonomic Science*, *5*(6), 229–230.

Thomson, J. (1992 [1874]). Nachtstadt und andere lichtscheue Schriften. Hrsg. und übers. von Ulrich Horstmann. Zürich: Haffmans.

Wehr, G. (2001). *Jung: a Biography*. Boston & London: Shambhala.

Whitehead, A.N. & Russell, B. (1927). *Principia Mathematica*. Cambridge: Cambridge University Press.

Winnicott, D.W. (1958). The manic defense. In *Collected papers: Through Paediatrics to psychoanalysis* (S. 129–144). New York: Basic Books. Dt.: Die manische Abwehr. In ders., Von der Kinderheilkunde zur Psychoanalyse. Gießen: Psychosozial-Verlag, 2008.

Winnicott, D.W. (1974). Fear of breakdown. *International Review of Psychoanalysis*, 1, 103–107. Dt.: Die Angst vor dem Zusammenbruch. *Psyche, 45*(12), 1116–1126.
Wittgenstein, L. (1974 [1922]). *Tractatus Logico-Philosophicus*. London and New York: Routledge.
Wittgenstein, L. (1953). *Philosophical Investigations*. New York: Macmillan. Dt.: *Philosophische Untersuchungen*. Frankfurt a.M., Suhrkamp, 2001.